Rieger
Homöopathie:
Das Praxisbuch

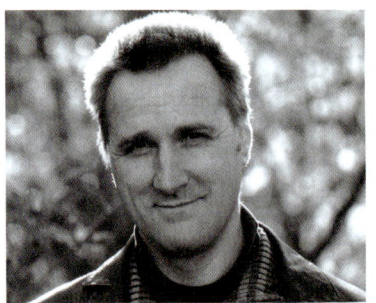

Dr. med. Berndt Rieger
ist Facharzt für Innere Medizin und Natur-
arzt. Er betreibt eine homöopathische
Schwerpunktpraxis in Bamberg und leitet
das Zentrum für Traditionelle Europäische
Medizin, eine Ausbildungsstätte für Ärzte
und Heilpraktiker. Er schrieb bereits
mehrere Gesundheitsratgeber, so erschien
bei Haug im Jahr 2006 das Buch »Homöopathie für die Liebe«.

Dr. med. Berndt Rieger

Homöopathie: Das Praxisbuch

Sich und die Krankheit besser verstehen
- Indikationen
- Arzneimittelbilder
- Konstitutionstypen

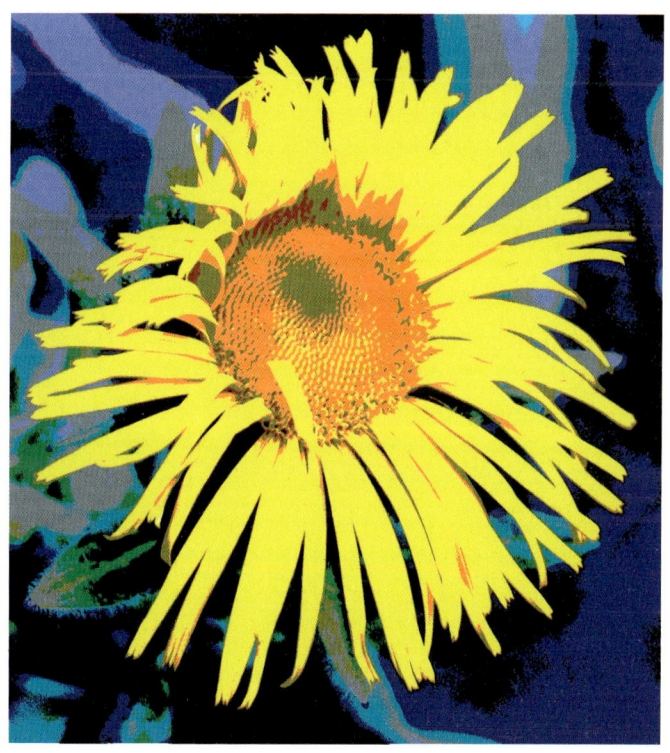

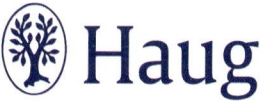

Inhalt

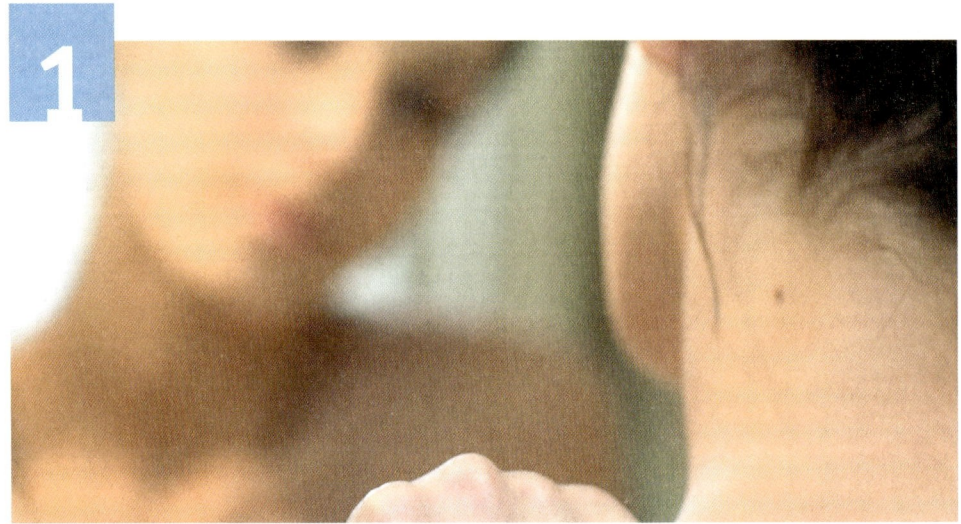

2

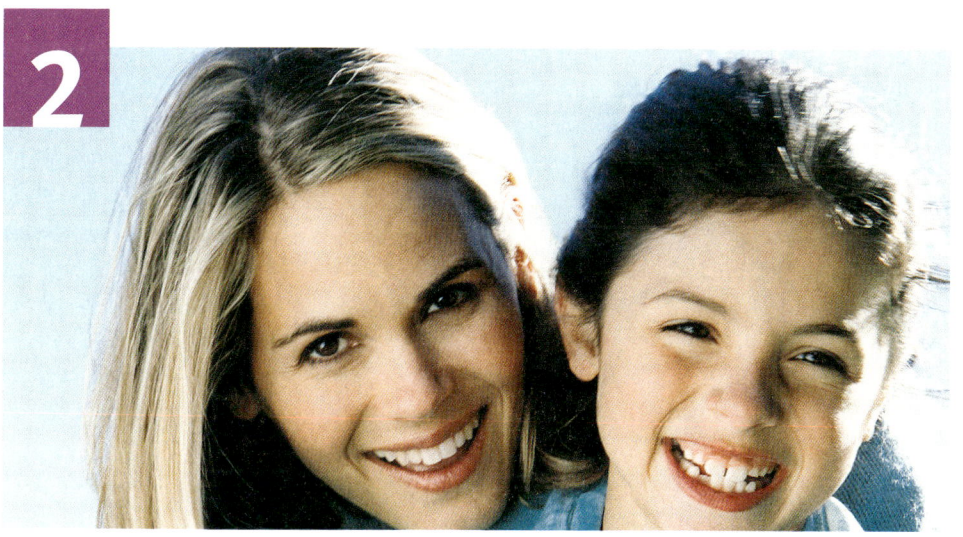

Inhalt

6

Inhalt

3

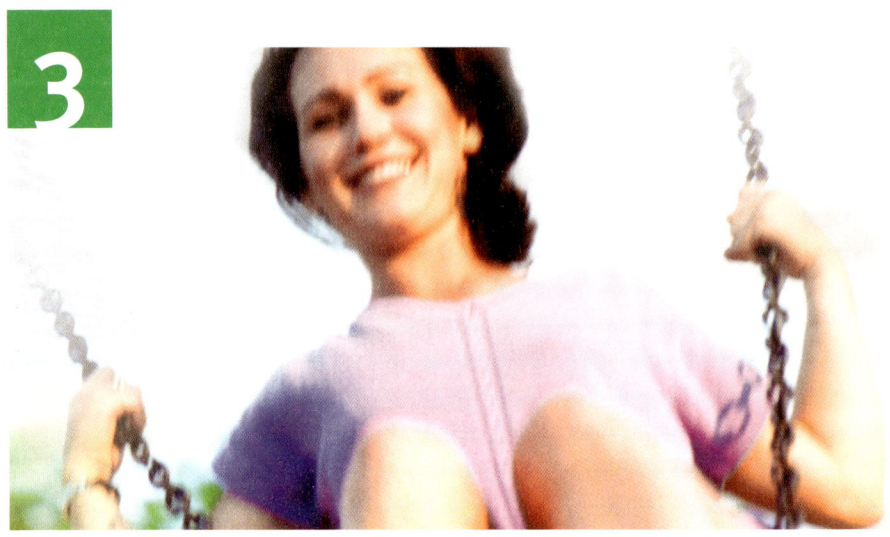

Liebe Leser,

Sie sind Einsteiger in die Homöopathie und suchen ein Heilmittel für Ihre Beschwerden. Wo werden Sie fündig? Sie könnten sich ein Rezeptbuch kaufen, in dem altgediente Homöopathen Arzneien auflisten, mit denen sie in bestimmten Fällen Erfolg bei körperlichen Beschwerden gehabt haben – das ist ein bisschen so, als würde man versuchen, sich aus Filmstarbiographien das Rüstzeug für den Beruf des Filmschauspielers anzueignen. Dauerhaften Erfolg mit der Homöopathie werden Sie jedoch nur erzielen, wenn Sie eine Homöopathie lernen, die über die körperliche Ebene hinaus auch das geistig-seelische Erleben bei der Krankheitsentstehung berücksichtigt. Nur so werden Sie verstehen, warum das eine und nicht das andere Heilmittel bevorzugt infrage kommt. Dieser Weg der »klassischen« Homöopathie kann nur von Grund auf und über viele Jahre erlernt werden.

Mein Buch möchte Sie auf diesem Weg begleiten. Zugleich soll es so praktisch angelegt sein, dass Sie in Zeitnot nach kurzem Blättern auf einzelne Mittel zugreifen können und Ihnen damit Anfangserfolge rasch und unkompliziert ermöglichen. Dafür brauchen Sie eine Hausapotheke (Seite 45), die bei uns mit insgesamt 100 Heilmitteln eine größere Auswahl anbietet, als das sonst bei Einsteigerbüchern üblich ist. Damit sind Sie für jeden Behandlungsnotfall im Alltag gerüstet, haben dabei aber auch schon die Möglichkeit gewonnen, die Wirksamkeit einzelner Heilmittel zu überprüfen. Diese Erfahrungen sind dann wichtig für Ihren weiteren Weg in die Homöopathie, denn damit ist der Grundstein für jene Persönlichkeitsanalyse gelegt, nach der die sogenannte homöopathische Konstitutionstherapie durchgeführt werden kann:

▎ Die Konstitutionstherapie behandelt Beschwerden durch ein einziges Mittel, das den Menschen an der Wurzel seiner allgemeinen Verfasstheit erreicht und ihn deshalb von innen heraus umfassend heilen kann.

Der erste Teil dient der Einführung, hier erfahren Sie die Grundbegriffe homöopathischen Heilens. Im zweiten Teil folgen Behandlungsvorschläge bei Beschwerden von A–Z, bei denen neben ihrer körperlichen Erscheinung auch die seelische Entstehungsursache berücksichtigt wurde. Hier finden Sie bereits Hinweise und Verknüpfungen mit dem wahrscheinlichen Konstitutionsmittel, das für Sie dann nach genauer Prüfung im dritten Teil in höherer Potenz infrage kommen könnte. Dieser Schritt führt Sie direkt in das Heilkonzept der klassischen Homöopathie und bietet Ihnen nebenbei die Gelegenheit zu erweiterter Selbsterkenntnis und einer Selbsthilfe, die über die Behandlung körperlicher Beschwerden weit hinaus bis in die Tiefen der Seele reicht.

Berndt Rieger

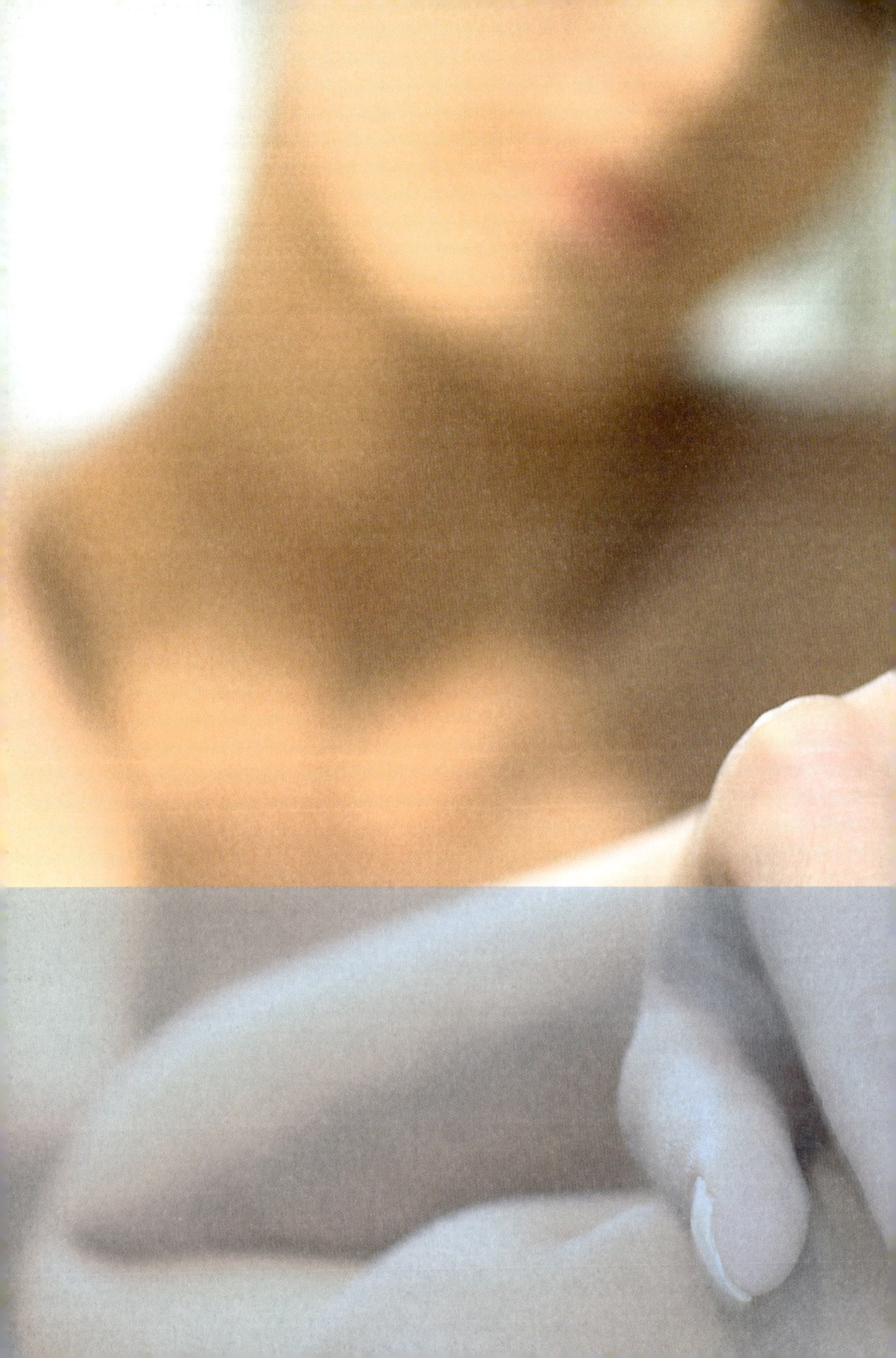

1 Einleitung

Was genau ist Homöopathie und was kann sie bei der Behandlung von Krankheiten leisten? Wo kann sie ihre Versprechen einlösen und wo liegen ihre Grenzen? Bevor Sie zur Selbsttherapie mit homöopathischen Arzneien schreiten, ist es wichtig, diese Fragen zu beantworten.

Was heißt Hom-ö-o-pathie?

Während die Schulmedizin Krankheiten mit Gegenmitteln bekämpft und ausrotten will, setzt die Homöopathie auf ein friedliches Miteinander. Ihre Arzneien sind ganz gering dosiert, sodass jede Giftigkeit verloren gegangen ist, und ihre Wirkung auf den Menschen ist den Krankheitszeichen so ähnlich, als wollte man die Krankheit mit dieser Arznei erst hervorrufen.

Eine Arsenvergiftung beispielsweise ruft beim Menschen Durchfall hervor, und der Homöopath verabreicht bei starkem Durchfall gern Arsen in ganz geringer Dosierung. Dieses Vorgehen ist der Kern der Heilmethode, und dies ist schon am Namen »Homöopathie« erkennbar. Den ersten Test, den Sie bestehen müssen, bevor Sie Homöopathie betreiben, liegt darin, den Namen überhaupt erst einmal richtig auszusprechen. Die ungewöhnliche Abfolge von ö-o in der Mitte des Wortes erfordert eine umständliche Lippenbewegung, weshalb Einsteiger an ihrer Diktion feilen sollten.

> ▌ Homoion ist im Altgriechischen das Ähnliche und Pathos das Leiden – die Homöopathie heilt eine Krankheit mit etwas Ähnlichem.

Um diesen Effekt zu erzielen, muss eine Arznei gefunden werden, deren Wirkung den Beschwerden in möglichst allen Punkten gleicht, also die denkbar »ähnlichste«.

Homöopathische Arzneien sind für den Körper so etwas wie ein verständnisvoller Gesprächspartner. Indem der Körper merkt, dass sein Leid »verstanden« wird, kann er es selbst überwinden. Diese Theorie des Heilens erinnert an die Psychoanalyse, in der Erkenntnisprozesse einen plötzlichen Bewusstseinsschub auslösen, den man Katharsis nennt – einen Befreiungsakt, bei dem im Idealfall die Krankheit verschwindet.

Die Homöopathie lebt außerdem von dem Gedanken, dass Heilung ein kreativer Prozess ist. Homöopathische Arzneien sind gewissermaßen Mittel, die dem Körper Symptome vorspielen, die denen gleichen, an denen er gerade leidet. Dadurch soll ein Heilvorgang entstehen, bei dem ein Überlagerungseffekt das Leid auslöscht.

Was es sonst noch mit dem homöopathischen Heilen auf sich hat, hat der Meißner Arzt Dr. Friedrich Samuel Hahnemann im Jahre 1810 in seinem Hauptwerk, dem »Organon«, veröffentlicht. Dieses nicht allzu populärwissenschaftlich geschriebene Werk haben nur die Wenigsten gelesen, die sich heute auf Hahnemann berufen, denn die Sätze sind barock formuliert, mit zahlreichen Fremdwörtern und Anspielungen gespickt und setzen ein breites medizinisches Wissen voraus, wie es heute gar nicht mehr gelehrt wird.

Was ist die »klassische« Homöopathie?

Unter dem Begriff »Homöopathie« wird heute zum Teil ganz Unterschiedliches verstanden. In diesem Buch wollen wir versuchen, den Weg zur passenden Arznei methodisch und gedanklich nachvollziehbar zu gehen in der Hoffnung, damit auch wirklich Beschwerden beseitigen zu können. Dabei wandeln wir unweigerlich auf den Spuren der sogenannten »klassischen« Homöopathen, die im Gefolge Samuel Hahnemanns stehen, der zu Beginn des 19. Jahrhunderts ein Heilsystem mit homöopathischen Arzneien entwickelt hat. In seinem »Organon« steht alles, was Sie zur Heilung von Krankheiten wissen müssen. Und wenn Sie dazu seine vielbändige »Reine Arzneimittellehre« durchlesen, stellen Sie fest, dass hier ein Wissenschaftler am Werk war, der Arzneien prüfte und ihre Wirkungen akribisch notierte. Viele heutige klassische Homöopathen sind treue Schüler Hahnemanns. Sie erkennen das daran, dass sie dicke Bücher, sogenannte Repertorien, wälzen, um dort die Symptome, die Sie ihnen genannt haben, nachzuschlagen. Repertorien werden mittlerweile auch als Computerprogramme

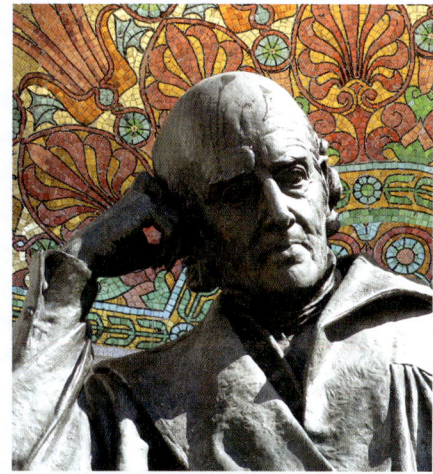

▲ Samuel Hahnemann

angeboten, was die Zuordnung von Symptomen und Arzneien erleichtert. Für die Mittelwahl hilfreich sind aber auch Bücher, in denen die Wirkweise von Arzneien beschrieben wird. Das Wissen hierüber wurde von den großen Homöopathen der Geschichte gesammelt oder stammt aus einzelnen Arzneimittelprüfungen durch homöopathische Kreise.

Wie entstand die Homöopathie?

Das Prinzip »Homöopathie« hat es schon immer gegeben. Jahrtausende bevor sie als Heilmethode Furore machte, wussten Ärzte homöopathische Prinzipien in der Behandlung der Krankheiten einzusetzen. Man kann sagen: Homöopathie ist so alt wie die Menschheit. So wie die »Allopathie« – die »Schulmedizin«, die für jedes Gift ein Gegengift sucht – Kriege gegen Krankheiten führt, um sie auszurotten, verkörpert Homöopathie das Liebesprinzip, das Konflikte mit Einfühlungsvermögen und gutem Willen auflöst und Unstimmigkeiten im Bewusstsein gemeinsamer Interessen aufheben kann. Ein frühes Beispiel für dieses Heilprinzip bietet der Telephos-Mythos – siehe Seite 17.

Hippokrates formulierte das Ähnlichkeitsprinzip

Wenn wir heute lesen, Samuel Hahnemann habe zu Beginn des 19. Jahrhunderts die Homöopathie begründet, dann verschließen wir die Augen vor einem viele Jahrhunderte alten Wettstreit in der Medizin, in dem das, was wir heute Homöopathie nennen, immer wieder das Nachsehen hatte – ohne dabei freilich jemals ganz vergessen zu werden. Das Ähnlichkeitsprinzip hat schon Hippokrates (460–377 v. Chr.) formuliert, der größte Arzt der Antike, von dem sich nicht nur der ärztliche Eid, sondern auch einige Kniffe in den Praxen erhalten haben – so zum Beispiel das Einrenken von Schultern über Stuhllehnen oder das Abbinden von Hautanhängseln und Hämorrhoiden mit einem Faden.

Hippokrates schrieb Folgendes: Bei Krankheiten mit klar erkennbarer äußerer Ursache gehe man nach dem Gegensatzprinzip vor. Dies sei die Domäne der Chirurgie, denn wenn sich Sekret anstaue, müsse man es abfließen lassen, und wenn in Abszessen der Eiter Druck erzeuge, müsse man sie spalten. Jedes Gift habe sein Gegengift. Eine Erkältung solle man also durch Wärmeanwendungen heilen, denn sie sei ein klimatisches Problem, und eine Durchfallerkrankung mit einem »stopfenden« Mittel, um die Schleimhaut abzudichten. Heilung sei ein Kampf gegen einen Gegner und es gelte, das Übel an der Wurzel zu packen und auszureißen.

Bei Krankheiten jedoch, die aus dem *Inneren* kommen und bei denen das Erleben und die Einstellung des Menschen eine Rolle spielen, versuche man mit Arzneien zu heilen, die beim Gesunden gerade jene Symptome hervorrufen, an denen der Kranke gerade leidet. Das gleichberechtigte Nebeneinander zwischen den beiden Grundprinzipien der Heilung war diesem großen Arzt der Antike und den Schülern seiner Akademie, die bis in das 8. Jahrhundert nach Christus bestand, selbstverständlich.

▎ »Simila similibus curentur«: Ähnliches mit Ähnlichem heilen.

Paracelsus definierte das Dosisgesetz

Was die Homöopathie am meisten von anderen Heilmethoden unterscheidet, ist die Verwendung von »Giften« zu Heilzwecken. In der Homöopathie wimmelt es von Tötungsmitteln wie Strychnin, Arsen, Schierling oder Sturmhutextrakt – Essenzen, de-

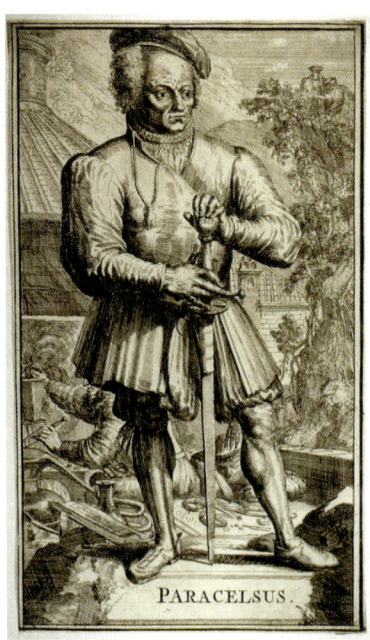

▲ Paracelsus

Das Heilprinzip der Homöopathie

Wenn Sie in Berlin das Pergamon-Museum besuchen, werden Sie am Telephos-Fries entlanggeführt, eine Serie von knapp dreitausend Jahre alten, in Stein gehauenen Bildern. Der Telephos-Mythos entstand etwa zeitgleich mit der Ilias und gehört somit zu den ältesten Mythen unserer westlichen Kultur. Er lautet folgendermaßen: Telephos wurde in einer Schlacht, die verloren ging, von Achill mit dem Speer am Oberschenkel verletzt. Die Wunde wollte nicht heilen und erst als Telephos Jahre später Achill auf dessen Heimatinsel aufsuchte und dieser Metallspäne seines Speers in die Wunde träufelte, konnte sie sich verschließen.

Das Grundgesetz der Homöopathie ist es, Krankheiten durch einen ähnlichen Reiz zu heilen. Das ist hier gegeben: Es ist sogar derselbe Speer, der die Wunde verursachte, doch seine Anwendung ist nur ähnlich. Was einmal ein grober Hieb war, wird nun zum Einträufeln in die Wunde. Dabei wurde der Stahl vorher durch Abschleifen in seiner Dosis verdünnt und verrieben und damit »energetisiert«, also eine Primitivform homöopathischer Arznei hergestellt. Die Geschichte erfasst aber auch den seelischen Konflikt, der ein Heilen der Wunde verhinderte: eine Niederlage auf dem Schlachtfeld. Indem Telephos es wagt, seinem Besieger gegenüberzutreten, erringt er einen persönlichen Sieg, der die damals geschlagene Wunde im Panzer seiner Ehre schließt. Sein Heilmittel ist Eisen, jenes Ferrum metallicum, das die Homöopathie heute für Ferrum-Typen bereithält – Helden und Kämpfer. Es ist jenes Metall, das im Blut den Sauerstoff ans Gewebe liefert und damit für die Wundheilung ausschlaggebend ist.

Der Telephos-Mythos zeigt aber auch eindrucksvoll die Wirkweise der sanften Medizin, bei der die Verabreichung des Heilmittels in einem Gesamtzusammenhang gesehen wird.

Dadurch, dass sich Telephos seinem Bezwinger in friedlicher Absicht nähert, hat er das Grundübel des Krieges, das ihm seine

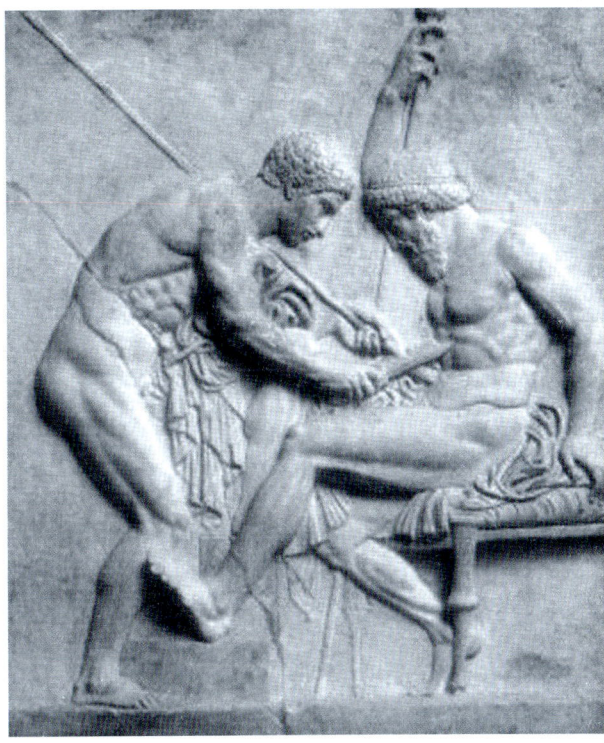

▲ Heilung des Telephos.

Wunde geschlagen hat, eindrucksvoll im geistig-seelischen Bereich aufgearbeitet und überwunden. Wir können also von einer wirklichen Heilung sprechen, die weit über den Verschluss der schwärenden Wunde hinausgeht. Der Vorgang der Heilung durchzieht den ganzen Menschen, beeinflusst sein Leben und führt zu Entschlossenheit, Reife und Weisheit. Für diesen Heilungsvorgang hatten die Griechen noch keinen Ausdruck, aber er bildet die Essenz homöopathischer Arbeit.

ren Nutzung im Altertum und Mittelalter den Hexen vorbehalten war. Durch den Schweizer Arzt und Alchemisten Theophrastus Bombastus von Hohenheim (1493 bis 1541), der sich Paracelsus nannte, hat sich dieses Hexenwissen in der europäischen Medizin erhalten und fand Jahrhunderte später Eingang in die Homöopathie, die ja auch einige alchemistische Rezepte wie Causticum oder Hepar sulfuris bewahrt. Der wichtigste von Paracelsus vermittelte Gedanke aber ist die Erkenntnis, dass es keine Gifte an sich gibt, sondern dass nur die Dosis entscheidet, ob etwas ein Gift, ein Heilmittel oder wirkungslos ist.

▍ »Dosis sola venenum facit«: Allein die Dosis macht das Gift.

So kommt es, dass heute in der Homöopathie auch Unverdauliches, Ätzendes bis hin zum tödlichsten Gift gefahrlos angewandt werden kann in hohen, unschädlichen Verdünnungen beziehungsweise in der rein »energetischen« Form der Hochpotenzen. Die Homöopathie ist somit keine Erscheinung, die dem Zeitgeist unterworfen ist, sondern ein Grundprinzip friedlichen Heilens, das so lange Bestand haben wird, wie Menschen leben.

Wie wirkt Homöopathie?

Wenn es um die Nützlichkeit der Homöopathie geht, gibt es zwei große Lager: Die Gegner, die gestützt auf die Physik des 19. Jahrhunderts die Wirksamkeit prinzipiell anzweifeln und dabei höhnisch vom »Molekül im Bodensee« sprechen. Und die Befürworter: Sie haben schon einmal die Wirkung eines gut gewählten Homöopathikums verspürt und fühlen die innere Gewissheit, dass es sich dabei um keine reine Plazebowirkung gehandelt haben kann. Also lassen sie sich auf Spekulationen ein und argumentieren dann folgendermaßen:

Das Modell der Quantenphysik
Zu Beginn des 20. Jahrhunderts wurden die alten Atommodelle verworfen und durch die Vorstellung ersetzt, dass sich Materie einmal als Masse und dann wieder als Energie äußern kann. Insgesamt ist Materie

weitaus weniger vorhanden, als man das früher angenommen hatte. Wir spiegeln quasi in uns eine Miniatur des Weltalls wider, eine große Leere mit winzigen Punkten von Verfestigungen, die einzig und allein durch elektromagnetische Schwingungen zusammengehalten wird. Man könnte spekulieren, dass Arzneien, die in einem langwierigen Prozess des Reibens, Schüttelns und Stampfens mit dem Ziel der Übermittlung kinetischer Energie hergestellt werden, diese Leere in irgendeiner Form beeinflussen.

Das Modell der Ausleitung
Ein weiteres Erklärungsmodell ist das der Ausdünnung von Giften, die unter homöopathischer Therapie ausgeschieden werden können. Nehmen wir an, Sie haben Rigips-Platten gefräst und dabei reichlich Gips, nämlich Calciumsulfat, eingeatmet. Damit

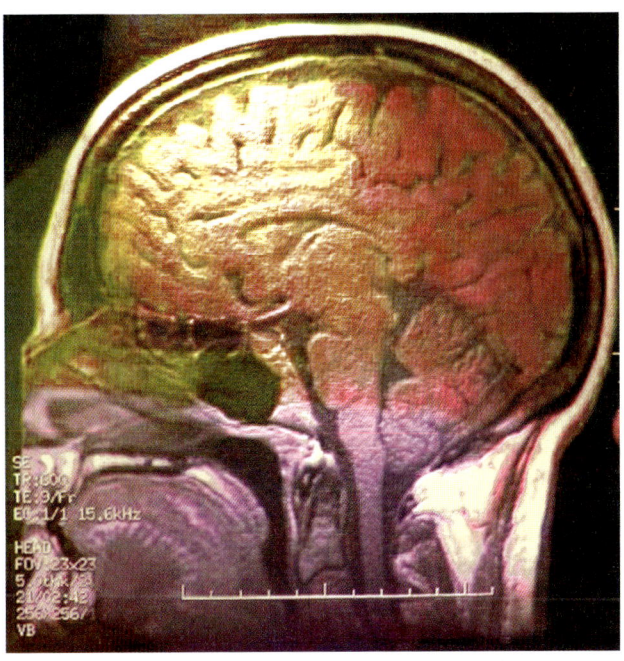

Wirkt Homöopathie ▶
wie ein heilsamer Gedanke,
der zur Genesung führt?

dieses wieder aus den gereizten Bronchien herausgelöst werden kann, verabreicht der Homöopath Calcium sulfuricum D6 in der Hoffnung, dass die winzigen, energiereichen Moleküle den Stoffwechsel im Gewebe dazu anregen, die größeren, klobigen Depots abzuarbeiten. Diese Untergruppe der Homöopathie nennt man auch Isopathie, da hier kein ähnliches, sondern das gleiche Mittel, das die Vergiftung bewirkte, zur Heilung genutzt wird. Aber auch alle homöopathischen Reaktionen, bei denen ein auffallender Sekretfluss ausgelöst wird, fallen in diese Kategorie.

Das Modell der Information

Gedanken lassen sich mittlerweile als Energieflüsse im Gehirn sichtbar machen. Ob es mechanische Träger dieser Energiephänomene gibt, kann noch niemand sagen. Manche Homöopathen stellen sich die Essenz einer Arznei als einen solchen heilsamen Gedanken vor, der durch den Herstellungsprozess intensiviert wird und den Menschen auf einer nichtmateriellen Ebene erreicht und beschäftigt. Es ist möglich, dass dieses Erklärungsmodell geeignet ist, die Wirkweise der Homöopathie in naher Zukunft zu erklären. Ist das einmal gelungen, wird die Mittelwahl dramatisch vereinfacht und die Häufigkeit und Potenzstufe der Mittelgabe automatisierbar. Bis dahin wird diese Heilmethode von Menschen ausgeübt werden, die nicht genau wissen, was sie tun, dabei aber Erfolge haben, wo andere Heilmethoden versagten.

▮ Homöopathische Mittel speichern auch in hohen Verdünnungen energetisierte Information, die dort, wo sie gebraucht wird, eindrucksvolle Wirkungen entfalten kann.

19

Wie erfolgreich ist die Homöopathie in der Praxis?

Als Buchautor kommt man rasch mit Patienten aus ganz Europa in Kontakt, und wer sich die Mühe macht, aus Prag oder Barcelona einzufliegen, um im Städtchen Bamberg zum Therapeuten zu gehen, hat in der Regel auch schon einige homöopathische Größen »durch«, die ihm nicht helfen konnten. Durch ihre Erzählungen habe ich erfahren, dass ich mit meinen Misserfolgen nicht allein bin. Wenn ich Vorträge über Homöopathie halte und dabei ins Publikum blicke, begegnen mir meist kühle Blicke, solange ich von Fällen berichte, bei denen ich Erfolg hatte. Erst wenn ich sage: »Das ist hier sehr gut gelaufen, aber ich könnte Ihnen für jeden erfolgreichen Fall neun schildern, bei denen es nicht geklappt hat«, ist das Eis gebrochen. Es wird gelacht und dann entsteht eine warme, angeregte Atmosphäre, deren Grundlage die Erfahrung aller Menschen bildet, die sich der Homöopathie verschrieben haben: Einerseits haben fast alle Zuhörer schon die Wirkung eines gut gewählten Mittels am eigenen Leib verspürt und wollen diesen Erfolg in anderen Bereichen wiederholen. Andererseits kann man im Laufe der Zeit durch Fehlschläge bei Behandlungen entmutigt werden und die Wirksamkeit der Homöopathie wieder anzweifeln.

❚ Tatsache ist: Es gibt niemanden, der die Homöopathie vollkommen beherrscht. Selbst ein Homöopath mit bestem Ruf und lebenslanger Erfahrung kann nicht mit Gewissheit sagen, ob eine Arznei, die er verordnet hat, auch wirken wird.

Das gibt Anlass zur Vorsicht und zur Demut. Andererseits gibt es Fälle, in denen Arznei und Krankheitsfall so gut zusammenpassen, dass man als erfahrener Therapeut schon vor Verabreichung der Arznei die innere Gewissheit verspürt, dass sie den Patienten heilen wird – und behält dabei auch

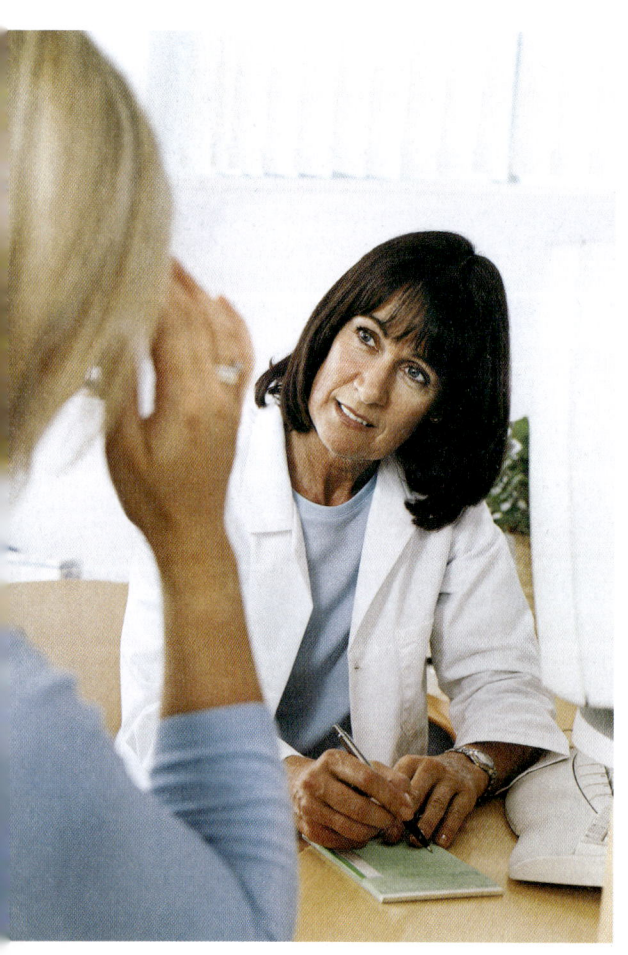

◀ Auch für erfahrene Ärzte ist eine homöopathische Diagnose oft schwierig.

Homöopathie stärkt die Lebenskraft

In diesem Buch wollen wir Krankheit als einen Zustand definieren, unter dem man leidet und von dem man sich befreien möchte. Die meisten Krankheiten entstehen durch Lebensumstände, und wer diese beherrschen lernt, wird nur wenig krank sein. Diese Kraft, aktiv zu werden und an Lösungen zu arbeiten, nennt man in der Homöopathie das »Wirken der Lebenskraft«. Auf körperlicher Ebene ist sie es, die nach Verletzungen Heilungs- und Vernarbungsprozesse bewirkt, oder die dafür sorgt, dass unser Immunsystem Viren oder Bakterien abwehren kann und durch einen Reinigungsprozess von Schleimhäuten den Körper von Giften befreit. Auf seelischer Ebene ist sie es, die uns aus Erstarrung befreit und Gefühle wieder fließen lässt. Auf geistiger Ebene gibt sie uns gute Gedanken ein, die uns helfen, ein schönes und erfülltes Leben zu führen.

Was ist also von besorgten Menschen zu halten, die bei einer drohenden Grippewelle oder bei jeder Prellung oder Schürfwunde mit homöopathischen Kügelchen hantieren? Man sollte sie an die natürliche Heilkraft des Körpers erinnern, der dafür geschaffen ist, derartige Zwischenfälle autonom zu verbessern. Hier wird jede Form der Therapie hinderlich sein und in manchen Fällen womöglich sogar schaden. Auch homöopathische Arzneien haben nur dort ihren Platz, wo die natürliche Fähigkeit des Körpers, sich seiner Feinde zu erwehren, gestört ist. Um die Notwendigkeit einer Therapie einschätzen zu können, müssen Sie also überprüfen, ob es sich bei körperlichen Beschwerden um Leid ohne Aussicht auf Besserung oder um eine Heilreaktion handelt, an der man bereits erkennen kann, dass der Körper auf dem Weg zur Gesundung ist.

meistens Recht. Auf diese gut passenden Situationen sollen Sie in diesem Buch aufmerksam gemacht werden, und Sie werden sehen, dass Sie bei strebsamem Bemühen mit der Zeit Behandlungserfolge erzielen werden, die denen großer Homöopathen nicht sehr nachstehen.

Um den Schweregrad bestimmen zu können, müssen wir uns zuerst die Frage stellen, was »Gesundheit« überhaupt bedeutet. Die Weltgesundheitsorganisation WHO hat Gesundheit als Zustand völligen geistigen, seelischen, körperlichen und sozialen Wohlbefindens definiert. Diesen Anspruch werden nur manche Menschen vorübergehend erfüllen können. Im Alltag hat sich

längst eine andere Definition durchgesetzt: »Gesund ist, wer sich für gesund hält.« Dem widersprechen Mediziner, die unter dem Motto: »Niemand ist gesund, manche sind nur schlecht untersucht«, dazu neigen, Menschen Therapien einzureden, die diese gar nicht wollen.

Bevor Sie darangehen, eine Krankheit homöopathisch behandeln zu wollen, sollten Sie sich Gedanken machen, ob das, was Sie behandeln wollen, überhaupt krankhaft ist und einer Arznei bedarf. Es wird meiner Ansicht nach ein bisschen zu schnell und unbedacht drauflos therapiert. Oft ist es wichtiger, etwas im Leben zu verändern, als sich »Kügelchen einzuwerfen« mit der Vorstellung, ein bisschen würden sie schon helfen. Vor jeder Therapie ist es daher wichtig, den Schweregrad einer Krankheit zu bestimmen.

Wichtig: Zuerst den Schweregrad der Krankheit bestimmen

Hier gilt grundsätzlich: Je geringer dieser Schweregrad, desto wahrscheinlicher ist es, dass Sie in kurzer Zeit Behandlungserfolge erzielen werden, und je höher der Schweregrad, desto eher sollten Sie die Finger davon lassen, mit Homöopathika in das Geschehen eingreifen zu wollen. Wo der eine belanglose Verspannungen im Rücken entwickelt oder einen lästigen, aber nicht gefährlichen Schnupfen nach dem anderen durchmacht, erleidet der andere einen Herzinfarkt oder stellt zu seinem Entsetzen fest, dass er Krebs im fortgeschrittenen Stadium hat.

▌ Eine homöopathische Therapie muss den Schweregrad der Erkrankung berücksichtigen. Dieser ist für die Wahl der Potenz, die Häufigkeit der Mitteleinnahme und die Dauer der Behandlung maßgebend.

Es gibt verschiedene Intensitätsstufen von Krankheiten. Allgemein akzeptiert ist heute das Konzept des Schöpfers der Psychosomatik, des deutschen Arztes Thure von Uexküll. Danach gibt es vier Schweregrade des Erkrankens:
▌ Schweregrad I: Störungen im Funktionieren von Organen, die binnen Sekunden vollständig behoben werden können.
▌ Schweregrad II: Veränderungen, bei denen Gewebe zerstört wird, durch die Selbstheilungskräfte des Körpers auch

wieder eine völlige Wiederherstellung der Gesundheit erfolgt.
▌ Schweregrad III: Bleibende Gewebsveränderungen gutartigen Charakters, die in Einzelfällen aber auch lebensgefährlich sein können.
▌ Schweregrad IV: Rasch fortschreitende, unbehandelt zum Tode führende Krankheitsprozesse, die zur Gewebszerstörung führen.

Erster Schweregrad

Dies sind sogenannte funktionelle Störungen. Dazu zählen beispielsweise das Erröten, eine vorübergehende Änderung der Durchblutung eines Hautgebietes, das Trockenwerden des Mundes durch Stocken der Speicheldrüsensekretion, das Sod-

INFO

Wenn das »Gesundheitskonto« ins Minus rutscht

Es spricht vieles dafür, dass ein Großteil unserer Krankheiten im geistigen und seelischen Erleben entsteht. Amerikanische Forscher erstellten Anfang der 1990er Jahre das psychosomatische Modell eines »Gesundheitskontos«, das jedem Menschen im Jahr zur Verfügung steht. Traumatische Erlebnisse können dieses Konto aufbrauchen und dann Krankheit hervorrufen. Je weiter Sie ins »Minus« rutschen, desto schwerwiegender werden Sie erkranken. Am schnellsten aufgebraucht wird das Konto durch Verlust des Partners, Verlust der Arbeit, Erkrankungen geliebter Menschen, Gemobbtwerden und Schlafmangel.

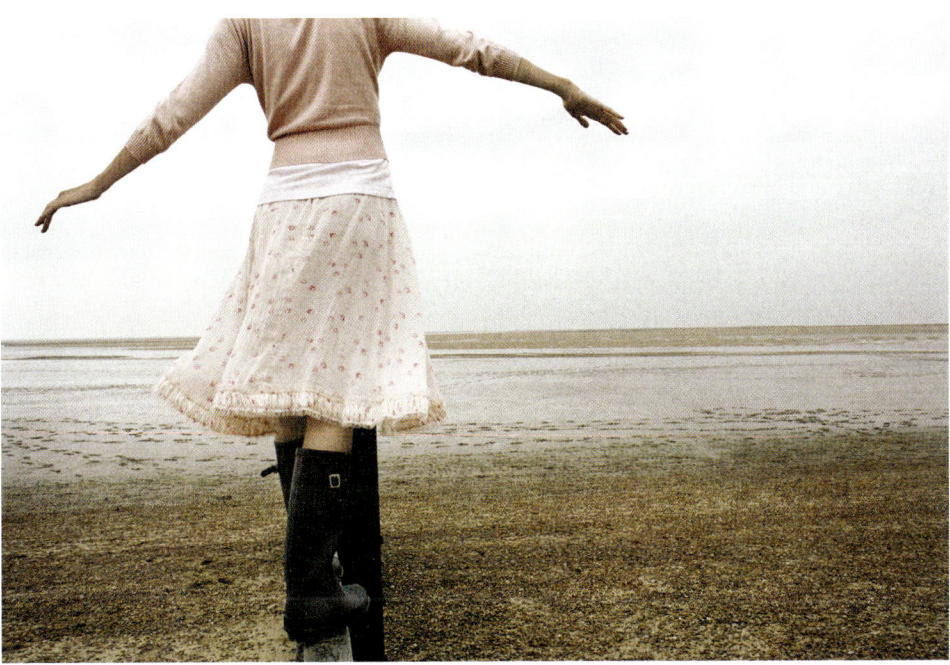

▲ Ein stabiles psychisches Gleichgewicht schützt vor dem Krankwerden.

brennen als überschießende Produktion von Magensaft, Muskelkrämpfe durch übertriebene Anspannung von Muskelfasern und vieles andere mehr. Diesen Störungen gemeinsam ist die Tatsache, dass durch Spontanheilung oder Therapie binnen Sekunden eine völlige Normalisierung der Situation zu erreichen ist. In diesem Bereich findet sich ein natürliches Einsatzgebiet der Homöopathie, da es hier zu schnellen und überzeugenden Erfolgen kommt und es jedem einleuchtet, dass man hier noch keine Veranlassung hat, mit »Kanonen auf Spatzen zu schießen«.

Zweiter Schweregrad

Das sind Erkrankungen, an die sich die meisten Menschen gewöhnt haben, auch wenn sie wissen, dass für ihre Heilung ein über mehrere Tage andauernder Prozess notwendig ist. Krankheiten des Schweregrades II sind die meisten Entzündungen, Magen- und Dünndarmgeschwüre oder Hautekzeme. Als Beispiel Schnupfen: Er beginnt als Erkrankung Schweregrad I mit einer »laufenden« Nase, also einer Sekretionsstörung der dortigen Schleimhaut. In der Folge aber wird ein Teil dieser Schleimhaut durch die Tätigkeit des Virus zerstört und kann erst durch einen Heilungsprozess, bei dem tiefere Schichten neues Gewebe bilden und ein schützender Schleim die obersten Schichten bedeckt, wieder aufgebaut werden. Oft ist die gesamte Schleimhaut des Atemtraktes befallen und neben der Nase werden dann noch die Nasennebenhöhlen, der Rachen, der Kehlkopf oder die Bronchien erfasst, bevor es zur völligen Wiederherstellung der Verhältnisse kommt. Auch in dieser Gruppe kann man mit Homöopathie in relativ kurzer Zeit schöne Erfolge erzielen. Allerdings muss man hier berücksichtigen, dass die Krankheit eine eigene Dynamik hat und ihren Heilungsprozess abschließen muss.

▼ Erkältungen gehören zu den Erkrankungen des 2. Schweregrades.

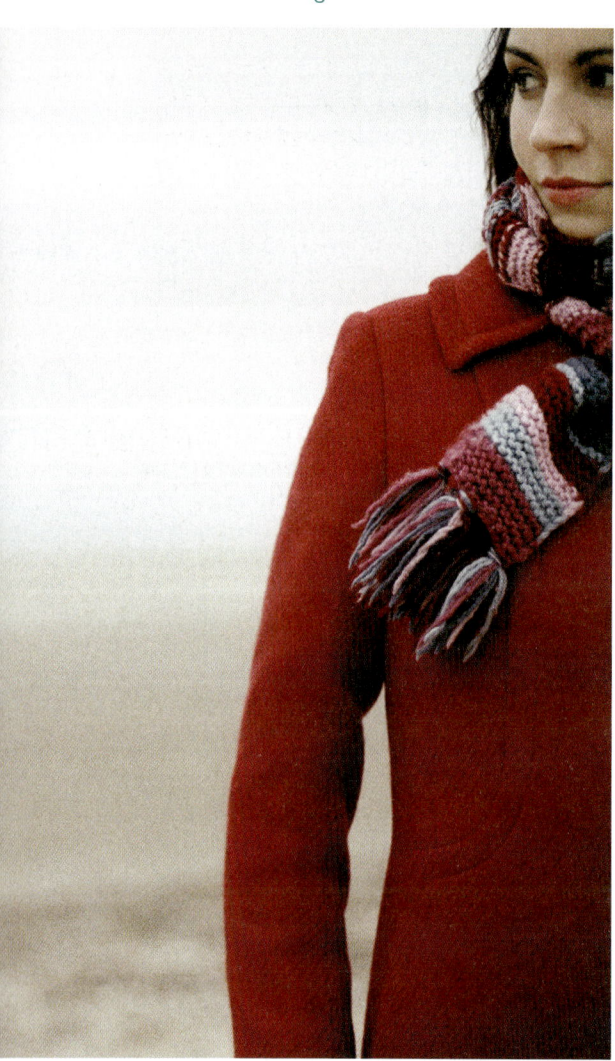

▌ Sie können einen Schnupfen homöopathisch lindern, den Sekretabfluss erleichtern und die Befindlichkeit bessern. Sie werden aber in keinem Fall eine bereits in Gang gekommene Erkältungskrankheit innerhalb weniger Stunden beenden können.

Dritter Schweregrad

Hierbei handelt es sich zum Großteil um harmlose Erkrankungen, denen aber gemeinsam ist, dass sie bleibende Veränderungen des Körpers bewirken. Dazu gehören gutartige Tumoren, Gefäßneubildungen und Gefäßausweitungen, sogenannte Aneurysmen, aber auch Narben, die von besonders schweren Infektionen oder nach Verletzungen oder Knochenbrüchen übrig bleiben. Je nachdem, wo diese Veränderungen auftreten, können sie auch zum Tode führen. So kann ein Aneurysma platzen, wenn durch Blutdruckanstieg die Scherkräfte an der Gefäßwand zunehmen. Oder ein im Gehirn aufgetretener gutartiger Tumor kann im Laufe seines Wachstums benachbartes Gewebe zusammendrücken. Eine erfolgreiche homöopathische Behandlung wird bei dieser Art von Erkrankungen nur im Laufe von Monaten zu einer Verbesserung oder gar Rückbildung führen. In den meisten Fällen wird ein chirurgischer Eingriff notwendig werden, um Komplikationen zu vermeiden.

Vierter Schweregrad

Hierzu zählen Erkrankungen, bei denen wir automatisch dazu geneigt sind, bei der Schulmedizin Zuflucht zu suchen, denn ihre Bösartigkeit ist augenfällig. In dieser Gruppe finden wir unter anderem den rasch fortschreitenden Krebs, die innerhalb weniger Tage zum Tod führende Lungenentzündung sowie die Blutvergiftung aufgrund hoch aggressiver Bakterien. Meiner Erfahrung nach wird man hier mit Homöopathie nur in den seltensten Fällen erfolgreich arbeiten können, und das auch nur dann, wenn man ein äußerst klug gewähltes Mittel in hoher Potenz in kurz aufeinanderfolgenden Gaben verabreicht. Da man in den meisten Fällen aber Fehlschläge erleiden wird, kann eine alleinige Homöopathie nicht verantwortet werden. So kenne ich persönlich nach zwei Jahrzehnten Erfahrung als Arzt keinen einzigen Fall von Krebs oder Leukämie, der durch Homöopathie geheilt wurde. Dennoch:

▌ Es lassen sich sogar Krankheiten des 4. Schweregrads durch homöopathische Behandlung zumindest bessern.

Ich würde auch niemals daran denken, eine heimtückische Blutvergiftung, wie zum Beispiel die Borrelieninfektion, mit »sanfter Medizin« therapieren zu wollen. Nicht, weil es sich um ein aussichtsloses Unterfangen handelt, sondern weil die Mittelwahl schwer und die Aggressivität der Erkrankung so groß ist, dass Homöopathie nur selten Erfolg haben wird. Zu Recht hat hier der Gesetzgeber den Spielraum für alternative Heilmethoden begrenzt.

Wie findet man das passende Mittel?

Informationen über Heilmittel findet man in Büchern. Das gilt ebenso für Homöopathen und auch für Sie als Einsteiger in diese wunderbare Heilmethode. Welches Buch aber ist am besten für Sie geeignet? Nehmen wir einmal an, Sie leiden unter einer Depression und vertragen keine Antidepressiva. Sie haben auch schon einige Naturheilverfahren vergeblich ausprobiert und sich dabei zwar finanziell verausgabt, aber noch keine wesentliche Linderung Ihrer Beschwerden erfahren. Dies ist die klassische Situation, in der Sie zu einem Buch wie diesem greifen und etwas lesen von einer »ähnlichen« Arznei, die Sie nun in Eigenregie finden möchten. Welche Informationssammlungen sind nun für diese Situation am besten geeignet? Im Prinzip haben Sie hier drei Möglichkeiten:

Homöopathische Rezeptbücher
Diese werden Ihnen als Einsteiger am häufigsten in die Hände geraten. Unter »Depression« finden Sie hier eine Handvoll Mittel, die mit kurzen Hinweisen wie »Sie sind wie betäubt und mutlos« oder »Sie legen großen Wert auf Ihr Ansehen« voneinander unterschieden werden. Schnell merken Sie, dass Sie nicht nur depressiv sind, sondern alles andere, was bei den einzelnen Mitteln steht, ebenfalls auf Sie zutrifft. Die dabei entstehende Hilflosigkeit wird nicht gerade dazu beitragen, Sie aus Ihrer Depression herauszuholen.

▌ Homöopathische Rezeptbücher eignen sich für die Behandlung einfacher Beschwerden in Alltagssituationen, sind aber für komplexe Erkrankungen weniger geeignet, da sie zu wenig Wissen vermitteln.

Homöopathische Repertorien

Diese dickleibigen Folianten enthalten Beschwerden, die einzelnen Organen zugeordnet sind. Zu ihnen greift der Homöopath, um langsam entstandene, hartnäckige Verstimmungen des Körpers aufzulösen. Hier beginnt auch die Suche nach ihrem »Konstitutionsmittel«, einer Arznei, die den Kern Ihres Wesens erfasst und dadurch Gesundung sowohl im geistigen, seelischen als auch im körperlichen Bereich hervorrufen kann.

So ein Mittel finden Sie, wenn Sie die Krankheitsursache, ungewöhnliche weitere Beschwerden und eine allgemeine Verfasstheit in die Analyse einfließen lassen. Die oben erwähnte Depression stünde beispielsweise in zeitlichem Zusammenhang mit einem schweren Verkehrsunfall, bei dem das Rückenmark verletzt wurde, was sich seither bei jedem Wetterumschwung bemerkbar macht. Nehmen wir weiter an, Sie hätten manchmal die merkwürdige Empfindung, Ihr Kopf würde verlängert und wie in eine Spitze ausgezogen, Ihre Narben schmerzten und immer wieder einmal hätten Sie das Gefühl, es stiegen in der Nabelgegend Blasen auf, als ob dahinter gekocht würde. Für den Homöopathen, der häufig in Repertorien blättert, formt sich nun schon das Bild eines Heilmittels für »Schwermut«. Es ist Hypericum, das Johan-

niskraut, ein Mittel, das in keinem Rezeptbuch der Homöopathie bei Depression erwähnt werden würde, weil es zu den seltener angewandten gehört. Das Blättern im Repertorium hat hier dem Kundigen den Hinweis gegeben. Als Einsteiger in die Heilmethode werden Sie hier aber wenig Erfolg haben, denn es ist eine Kunst, die man im Rahmen einer intensiven Ausbildung und langjährigen Praxis lernt.

Wollen Sie es als Einsteiger aber trotzdem versuchen, dann besorgen Sie sich den »Pennekamp« – siehe Literatur. Eigentlich wurde er für die Behandlung von Kindern geschrieben, ist aber auch für viele Beschwerden von Erwachsenen geeignet und verhindert durch seine gezielte Nennung einiger, weniger bewährter Mittel, dass Sie sich gleich im Gestrüpp der Arzneien verfangen.

▌ Homöopathische Repertorien sind für den Hausgebrauch meist zu kompliziert. Fachgesellschaften bieten allerdings zunehmend Kurse für Einsteiger an, in denen man mit einem Repertorium umzugehen lernt.

Homöopathische Arzneimittellehren

Einige große Homöopathen haben im Laufe der Geschichte Werke verfasst, in denen sie ihre Erfahrungen mit einzelnen Arzneien und ihren Wirkweisen schildern. Bei der Ausbildung zum Homöopathen ist es wichtig, in diesen Büchern zu lesen – und am besten ein Leben lang damit nicht mehr aufzuhören. Zu diesen Werken gehören auch Sammelbände von homöopathischen

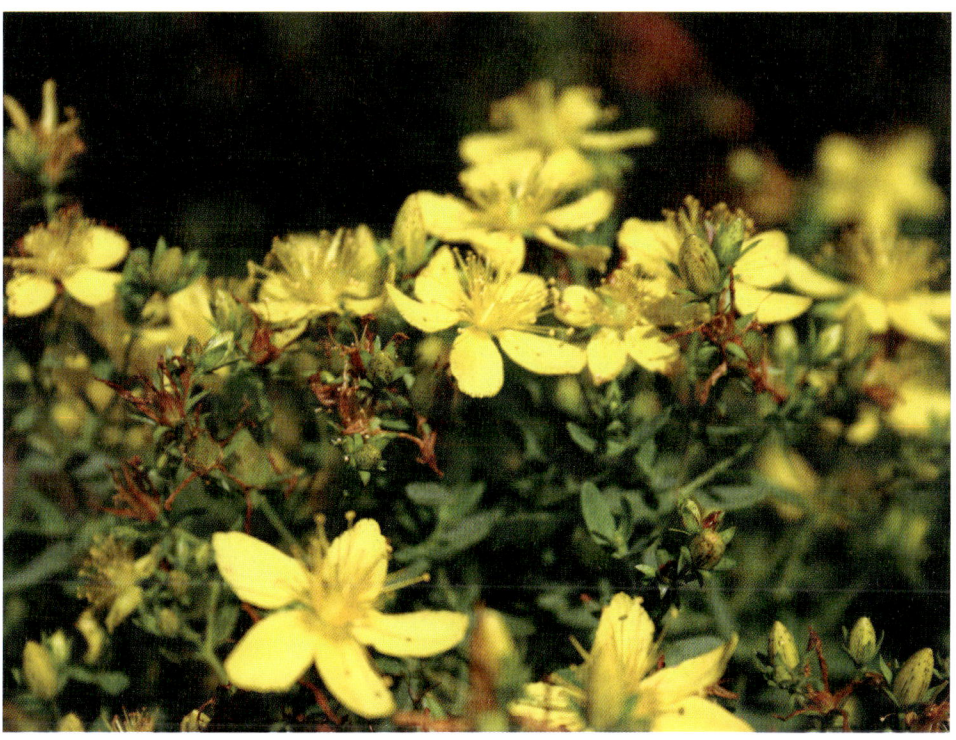

▲ Johanniskraut kann bei Schwermut und Depressionen ein passendes Mittel sein.

Arzneimittelprüfungen. Das sind wissenschaftlich angelegte Beobachtungsreihen der Wirkung von Arzneien an Gesunden.

Für eine rasche Hilfe sind diese Bücher eher ungeeignet, dienen aber den Menschen zur weiteren Information, die schon »ihr« Mittel gefunden haben und ihr Wissen darüber vertiefen wollen. Dann können Sie im Fall Ihrer Depression nachlesen, welche anderen Symptome, an die Sie vielleicht nicht gedacht haben, an denen Sie aber leiden, zu dem Mittel passen würden. Außerdem findet man dort Hinweise auf andere Mittel, die ähnlich gestaltet sind und für Sie eventuell noch besser in Frage kämen. Für Einsteiger interessant ist der sehr ausführliche

und doch handliche »Phatak« (gesprochen: Patak) – siehe Literatur, Seite 206.

▌ Homöopathische Arzneimittellehren helfen am besten dort, wo man sein Mittel bereits gefunden hat und seine Erkenntnisse vertiefen möchte.

Das vorliegende Buch erleichtert Ihnen den Zugang zu einer differenzierten Homöopathie, indem es den Weg der Konstitutionstherapie einschlägt und Ihnen die 100 wichtigsten Homöopathika vorstellt, die sowohl für die Behandlung einzelner Beschwerden als auch für die Behandlung tiefgehender Verstimmungen des Organismus geeignet sind.

27

Welches Homöopathikum ist das richtige?

Unter der »homöopathischen Konstitution« oder dem »homöopathischen Arzneimitteltyp« wird die allgemeine Verfasstheit eines Menschen verstanden, die in Stresssituationen zu typischen Verhaltensweisen und typischen körperlichen Reaktionen führt. Dies kann durch die Gabe der passenden Arznei, nämlich des »Konstitutionsmittels«, wieder ausgeglichen werden. Die wichtigsten 100 »Konstitutionstypen« finden Sie ab Seite 117 dieses Buches beschrieben. Bevor Sie dort nach dem am besten auf Sie passenden Mittel suchen, sollten Sie die folgenden Hinweise beachten.

Das »Wesen« der Arznei muss zur Krankheit passen

Wenn Sie in einem Repertorium eines oder mehrere Symptome gefunden haben, die besonders gut auf Ihre Krankheitssituation passen, sollten Sie überlegen, welches der Mittel sich zusätzlich durch seine Grundeigenschaften empfiehlt. Hier gibt es in der Homöopathie vier große Gruppen von Arzneien:

Mineralien: Hier finden Sie vorwiegend Metalle und Salze. Sie eignen sich besonders zur Behandlung von eher einförmigen Beschwerden, die fast immer vorhanden sind und strengen Gesetzmäßigkeiten unterworfen zu sein scheinen. Ein Muskelkrampf in einer Wade, der immer nur nachts und immer auf gleiche Weise auftritt, wird mit höchster Wahrscheinlichkeit ein mineralisches Mittel wie Magnesium phosphoricum oder Cuprum brauchen. Mineralien gehören zu den Grundbaustoffen des menschlichen Körpers und sind die Träger elektromagnetischer Vorgänge, weshalb sie als Arzneien vor allem für den geistig-seelischen Bereich große Bedeutung haben.

Pflanzen: Hier sollten Sie zwischen giftigen und ungiftigen Pflanzen unterscheiden. Giftige kommen für heftige Beschwerden eher in Frage als ungiftige. Insgesamt eignen sich pflanzliche Arzneien für die Behandlung von Beschwerden, die ihren Charakter häufig wechseln und stark klimatischen und jahreszeitlichen Einflüssen unterliegen. Es scheint so, als würden sie besonders auf hormonelle Vorgänge im Körper einwirken, die sich ja meist als Änderungen des Sekretflusses äußern.

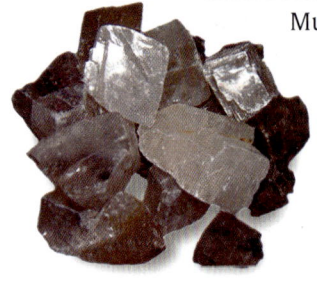

Das »Wesen« einer Arznei am Beispiel von Johanniskraut

Nehmen wir einmal an, Sie hätten für Ihre Depression Johanniskraut als mögliche Arznei ausgewählt. Nachdem es sich dabei um eine Pflanze handelt, ist zu erwarten, dass Ihre Depression kommt und geht, mal stark und dann wieder schwach vorhanden ist und auch abhängig von Jahreszeit oder Lebensphase ihren Charakter ändert. Das heißt, Ihre Niedergeschlagenheit sollte selbst etwas vom Wesen einer Pflanze haben, die ja auch je nach Jahreszeit sprießt, blüht, Früchte trägt oder im Winterschlaf ist, die sich nach der Sonne dreht oder im Schatten ihre Blüten schließt. Um Heilkraft von Hypericum erwarten zu können, sollte sich die Depression immer dann bessern, wenn Sie in warme Klimazonen mit reichlich Sonneneinstrahlung kommen. Johanniskraut ist eine Pflanze, deren Blüte um den 24. Juni herum ihren Höhepunkt hat, also in dem Zeitraum der längsten Sonnenscheindauer. Der aufstrebende Blütenstängel des Johanniskrauts dreht sich den ganzen Tag lang der Sonne

nach, und auch ihre gelben Blüten mit den langen Staubgefäßen erinnern an Sonnenstrahlen. Die äußere Form wird auch durch die medizinische Wirkweise bestätigt. Menschen, die in dunklen Wintertagen traurig und mutlos werden, erleben durch Johanniskrautkapseln eine Stimmungsaufhellung. Wer aber im Sommer Johanniskraut zu sich nimmt, dessen Haut wird äußerst empfindlich für Sonnenstrahlen und bekommt schneller einen Sonnenbrand, gerade so, als helfe diese Pflanze dem Körper, Licht im Übermaß aufzunehmen.

An diesem Beispiel erkennen Sie schnell, dass Hypericum-Kügelchen vor allem Menschen helfen werden, deren Depression Nebeneffekt einer ganz allgemeinen Verfasstheit ist, die man grob als »sonnenstrahlenbedürftig« bezeichnen könnte. Wenn Sie allerdings jahreszeitunabhängig depressiv sind, können Sie sich von Hypericum nur wenig erwarten.

Tiere: Beschwerden, bei denen Mittel infrage kommen, die aus Tierbestandteilen oder Tiersekreten hergestellt werden, überfallen Menschen meist plötzlich und unerwartet. Sie haben heftigen, quälenden Charakter und führen zu körperlicher Unruhe, bevor sie so rasch verschwinden, wie sie gekommen sind. Unter den tierischen Mitteln die bedeutsamsten sind die Schlangengifte und Milchen. Homöopathisch lassen sich damit vor allem psychosomatische Beschwerden behandeln, die aus dem menschlichen (oder unmenschlichen) Miteinander resultieren und mit starken Muskelverspannungen einhergehen.

Nosoden: Mit »Nosoden« sind homöopathische Arzneien gemeint, die aus erkranktem Gewebe des menschlichen Körpers hergestellt werden. Sie kommen vor allem bei Krankheiten und Beschwerden zur Anwendung, die familiär gehäuft auftreten und womöglich vererbt sind. Um mit Nosoden erfolgreich zu therapieren, sind fortgeschrittene Kenntnisse unverzichtbar. Deshalb wurde in diesem Buch auf Homöopathika aus dieser Stoffklasse verzichtet.

▮ Der Test auf Seite 110 gibt Ihnen Hinweise, in welcher Gruppe von Homöopathika Sie am ehesten fündig werden könnten.

Die gewählte Potenz muss die richtige sein

Homöopathische Arzneien werden entweder in einer Basislösung angeboten, die man »Urtinktur« nennt, oder in verschiedenen »Potenzen«. Dieser Begriff stammt von Samuel Hahnemann, der seine Urtinkturen mit Alkohol im Verhältnis 1:100 (C-Potenzen) oder 1:50.000 (Q-Potenzen) verdünnte und sie dabei auch noch schüttelte sowie gegen eine elastische Unterlage schlug. Viele seiner Nachfolger verdünnten im Verhältnis 1:10 (D-Potenzen). Welche Potenz ist nun für ihren Krankheitsfall die am besten geeignete?

Kehren wir zum Beispiel des Johanniskrauts zurück. Es gehört zu den wichtigsten Heilkräutern des Abendlandes und wurde schon vor Jahrtausenden bei Heilzaubern benutzt sowie als Johanniskrautöl für Einreibungen bei Gliederschmerzen. Ein Aufguss aus Blättern und Blüten hilft dem Körper, lichtempfindlicher zu werden, und so haben die Menschen in der kühlen, dunklen Jahreszeit schon seit jeher Johanniskrauttee getrunken, um Schmerzen, die von der Kälte ausgelöst wurden, zu lindern, oder um auch seelisch diese trübe Zeit besser zu überstehen.

Was berechtigt nun die Homöopathie, erhebliche Verdünnungen dieser Pflanzenauszüge als Heilmittel anzubieten? Hier beginnt jener Bereich, der die Menschen am meisten verunsichert. Sie hören, dass diese Verdünnungen bei den Hochpotenzen so weit gehen, dass chemisch kein Molekül des Wirkstoffs mehr nachweisbar ist. Es scheint also nicht auf chemische Inhalte anzukommen, sondern darauf, welche »Erfahrungen« eine Arznei während des Verdünnungsprozesses macht, der ja im Wesentlichen ein durch Reiben und Schütteln bedingtes Mitteilen von Energie darstellt. Dass sich diese Energie dem Trägerstoff mitteilen wird, der mit der Arznei in engen Kontakt tritt, ist dann einsichtig.

▮ Homöopathisch aufbereitetes Johanniskraut weist zwar weniger chemische Bestandteile auf, diese wirken aber intensiver und durchdringender.

Sie können Johanniskraut zu Hause auch selbst »potenzieren« und so die Primitivform einer homöopathischen Arznei herstellen, indem Sie ein kleines Blütenblatt nehmen und im Mörser so lange mit Milchzucker verreiben, bis es sich völlig in dieser Trägersubstanz aufgelöst hat. Diese riecht vage nach den ätherischen Ölen von Johanniskraut, und wenn Sie davon kosten, spüren Sie als jemand, der schon auf die Gabe von Johanniskraut angesprochen hat, dass sich die Intensität der Heilwirkung durch die Verreibung verstärkt. Ich erinnere mich dabei an eine Patientin, die sich erfolgreich mit Belladonna kurierte, und einmal sagte, nachdem ich die Potenzstufe erhöht hatte: »Bis jetzt war ich mit dem Tretroller unterwegs, aber jetzt habe ich das Gefühl, ich werde im Sportwagen mitgenommen.«

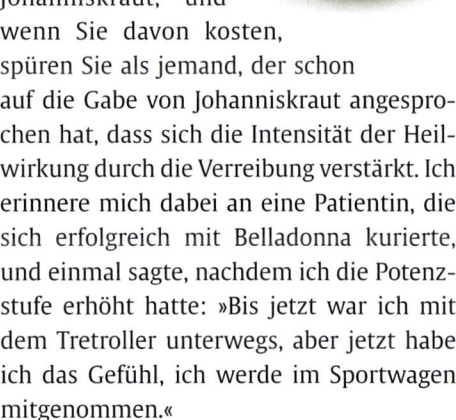

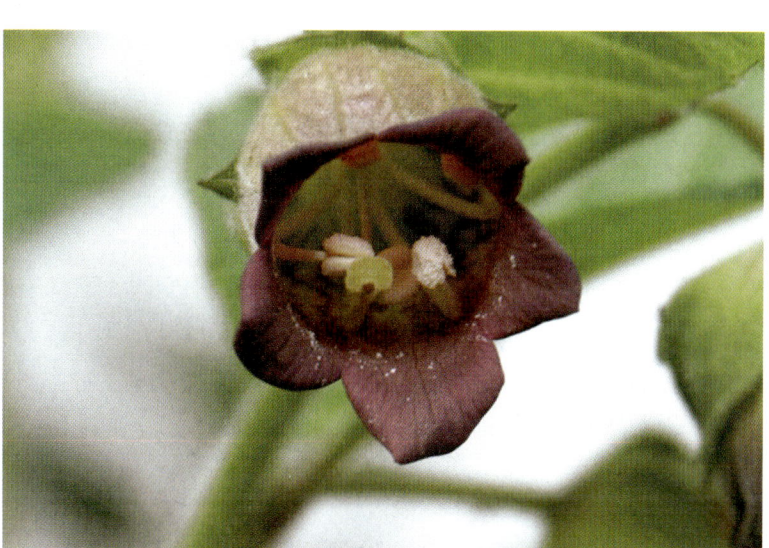

Giftige Belladonna ▶
(Tollkirsche) wird
durch Potenzierung
zur homöo-
pathischen Arznei.

Niedrige Potenzen bei körperlichen Beschwerden

Niedrige Potenzstufen sind besonders dazu geeignet, körperliche Veränderungen zu beeinflussen. Nachdem der Körper im Wesentlichen Materie ist, ist es auch sinnvoller, homöopathische Arzneien einzusetzen, in denen der Wirkstoff noch sehr stark in seiner materiellen Form vorhanden ist.

Als niedrige Potenz bezeichnet man die ersten Verdünnungsschritte, die man mit einer »Urtinktur« machen kann. Handelsüblich sind hier Produkte, die im Verhältnis 1:10 zubereitet wurden, die D-Potenzen oder Dezimalpotenzen (Dezi = lat. zehn). Urtinkturen oder D1 gibt es zum Beispiel beim herzstärkenden Weißdorn oder bei der leberstärkenden Mariendistel. Hier wird der chemische Wirkstoff beim Verdünnen zwar mengenmäßig verringert, aber durch den Verreibungsprozess und durch Schütteln und Stampfen in seiner energetischen Wirksamkeit erhöht. Die

hundertfache Verdünnung D2 wird bei reizenden, leicht giftigen Pflanzen wie Tollkirsche (Belladonna) oder Schöllkraut (Chelidonium) notwendig, und starke Gifte wie Arsen, Schierling (Conium) oder Sturmhut (Aconitum) müssen mindestens tausendfach auf D3 herabgemildert werden, um unschädlich zu sein. Als niedrige Potenz kann noch eine D6 gelten, jene Stufe, bei der die Ausgangssubstanz auf ein Millionstel verkleinert wurde.

❚ Niedrige Potenzen eignen sich für die Behandlung körperlicher Beschwerden, da man dabei annimmt, dass die Heilpflanze noch auf einer chemischen Ebene im Stoffwechsel des Kranken Veränderungen hervorrufen muss, um wirksam zu sein. Diese Potenzen wirken einige Stunden.

Eine Brückenfunktion zu den Hochpotenzen stellt die D12 dar, die Verdünnung auf das 1:1-Billionenfache. Sie ist sowohl für die Behandlung von körperlichen als auch

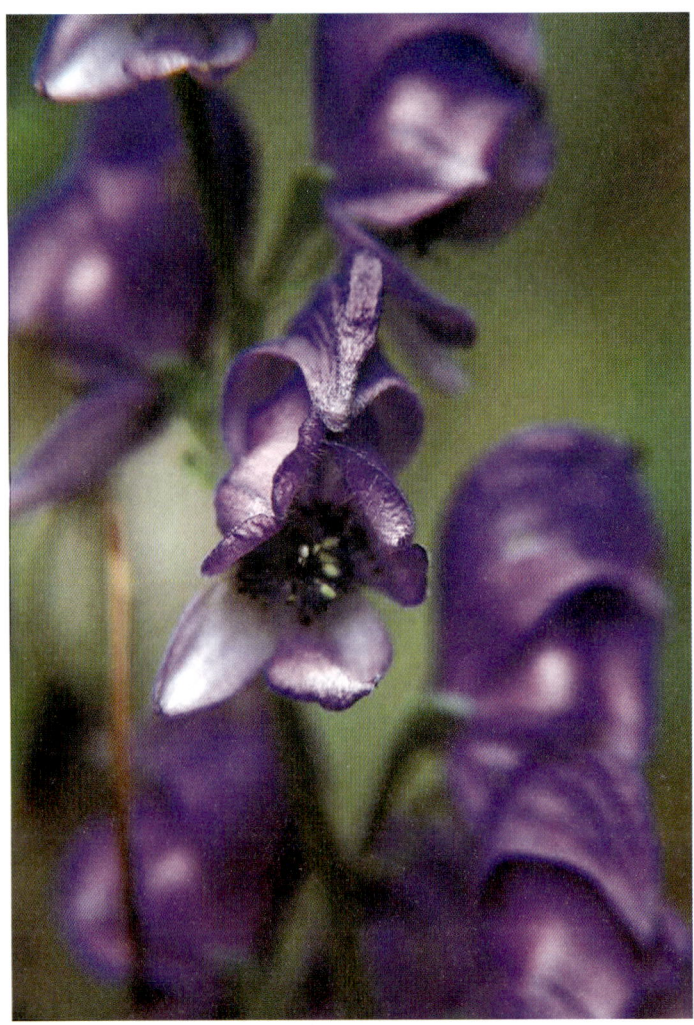

◄ Schön, aber hochgiftig: Eisenhut (Aconitum) wirkt homöopathisch aufbereitet als Heilmittel.

von seelischen und konstitutionell bedingten Beschwerden geeignet, weshalb die Mehrzahl der Empfehlungen in diesem Buch diese Potenzstufe benutzen wird – siehe auch Seiten 44 und 116.

Hohe Potenzen bei seelischen Beschwerden

Von einer Hochpotenz spricht man bei Verdünnungen, die über die Loschmidt-Zahl hinausgehen: Diese Zahl bezeichnet die Anzahl der Moleküle, die ein Mol einer Substanz enthält, nämlich 602 Milliarden Billionen. Chemisch gesehen ist dann in der Trägerlösung kein Wirkstoff mehr vorhanden. Wenn Sie in Schritten von 1:10 verdünnen, ist das ab D23 der Fall, und bei Schritten von 1:100 zwischen der C11 und C12.

Hochpotenzen werden in der Regel als C-Potenzen (von Centi = lat. hundert) oder Q-Potenzen (von Quinquagesima = lat. fünfzigtausend) verabreicht. C-Potenzen stellt man in Verdünnungsschritten von 1:100 und Quinquagesimalpotenzen in Verdünnungsschritten von 1:50 000 her. Übliche Dosierungen sind C30 und C200. Wir wollen uns in diesem Buch auf diese beiden Hochpotenzen beschränken. Die C30 ist eine gute Einsteigerpotenz für die Konstitutionstherapie, wenn man den Eindruck hat, dass mit der D12 gute Erfolge erzielt wurden. Man nimmt die C30 einmal und wartet dann zumindest einige Tage, besser noch Wochen ab, um zu sehen, ob eine Umstimmung des Körpers stattfindet. Um bei gutem Erfolg noch tiefere Schichten der Seele zu erreichen, kann man dann im Anschluss noch mit der C200 behandeln.

Manche Homöopathen beobachten die Wirkung dieser Potenzstufen über viele Monate. Nachdem es meist um subjektive Veränderungen geht wie Verletzbarkeit, Gram und Bitterkeit über lange zurückliegende Ereignisse oder Depressionen, ist es schwieriger, Heilprozesse dingfest zu machen. Hier ist es besonders wichtig, Aufzeichnungen zu machen, um überprüfen zu können, inwieweit Beschwerden seltener und schwächer geworden sind.

▌ Bei den sogenannten Hochpotenzen liegt die Arznei in einer rein energetisierten Form vor, deren Wirkung vor allem im geistig-seelischen Bereich spürbar ist. Hier wird der Kern des Menschen erreicht, weshalb Hochpotenzen vor allem für die sogenannte konstitutionelle Behandlung eingesetzt werden. Sie wirken als einmalige Gabe tage- bis jahrelang.

Was bei der Wahl des Mittels noch mitspielt

Das Leben ist ein reißender Fluss, auf dem wir in einer Nussschale dahintreiben. Dieser Fluss zwingt uns aus homöopathischer Sicht in Akutsituationen Zwischenmittel auf und kann in manchen Abschnitten einen Wechsel des Konstitutionsmittels nötig machen. Die Klugheit und Beharrlichkeit, mit der wir im Leben unsere Ziele zu erreichen versuchen, ist auch hier notwendig, um den Bedarf an neuen Mitteln und weitere Stolpersteine auf dem Weg zur Heilung zu erkennen.

Zwischenmittel für Erkrankungen »zwischendurch«

Nicht jede Krankheit ist konstitutionell bedingt oder lässt sich durch ein Konstitutionsmittel behandeln. Gerade die Beeinträchtigungen der Gesundheit von außen, klimatische Veränderungen, Unverträglichkeiten und Allergien, Infektionen und Verletzungen im weitesten Sinn erfordern Mittel, die weniger auf Ihre Konstitution, sondern viel mehr auf den schädigenden Faktor selbst Bezug nehmen. So gibt es Mittel, die bei einer Masernepidemie bei den meisten Infizierten das gleiche Homöopathikum erfordern. Die Reaktion des Menschen auf eine Schädigung ist nämlich weit weniger individuell als man gemeinhin annehmen sollte. Hier finden Sie ab Seite 49 rasche Hilfen.

Geänderte Lebensbedingungen

Homöopathen schätzen, dass unser Lebenslauf in der westlichen Welt im Durchschnitt etwa vier oder fünf verschiedene Konstitutionsmittel erfordert, je nachdem, wie sich die Grundbedingungen unseres Lebens ändern. Jemand kann zum Beispiel behütet aufwachsen und bei Krankheiten von Pulsatilla, dem Hauptmittel für empfindsame, schutzbedürftige Personen, profitieren. Eine frühe Heirat mit einem starken Partner kann diese Konstitution noch eine Weile erhalten. Über kurz oder lang aber ist es wahrscheinlich, dass man im Krankheitsfall immer stärker Kalziumsalze brauchen wird, dem wichtigsten Mittel für Schutzbedürftige im Alter. Folgt der behüteten Kindheit jedoch eine selbstständige berufliche Tätigkeit und man wächst in neue Aufgaben hinein, kann sich die Konstitution so weit ändern, dass Krankheiten gar nicht mehr aus

> **INFO**
>
> **Gebräuchliche altersgemäße Mittel**
>
> ▌ Für Kinder: Tarentula, Chamomilla, Allium cepa, Calendula
> ▌ In der Pubertät: Apis, Bufo, Giftpflanzen, vor allem die Nachtschattengewächse Belladonna, Hyoscyamus oder Stramonium sowie Nosoden
> ▌ Für ältere Menschen: Ambra, allgemein Mineralien, darunter insbesondere die Säuren

Schutzbedürftigkeit heraus entstehen und man deshalb an ganz andere Mittel denken muss.

Altersgemäße Mittel

Unser natürlicher Weg von der Geburt bis zum Tod erfordert mitunter bei Umbrüchen Arzneien, die direkt auf den Alterungsprozess selbst Bezug nehmen.

Die meisten Krankheiten von Kindern lassen sich mit homöopathischen Aufbereitungen traditioneller Heilmittel wie Kamille (Chamomilla), Zwiebel (Allium cepa) oder Ringelblume (Calendula) beheben. In der Jugend werden erfahrungsgemäß oft Nosoden gebraucht.

▌ Nosoden dienen dazu, Krankheiten zu behandeln, die aus einer genetischen oder familiären Belastung heraus entstehen.

Daneben treten in dieser Zeit Giftpflanzen, vor allem die Nachtschattengewächse Belladonna, Hyoscyamus oder Stramonium in den Vordergrund.

Mit dem Eintritt ins Erwachsenenalter entsteht ein großer Bedarf an tierischen Mitteln, anfangs »harmlose« wie die ganzen Milchen – von Hundemilch (Lac caninum) und Kuhmilch (Lac defloratum) bis Schweinemilch (Lac suis) – oder Tintenfisch (Sepia), das wichtigste Mittel für Frauenbeschwerden, später aber auch von durchaus gefährlichen, giftigen Tieren wie die Kobra (Naja) oder die Buschmeisterschlange (Lachesis). Mit dem Rückgang der Vitalität steigt der Bedarf an Mineralien und darunter vor allem an Säuren. Unabhängig von Ihrer individuellen Verfassheit

▲ In reiferen Jahren sind mineralische Homöopathika oft eine gute Wahl.

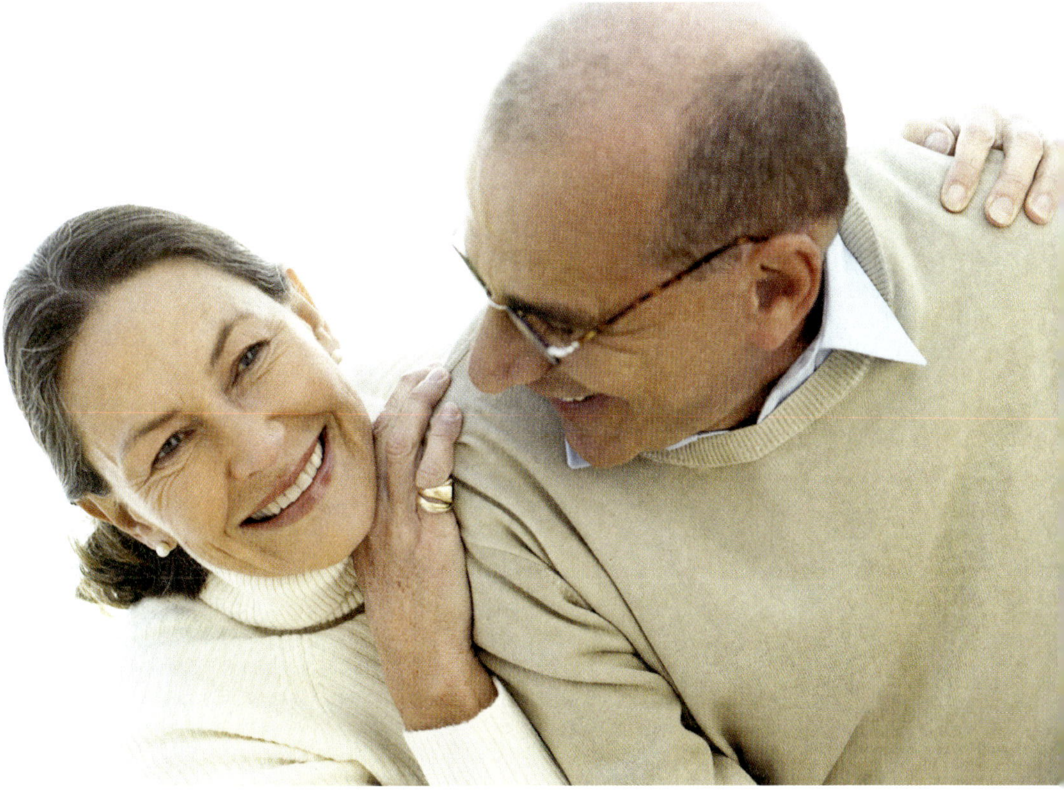

werden Sie an krisenhaften Wendepunkten Ihres Lebens, die mit dem Alterungsprozess zusammenhängen, »Konstitutionsmittel« brauchen, die sich vor allem auf die Midlife-Crisis oder die Menopause und die dabei stattfindende Hormonumstellung beziehen.

Der Einfluss der Umgebung

Wenig Berücksichtigung in den meisten Homöopathiepraxen findet das Phänomen seelischer Bindung von Menschen an andere Personen. Nehmen wir als Beispiel Mutter und Tochter: Die Tochter hat gerade ihren Job verloren, ist dabei innerlich völlig aus der Bahn geworfen und entwickelt einen Zustand, der nach Gelsemium als Heilmittel ruft. Die Mutter wird ihre Not mitfühlen und kann zum gleichen Zeitpunkt einen grippalen Infekt entwickeln, der durch Gelsemium geheilt wird, selbst wenn dieses Mittel sonst konstitutionell gesehen ein sehr »unähnliches« wäre. Egal, wer in einer engen Beziehung welche Krankheitssymptome entwickelt – das Leiden des einen kann den anderen zu einer Form des (Mit-)Leidens zwingen, die mit dem »fremden« Konstitutionsmittel wirkungsvoller behandelt wird als mit dem »eigenen«.

Heilhindernisse ausräumen

Viele Patienten sagen: »Das Wichtigste ist doch, dass man daran glaubt, nicht wahr?« Und ich antworte dann: »Sie müssen nicht daran glauben. Wir haben hier Arzneien, die dann, wenn sie gut gewählt sind, wirken werden. Aber es stimmt schon: Sie müssen auch gesund werden *wollen*.« Homöopathie öffnet Türen, aber Sie müssen auch durch sie hindurchgehen.

Heilhindernis: ätherische Öle

Zum Thema der Heilhindernisse hat Samuel Hahnemann eine riesige Liste vorgelegt – vom Verbot des Kaffeegenusses bis zu regelmäßigen Ruhezeiten. Nach meiner Erfahrung kennen gut gewählte Heilmittel nur wenige

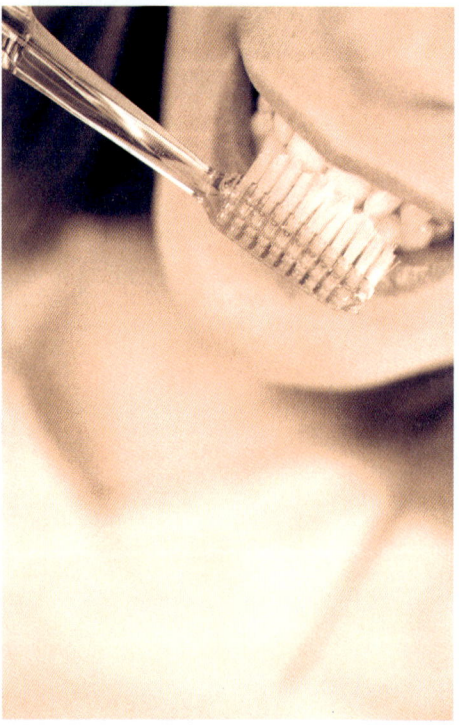

Hemmnisse. Viele meiner Patienten trinken Kaffee oder reinigen sich die Zähne mit mentholhaltiger Zahncreme und werden trotzdem homöopathisch geheilt. Allerdings bestehe ich darauf, dass sie ihre Kügelchen oder Tropfen nur dann einnehmen, wenn im Mund kein fremder Geschmack vorliegt, und dass sie nach der Einnahme zehn Minuten warten, bis sie wieder etwas essen oder trinken. Es ist meine Erfahrung, dass ätherische Öle chemisch und physikalisch störend auf Homöopathika wirken.

Heilhindernis: Drogen

Ähnlich ernst zu nehmen sind Aufputschmittel und Rauschdrogen, da sie die Wahrnehmung beeinträchtigen und damit Heilprozesse behindern können, die ja zu großen Teilen Vorgänge der Bewusstwerdung sind.

Heilhindernis: nicht wirklich gesund werden wollen

Als Heilhindernis weit bedenklicher ist die Empfindung, eine Heilung entweder nicht zu verdienen oder auch gar nicht zu wollen. Wie gesagt, Sie müssen nicht an die Homöopathie glauben. Aber sie müssen daran glauben, dass eine Heilung möglich ist und dass diese Heilung naturgemäß erfolgen wird, sobald das Hindernis zur Seite geräumt ist. Sie müssen gewissermaßen den gesunden Zustand innerlich voraussetzen können als etwas, das Ihnen selbstverständlich zusteht.

Das häufigste Heilhindernis auf dieser Ebene ist die Absicht, mit einer Krankheit sein Leid so lange stumm mitteilen zu wollen, bis

◄ Nach dem Zähneputzen sollten Sie einige Zeit mit der Einnahme der Globuli warten.

der Partner oder eine andere wichtige Bezugsperson ihr Verhalten ändert. Hier ist von einem Heilungswunsch also gar keine Rede. Der Homöopath dachte, er hätte einen banalen Schnupfen vor sich, und stellt dann fest, dass es eine geheimnisvolle Kraft gibt, die den Sekretfluss behindert und die Heilung lange verzögert, fast so, als wolle der Mensch mit seinem Schnupfen seiner Umgebung einen stummen Vorwurf machen. Die Überzeugung, dass die Seele die Nasenschleimhaut als »Sprachorgan« missbrauchen kann, findet sich ja in Redensarten wie »die Nase voll haben« oder auf etwas »verschnupft reagieren«. Homöopathen wissen, dass sie in diesen Fällen eher Erfolg haben, wenn sie die Haltung des Patienten kennenlernen, die dafür verantwortlich ist, dass sich die Krankheit nicht nach normalen Gesetzmäßigkeiten zurückbildet. Es kann sich hier um Zorn handeln oder Trauer, es kann eine plötzliche Gereiztheit dafür verantwortlich sein oder ein schon jahrelang bestehender Groll.

Homöopathie kann Türen öffnen – durchgehen müssen Sie selbst

An dieser Stelle möchte ich ein Beispiel einer Patientin mit Asthmaerkrankung beschreiben, die ich einige Jahre lang mit eingeschränktem Erfolg behandelte, bis ich eines Tages auf das Heilungshindernis stieß. Sie war als Kontrolleurin am Fließband tätig und kam dabei ständig mit ihren Arbeitskollegen in Konflikt, wenn sie mangelhafte Werkstücke monierte. Hier hatte sich (was sie mir bis dahin verschwiegen hatte) durch das berufliche Umfeld eine Konstitution herausgebildet, deren Hauptthema Angriffe auf die Ehre war, eine Situation, bei der man als Heilmittel gerne an Staphisagria denkt. Sie versuchte nur, ihren Job richtig zu machen, wurde dafür aber von allen schief angesehen, was ungerecht war und sie mit unterdrücktem Zorn ihre Arbeit machen ließ. Die Folge war eine zunehmende Verschlechterung ihres Asthmas, und das so sehr, dass ihr der Lungenfacharzt dringend riet, wieder hochdosiert mit Kortison »einzusteigen«. Auf die einmalige Gabe von Staphisagria C30 wurde sie mehrere Tage lang so wütend, dass sie einmal sogar ihren Chef am Kragen packte und ihm einmal ordentlich ihre Meinung »geigte«. Es war ein »heiliger« Zorn, und nachdem sich die Wogen geglättet hatten, besserte sich ihr Asthma, bis es schließlich verschwand. Neben der seelischen Erleichterung gab es auch eine klassische Ausleitungsreaktion mit Husten und reichlichem Auswurf aus der Lunge über einige Tage. Dieser Heilungsprozess konnte nur eintreten, weil die Patientin die Notwendigkeit des reinigenden Gewitters schon in sich spürte, und mithilfe des Homöopathikums ihr Mut gestärkt wurde. Hätte sie geglaubt, sich derartige Auftritte keinesfalls leisten zu können, hätte dieses Mittel wahrscheinlich nicht geholfen oder die Situation sogar verschlechtert. Das Heilungshindernis, sich keine Blöße geben zu wollen – einerseits vor mir, als sie die Arbeitsplatzsituation verschwieg, andererseits aber auch in der Firma, wo sie Sorge hatte, ihre Gefühle zu offenbaren – hätte sie willentlich aufrechterhalten können.

Wie zeigt sich die Wirkung?

Manchmal fragt man Patienten, ob ein Mittel geholfen hat und sie sagen: »Na ja, die Stimmung ist etwas besser geworden, aber seither habe ich einen Schnupfen bekommen, die Nase läuft dauernd.« Es dauert eine Weile, bis man ihm übermittelt hat, dass er auf einem sehr guten Weg ist. Denn eines hängt mit dem anderen zusammen und ist Zeichen einer einsetzenden Heilung.

Es handelt sich hier nämlich um eine sogenannte Ausleitungsreaktion, einen Reinigungsversuch des Körpers mithilfe von Sekreten.

Die Ausleitungsreaktion

Schon die alten Ärzte wussten, dass Sekrete den Körper von Giften befreien. Setzt als Antwort auf ein verabreichtes homöopa-

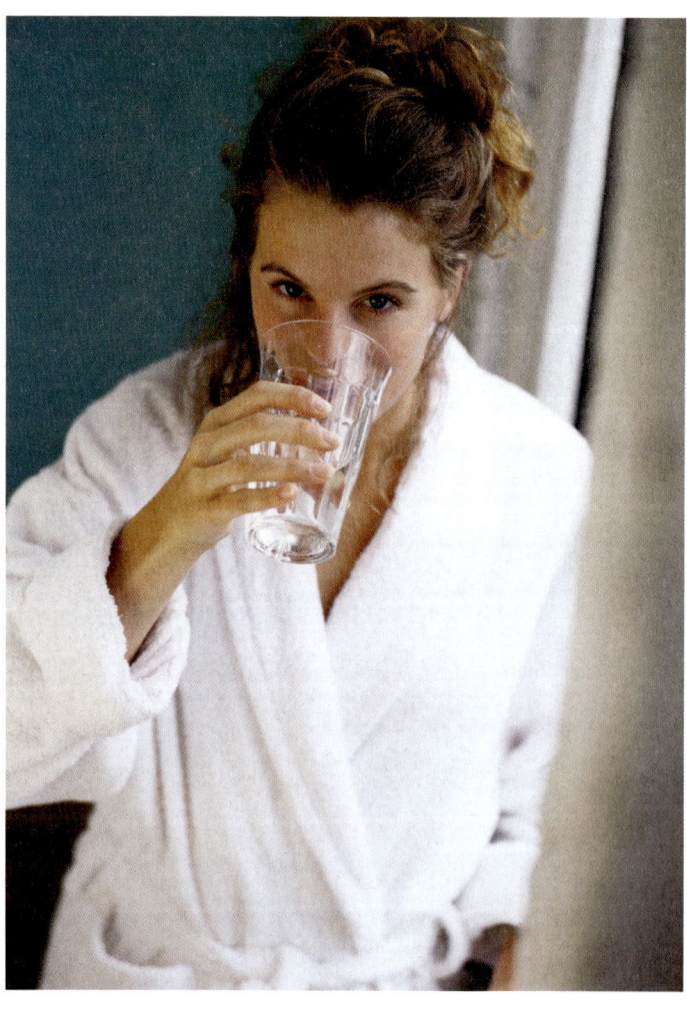

◀ Unterstützen Sie die Ausleitungsreaktionen, indem Sie viel trinken.

thisches Mittel irgendein Sekretfluss ein, ist das schon die halbe Miete, denn dies ist ein Zeichen, dass der Körper wieder reagiert und danach strebt, sich selbst zu heilen. Fast tragisch muss man es da nennen, wenn Sie wegen einer Depression zum Homöopathen gehen und dann wegen des Schnupfens zum Schulmediziner, der Aspirin oder gar Kortison wegen der laufenden Nase verordnet und damit den Körper daran hindert, seine Arbeit zu leisten. So kann es passieren, dass das Weichen der depressiven Verstimmung nur kurzzeitig ist und Sie zwar binnen weniger Tage den Schnupfen los haben, aber die weit wichtigere Krankheit im geistig-seelischen Bereich behalten. Sie können sich vorstellen, dass Ihr Körper das nächste Mal, wenn Sie homöopathisch an die Sache herangehen wollen, nur widerwillig zu bewegen ist, noch einmal das gleiche Spiel zu beginnen. Prinzipiell gilt das Gesagte für alle übertriebenen Reinigungsaktionen des Körpers. Wer vermehrte Schweißbildung, Schleimbildung der Nase oder der Bronchien oder einen chronischen Durchfall homöopathisch hemmen will, ist schon auf dem falschen Weg.

▍ Ausleitungsreaktionen zeigen an, dass etwas nicht stimmt und sind womöglich erfolgreiche, wenn auch störende Versuche des Körpers, einen Missstand zu beseitigen.

Was Sie hier als »lästige Beschwerde« einstufen ist in der Regel ein Zeichen, dass die Reparaturmechanismen des Körpers noch intakt sind, und das Problem ganz anderswo lauert, und zum Beispiel mit Giftstoffen zu tun hat, die wir durch eine verseuchte Umwelt aufgenommen haben. Aktive Krankheitszeichen sind oft die Kehrseite der Medaille, wenn wir Gesundheit wollen. Erkältungskrankheiten sind unter diesen Vorzeichen so etwas wie ein Großreinemachen der Schleimhäute des Atemwegsystems, die ja gerade durch die in unseren Tagen steigende Feinstaubbelastung stark verschmutzt werden. Es kann nicht die Aufgabe der Homöopathie sein, diesen Selbstheilungsversuch zu unterbrechen oder gar zu unterdrücken, sondern ganz im Gegenteil: Es kann sogar sein, dass Husten, Schnupfen und Heiserkeit erst durch eine erfolgreiche homöopathische Behandlung ausgelöst werden als Zeichen wieder erwachter Lebensgeister, als Beweis für den wieder erwachten Willen und die Fähigkeit des Immunsystems, schädliche Keime zu bekämpfen und durch Sekretbildung den Körper von Schmutz und Staub zu befreien. Deshalb sind homöopathische Hilfen nur angezeigt in Fällen, in denen diese Sekretbildung gehemmt oder gestört ist. Sie sollen dem Körper helfen, seine Sekrete möglichst ohne Beschwerden und ungehemmt abfließen zu lassen.

Die »Erstreaktion«

Es gibt Menschen, die sagen: Ich würde ganz gern Homöopathie versuchen, aber ich habe Angst vor der Erstverschlimmerung. Andere freuen sich, wenn sie nach Verabreichung von homöopathischen Arzneien Beschwerden bekommen, weil sie glauben, dass die »Erstverschlimmerung« untrügliches Zeichen ist, dass ihnen bald geholfen werden wird, und merken gar nicht, dass es ihnen nachher überhaupt nicht besser geht.

▌ Besser als von einer »Erstverschlimmerung« spricht man von einer »Erstreaktion«, denn das Schöne an einer erfolgreichen Homöopathie ist das angenehme, fast euphorisierende Gefühl, das eine gut gewählte Arznei hervorrufen kann.

Die Erstreaktion bei mineralischen Mitteln ist meistens mild. Aber es kann auch passieren, dass über einige Stunden starke Blockierungsgefühle auftreten. Ich habe es selbst erlebt, wie mir eine Dosis Natrium muriaticum C200 Rückenschmerzen verursachte, unter denen ich kaum aufrecht stehen konnte. Innerhalb einer Stunde aber war der Spuk vorbei, ohne jemals wiederzukehren. Bei homöopathischen Zubereitungen von giftigen Pflanzen können Erstreaktionen über mehrere Tage verlaufen. Die bereits beschriebene Asthmapatientin, die ich mit Staphisagria C30 behandelte, erzählte mir nachher, dass das Asthma zwar schnell verschwunden war, aber sie einige Tage lang unausstehlich gegen ihre Kollegen und ihren Schichtleiter gewesen sei.

An diesen Beispielen können Sie erkennen, was eine Erstreaktion wirklich ist. Eine erkleckliche Zahl von sogenannten »Erstreaktionen« haben aber leider nichts mit Hei-

»Gut drauf sein« ist ein Hinweis auf die richtige Wahl

Ein älterer Patient, der gar nicht wusste, dass ich homöopathisch arbeite, kam als Begleiter seiner Frau in meine Praxis. Sie hielt mir ein Zettelchen hin, auf das sie geschrieben hatte: »Bitte geben Sie meinem Mann etwas. Er will nichts nehmen, aber er ist so angespannt, dass ich es mit ihm nicht mehr aushalte.« Da ich merkte, dass er leicht hüstelte, sagte ich zum Abschied: »Es geht Ihnen selbst doch auch nicht so gut, Sie sind erkältet, wie ich sehe.« – »Ja, da haben Sie Recht. Ich glaube, ich brauche auch Ihre Hilfe.« Bereits nach meiner ersten Beobachtung des aufrecht sitzenden, steif wirkenden Mannes, der sich sehr darüber erregt hatte, wie ihm bei der Parkplatzsuche ein anderer Verkehrsteilnehmer die Parklücke geraubt hatte, wählte ich heimlich Kalium carbonicum als »Entspannungsmittel« und gab es ihm mit den Worten: »Dann versuchen Sie doch diese Kügelchen, ich glaube, dass sich damit Ihr Husten bessern wird.«

Am folgenden Morgen rief er an, um zu erfahren, welche Psychodroge ich ihm hier heimlich appliziert hätte. Er war noch nicht ganz aus dem Haus, als er plötzlich merkte, wie es ihm innerlich wohl wurde. Es war so, als würde sich die ganze Welt neu einrichten, und auch das, wie er darüber dachte. Er fühlte sich entspannt und fröhlich und hatte jede Menge Energie. Ich fragte ihn: »Und was macht Ihr Husten?« – »Ja, der ist weg. Es ist doch nicht so schlimm gewesen, wie ich dachte.« Dies sind die Erfahrungen, die Menschen zur Homöopathie bringen und sie vom Wert der Homöopathie überzeugen. In den folgenden Jahren konnte man bei diesem Patienten Herzrhythmusstörungen und Schlafstörungen mit homöopathischen Kaliumsalzen erfolgreich beheben.

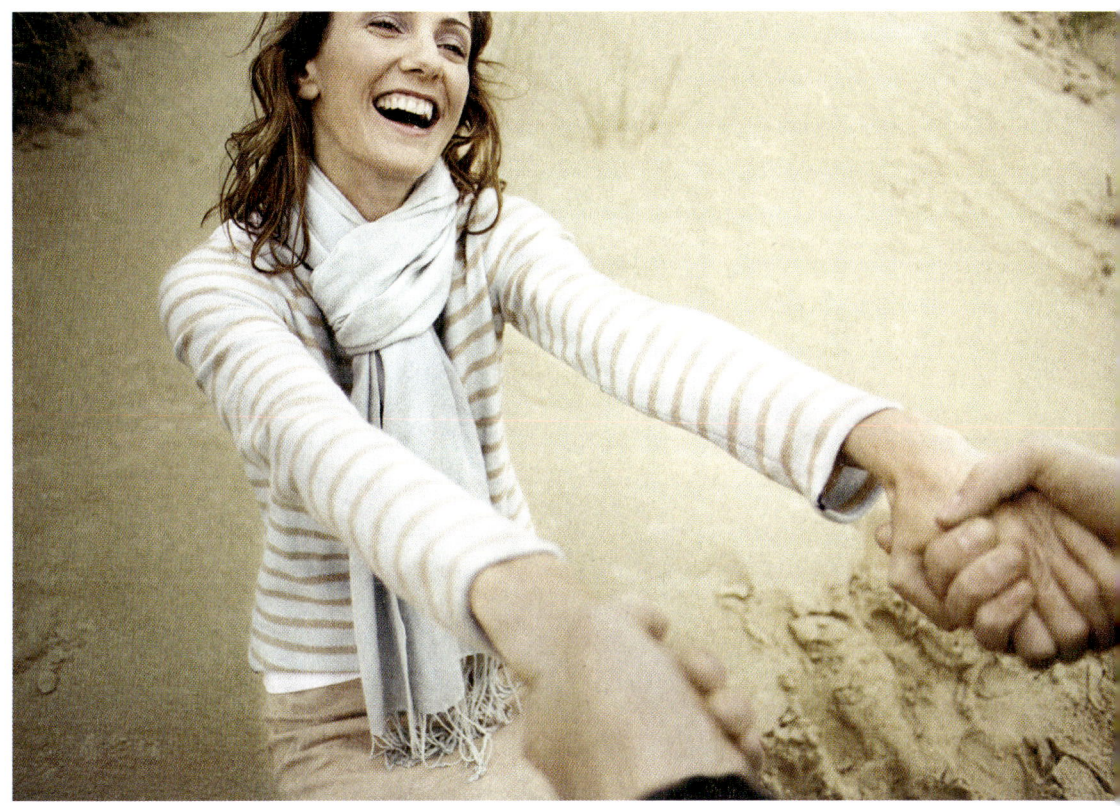

▲ Wohlgefühl bis Euphorie – daran erkennt man die Wirkung eines gut gewählten Homöo-pathikums.

lung zu tun. Sie sind tatsächlich Prüfungs-symptome, die Menschen neben ihrer Krankheit als Antwort auf eine schlecht ge-wählte Arznei durchmachen. Sie behalten einerseits ihre Krankheit und müssen sich andererseits mit neuen Beschwerden he-rumschlagen, die typischerweise bei einem Gesunden von diesen Arzneien ausgelöst werden. Sie machen also lediglich Arznei-mittelprüfungen durch, das ist alles. Man kann diese Beschwerden in Arzneimittel-lehren nachschlagen und den Patienten ganz klar sagen, dass es sich hier nicht um eine Erstreaktion handelt.

41

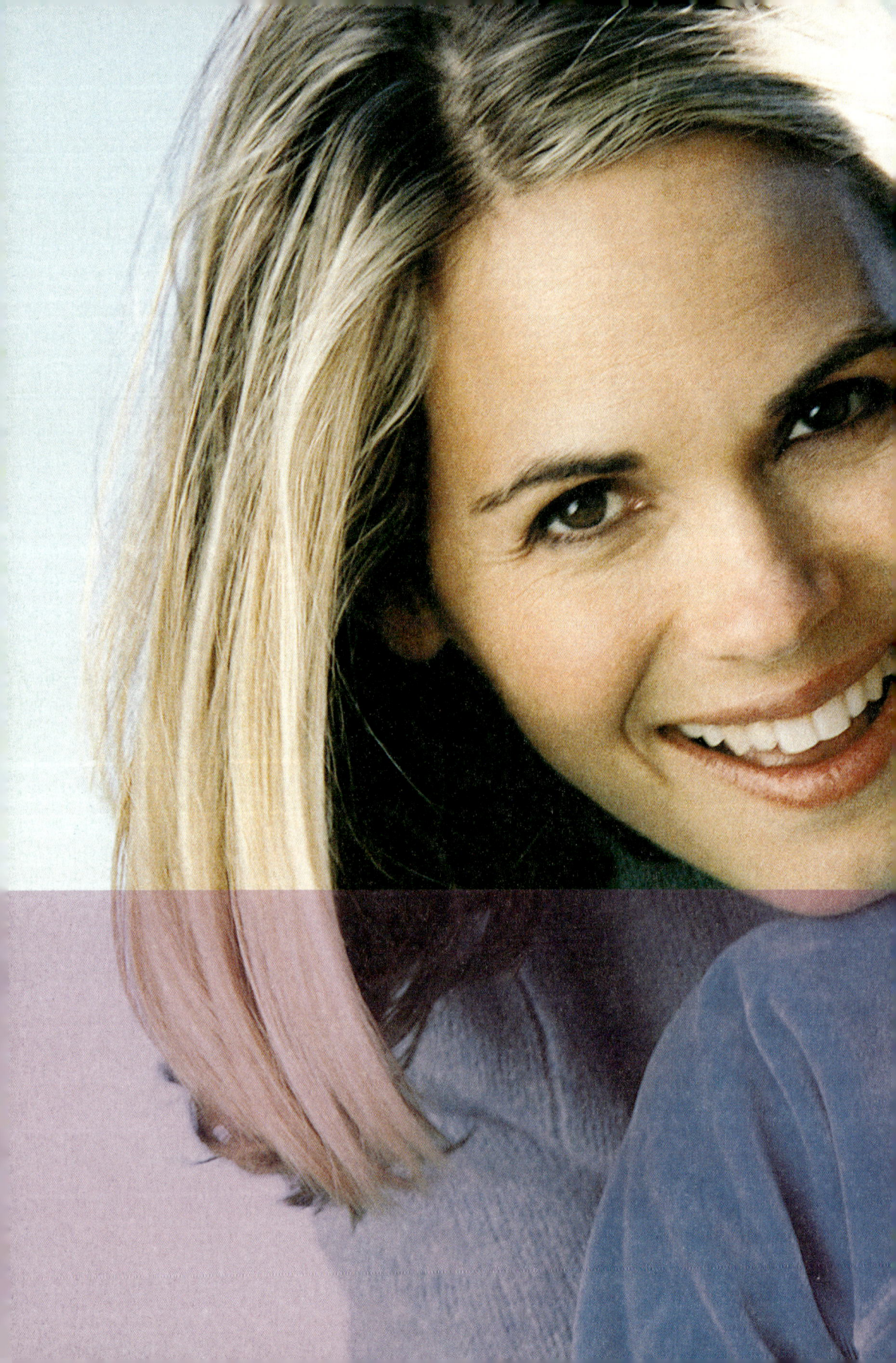

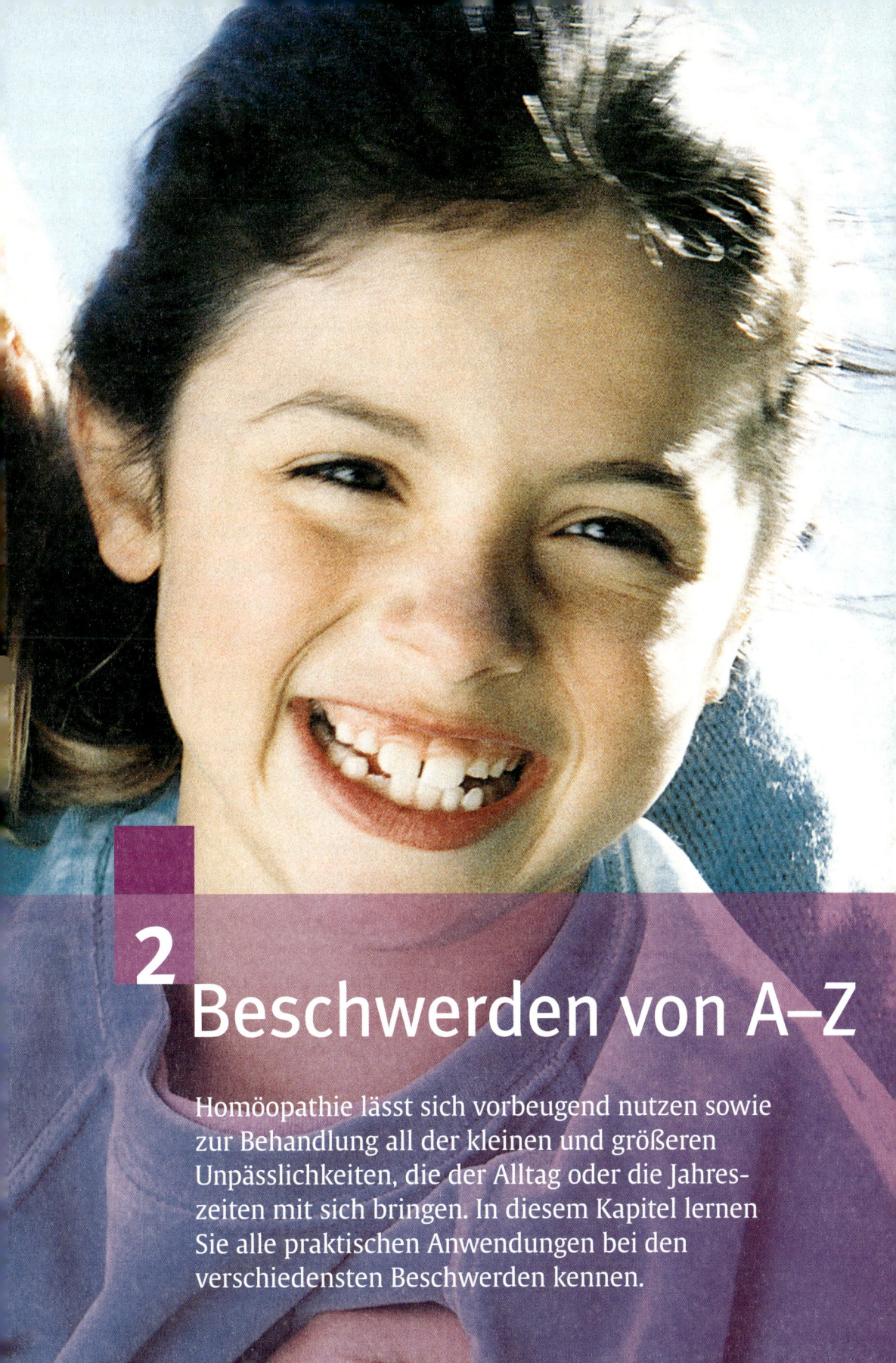

2
Beschwerden von A–Z

Homöopathie lässt sich vorbeugend nutzen sowie
zur Behandlung all der kleinen und größeren
Unpässlichkeiten, die der Alltag oder die Jahreszeiten mit sich bringen. In diesem Kapitel lernen
Sie alle praktischen Anwendungen bei den
verschiedensten Beschwerden kennen.

In welchen Fällen helfen Homöopathika?

Gleich ein ärztlicher Rat: Nicht jede Verletzung oder jeder Virusinfekt sollte Sie dazu veranlassen, therapeutische Kampfbomber aufsteigen zu lassen, um den Feind – etwa eine nahende Grippewelle – mit einem Präventivschlag zu überraschen. Ihr Körper braucht die Auseinandersetzung mit Krankheitsauslösern von außen, um seine Abwehr- und Heilkräfte zu üben. Vergessen Sie nicht, dass die Natur den Körper so geschaffen hat, dass er mit allen Gegebenheiten des Lebens zurechtkommt, und dass die Medizin nur dort gebraucht wird, wo der Körper Unterstützung benötigt.

▌ Der Körper braucht ab und zu auch mal eine Krankheit.

Was gibt es nun für Krankheitsauslöser von außen? Es sind im Prinzip scharfe oder spitze Waffen, mit denen die Natur unsere Haut oder Schleimhäute quält. Die Palette reicht hier von den Attacken von Tieren oder Erregern, die uns vertilgen oder als Nährboden oder Wirtstier missbrauchen wollen, über Pflanzen und Tiere, die uns mit giftigen Inhaltsstoffen daran hindern wollen, sie zu verspeisen, bis hin zur unbelebten Materie, die unserem Körper fremd und unverdaulich ist oder von Nahrungsmittelherstellern Speisen beigemischt wurde, um uns glauben zu machen, dass hochwertige Nahrung zu kleinen Preisen zu haben ist. In all diesen Fällen geht es im Prinzip um das Lebensgesetz des Fressens und Gefressenwerdens. Hier kann die Homöopathie nur sehr eingeschränkt helfen. Wer eine Platzwunde erlitten hat, weiß, dass ein Chirurg, der die Wunde säubert und geschickt zusammennäht, den Heilungsverlauf weit besser beschleunigen und Komplikationen verhindern kann als passende Kügelchen.

▌ Die Behandlung mit homöopathischen Globuli kann jedoch Überreaktionen des Körpers abfedern und die Heilung beschleunigen.

In diesem Bereich kann man mit einer homöopathischen Behandlung Erfolge erzielen. Das hat damit zu tun, dass die einzelnen Arzneien relativ einfach zuzuordnen sind, denn Menschen, die körperliche Einschränkungen von außen erfahren, reagieren darauf wenig individuell. Hier zeigt sich der Wert von Patentrezepten, die wir in diesem Kapitel kennenlernen werden.

▌ Bei der Behandlung der in diesem Kapitel genannten Alltagsbeschwerden beschränken wir uns auf die Potenz D12.
▌ Hiervon nimmt man zunächst 5 Kügelchen und wartet dann einige Minuten ab, um festzustellen, ob eine Linderung eintritt. Ist das nicht der Fall, sollte man an ein anderes Mittel denken.
▌ Kommt es zur einer Verbesserung, die jedoch nicht weiter bis zur Gesundung fortschreitet, wiederholt man die Gabe von 5 Kügelchen. Das Gleiche gilt auch, wenn Beschwerden verschwunden waren und wiederkehren.

Wenn man ein Symptom der Kategorie »Schlüsselhinweis« gefunden hat, das vollkommen mit den Beschwerden übereinstimmt, sollte man das betreffende Mittel bei den Konstitutionsmitteln ab Seite 117 nachlesen, um zu überprüfen, ob es sich dabei tatsächlich um ein ganz persönliches Konstitutionsmittel handeln könnte. In diesem Fall kann man an eine Anwendung des Mittels in Form der Hochpotenz C30 oder C200 denken – genauere Informationen hierzu finden Sie auf Seite 116.

Die homöopathische Hausapotheke

Um für die wichtigsten Alltagsbeschwerden gerüstet zu sein, empfehle ich folgende Homöopathika, die Sie in der Standard-dosierung D12 bereithalten sollten. Diese Potenz eignet sich sowohl zur Behandlung von körperlichen Beschwerden als auch zur Konstitutionstherapie, sie ist jedoch weit kostengünstiger als die bei den Konstitutions-mitteln erwähnten Hochpotenzen C30 und C200.

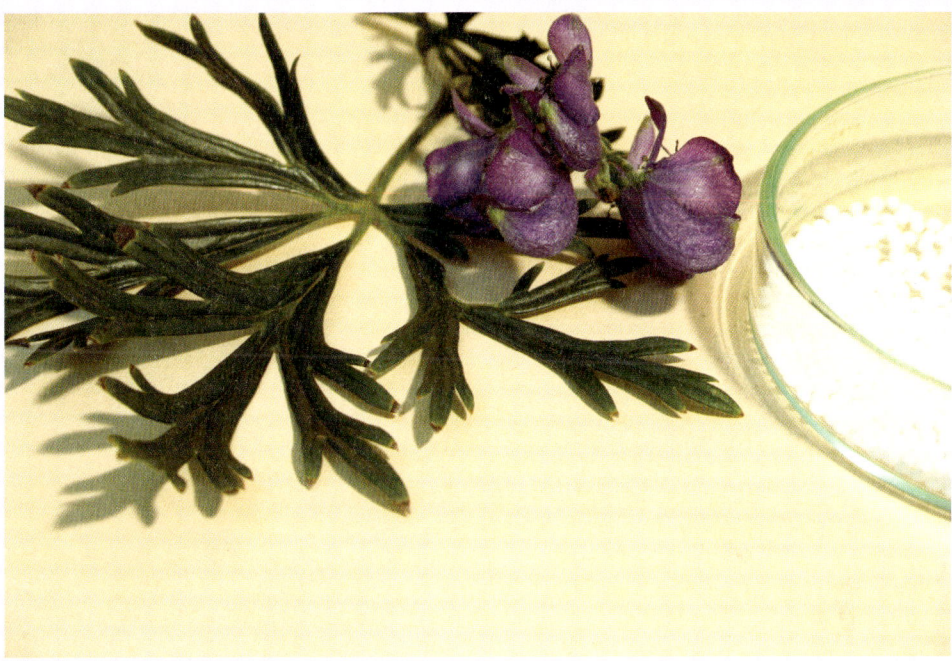

▲ Aconitum – Eisenhut

Aconitum	Arsenicum album
Agaricus	Aurum
Alumina	**B**arium carbonicum
Ambra	Belladonna
Anacardium	Bellis perennis
Antimonium crudum	Berberis vulgaris
Apis	Bryonia
Argentum nitricum	Bufo
Arnica	**C**alcium carbonicum

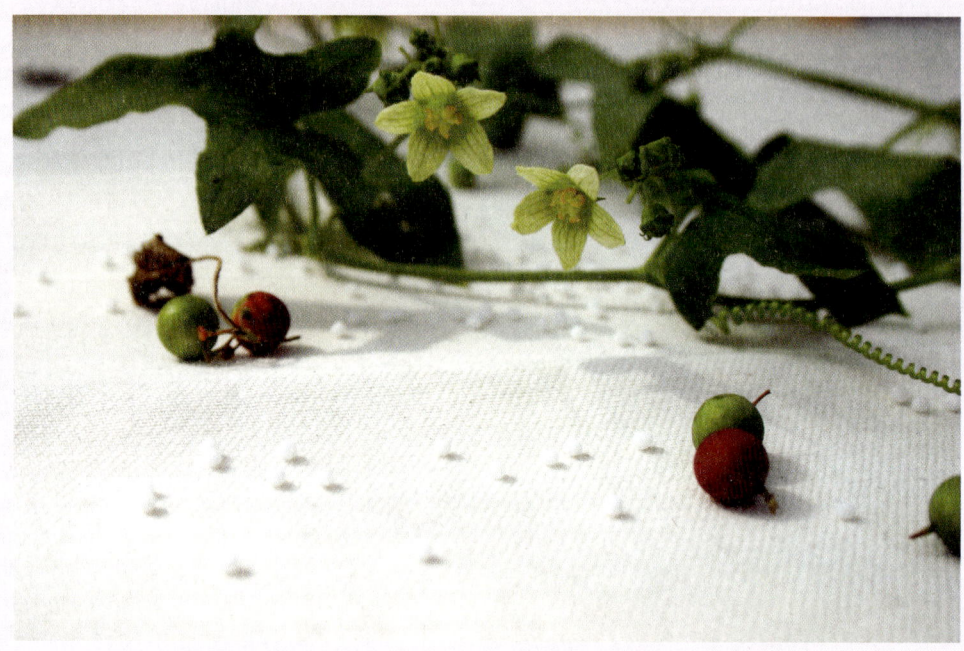

▲ Bryonia – Weiße Zaunrübe

Calcium fluoratum	Colocynthis
Calcium phosphoricum	Conium
Calcium sulfuricum	Cuprum
Camphora	Cyclamen
Cantharis	**D**ulcamara
Capsicum	**F**errum phosphoricum
Carbo vegetabilis	Fluoricum acidum
Causticum	**G**elsemium
Chamomilla	Graphites
China officinalis	**H**elleborus
Cimicifuga	Hepar sulfuris
Cina	Hyoscyamus
Cocculus	Hypericum
Coffea	**I**gnatia

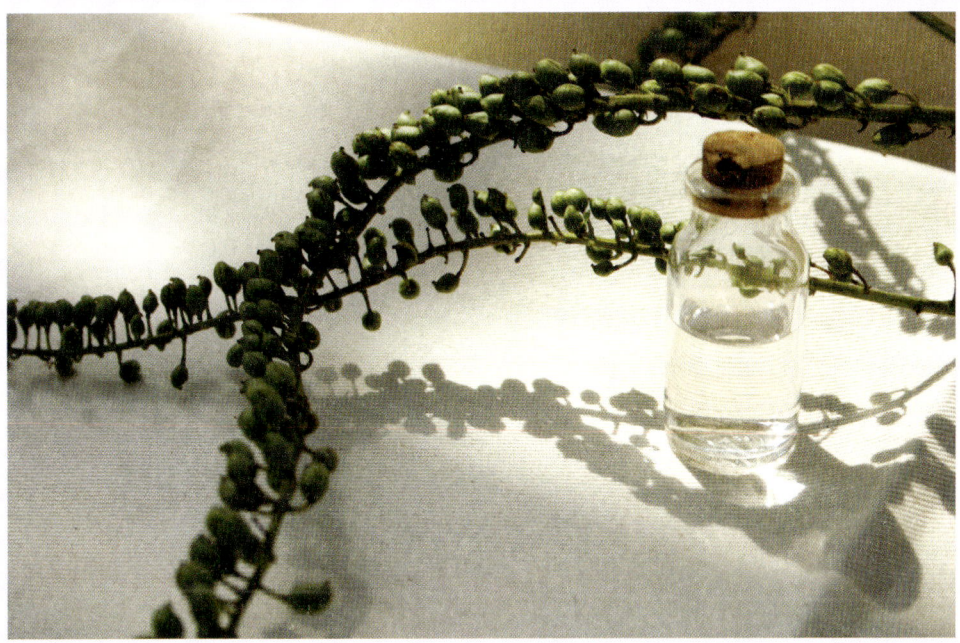

▲ Cimicifuga – Wanzenkraut

Iodum	Lycopodium
Ipecacuanha	**M**agnesium carbonicum
Kalium bichromicum	Magnesium phosphoricum
Kalium bromatum	Mercurius
Kalium carbonicum	Mezereum
Kalium jodatum	**N**aja
Kalium sulfuricum	Natrium carbonicum
Lac humanum	Natrium muriaticum
Lac caninum	Natrium phosphoricum
Lac defloratum	Natrium sulfuricum
Lac suis	Nitricum acidum
Lachesis	Nux moschata
Ledum	Nux vomica
Lilium tigrinum	**O**pium

Petroleum

Phosphoricum acidum

Phosphorus

Phytolacca

Platinum

Plumbum

Pulsatilla

Rhododendron

Rhus toxicodendron

Rumex

Sabadilla

Sanguinaria

Sarsaparilla

Sepia

Silicea

Spigelia

Staphisagria

Stramonium

Sulfuricum acidum

Sulphur

Symphytum

Tarentula

Thuja

Urtica urens

Veratrum album

Zincum

▼ Pulsatilla – Küchenschelle

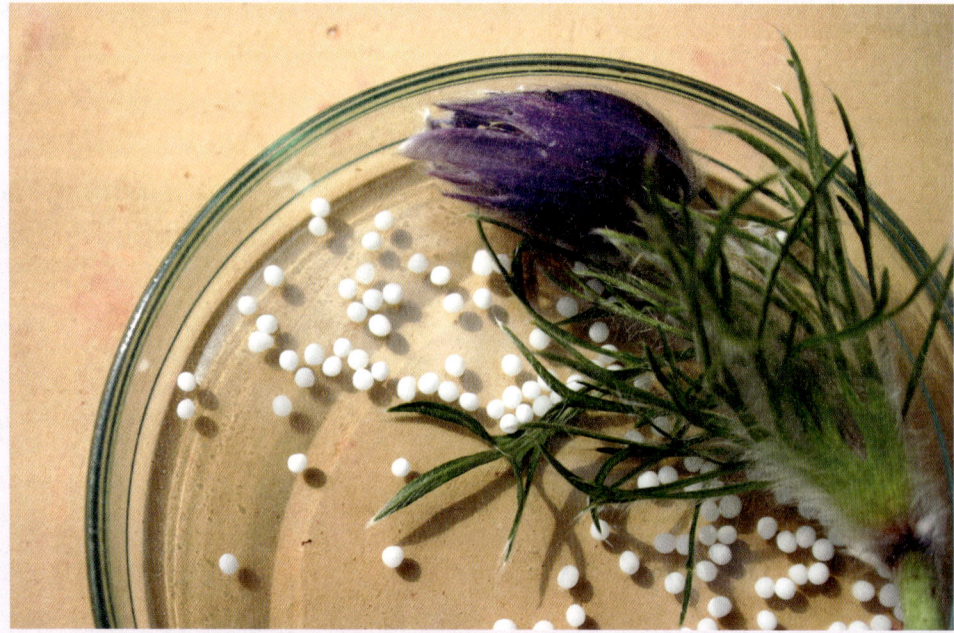

A: Abmagerung bis Ausfluss

Abmagerung

- Durch eine lange Krankheit mit Schwäche: China
- Bei blassen, hochgeschossenen Schulkindern: Calcium phosphoricum
- Durch Kummer in der Beziehung: Ignatia
- Durch anhaltende Kränkungen: Natrium muriaticum

Ärztlicher Kommentar: Wenn Menschen trotz normaler Nahrungsaufnahme abmagern, muss man medizinisch-diagnostisch so lange suchen, bis man dafür eine Erklärung gefunden hat. Bei jüngeren Menschen verbirgt sich meistens ein seelisches Geschehen wie die Anorexia nervosa dahinter, bei Erwachsenen müssen vor allem Krebsleiden ausgeschlossen werden.

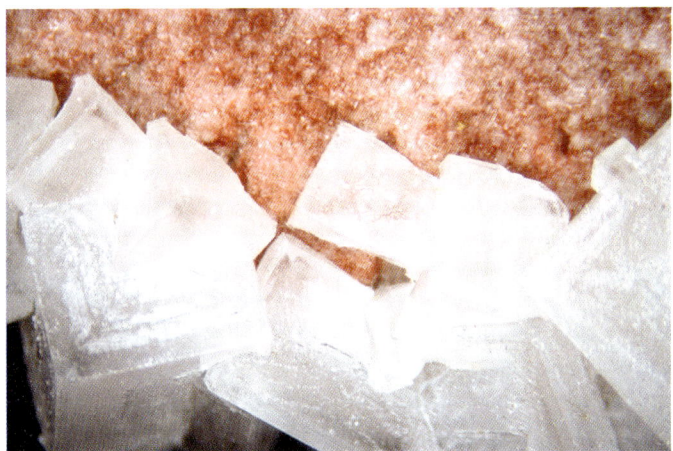

Natrium muriaticum ▶ hilft bei Abmagerung durch Kränkung.

Abszess

- Nach einer Spritze: Ledum
- Klopfend, mit hellroter Schwellung: Belladonna
- Empfindlich, hart, blaurote Farbe: Lachesis
- Eitrig, entleert sich jedoch nicht vollständig: Hepar sulfuris

Ärztlicher Kommentar: Abszesse müssen nach der Reifung ihren Eiter an die Körperoberfläche entleeren können oder es muss chirurgisch nachgeholfen werden. Die Gabe eines Antibiotikums verhindert bei Fortschreiten der Entzündung die mögliche Blutvergiftung.

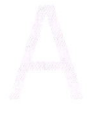

Ärgerliche Verstimmung

Schlüsselhinweis auf ▶ Lilium tigrinum (Seite 174): offen, mitteilsam, hektisch, sexuell erregt, schon durch Kleinigkeiten außer Fassung gebracht

- Allgemein unzufrieden, verfroren, zurückgezogen, untätig: Nitricum acidum
- Wortkarg, beständiges Arbeiten, dauerndes Denken an Geschäfte: Bryonia
- Wortkarg, beständiges Arbeiten, pflichtbewusst, depressiv: Aurum metallicum
- Wortkarg, reizbar, hektisch, verletzend, beständiges Arbeiten: Nux vomica
- Offen, mitteilsam, hektisch, ängstlich: Argentum nitricum

- Offen, sarkastisch, zynisch, streitsüchtig: Lachesis
- Überempfindlich, fordernd, gereizt: Chamomilla

Ärztlicher Kommentar: Aus naturheilkundlicher Sicht ist Ärger die seelische Manifestation einer Stoffwechselüberlastung, weshalb man durch Änderung der Ernährung und Entschlacken hier eine Verbesserung erwarten kann.

Akne

Schlüsselhinweis auf ▶ Natrium phosphoricum (Seite 141): fettglänzende Haut, kleine Pickel, säuerlicher Geruch

- Bläulichrot mit Eiterpusteln an Kopf und Brust: Kalium bromatum
- Eiterbläschen, gelbbraune Krusten: Antimonium crudum
- Große, blaurote, dicke Pickel: Bufo
- Bei rundlichen, sanften Mädchen: Pulsatilla

Ärztlicher Kommentar: Weitere Maßnahmen, die Akne günstig beeinflussen, sind Licht, Luft und Bewegung, das Vermeiden von Süßigkeiten und fetten Speisen und in manchen Fällen die Hormonregulierung durch die »Pille«.

Allergie

Schlüsselhinweis auf ▶ Sabadilla (Seite 184): Heuschnupfen mit krampfartigem Niesen, verschlechtert durch Kälte, mit Kälteempfindlichkeit

- Allergische Schwellung: Apis
- Allergische Reaktion mit kaltem Schweiß und Blässe: Veratrum album

- Heuschnupfen im Sommer, Beschwerden vor allem nach dem Schlaf und durch Überhitzung: Lachesis

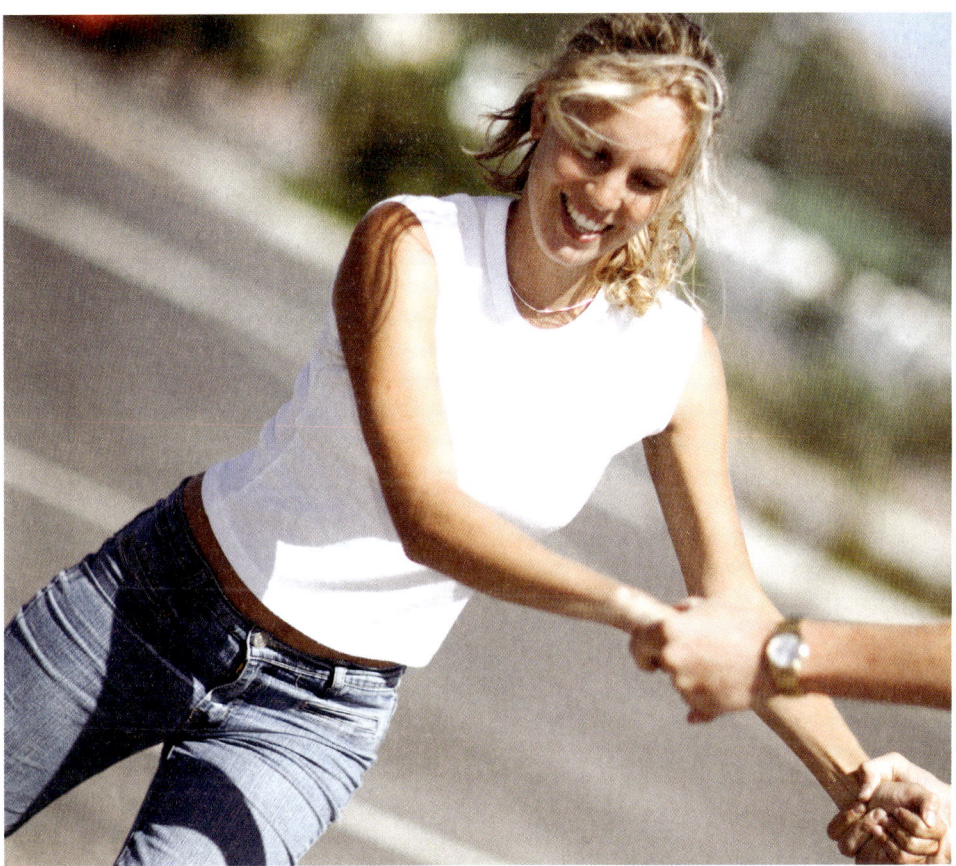

▲ Bei Akne helfen auch viel Bewegung in frischer Luft und die richtige Ernährung.

Ärztlicher Kommentar: Von einer Allergie sollte man eigentlich nur sprechen, wenn man im Blut eine Erhöhung von Immunglobulin E feststellt, das direkt gegen das Allergen gebildet wurde. Bei diesen schweren Fällen von Allergien sind oft schulmedizinische Maßnahmen wie die Gabe eines Antihistaminikums notwendig.

Angina

- Halsweh mit dunkelroter Schleimhaut: Phytolacca
- Halsweh mit heller Rötung und Klopfen: Belladonna
- Halsweh mit weißlich geschwollenem Rachen: Apis

Ärztlicher Kommentar: Handelt es sich beim Halsweh um eine Streptokokkeninfektion, ist die Gabe eines Antibiotikums wichtig, um eine Ausbreitung der Infektion in die Blutbahn zu verhindern. Ihr Arzt kann hier einen Schnelltest in der Praxis durchführen.

51

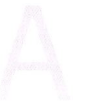

Angst

Schlüsselhinweis auf ▶ Arsenicum album (Seite 121): vor dem Alleinsein, mit Verfrorenheit und Unruhe. Schlüsselhinweis auf ▶ Plumbum (Seite 147): Angst, ermordet zu werden

- Plötzlich, nach Schock, mit Todesgedanken: Aconitum
- Prüfungsangst, Lampenfieber: Argentum nitricum
- Mit heftigen Träumen und Gesichtsröte: Belladonna
- Mit Misslaunigkeit und Forderung, dass einem geholfen wird: Chamomilla
- Abwechselnd mit Heiterkeit und geschäftiger Unruhe: Coffea
- Vor dem Alleinsein, bei liebevollen, mitfühlenden Menschen: Phosphor
- Angst mit starken Schuldgefühlen: Zincum

- Angst, verrückt zu werden und unheilbar zu sein: Lilium tigrinum

Ärztlicher Kommentar: Aus naturheilkundlicher Sicht ist Angst die Manifestation mangelnder »Erdung«. Einfache Alltagstätigkeiten (Putzen, Gartenarbeit), regelmäßiges Essen, vollwertige Nahrung und die Vermeidung von Fernsehen oder dem Lesen von Zeitungen sind wichtige ergänzende Maßnahmen.

Asthma

Schlüsselhinweis auf ▶ Ambra (Seite 194): nervöses Asthma durch geschäftliche Sorgen

- Durch Kälte, mit starken Ängsten: Aconitum
- Bei übergewichtigen Personen: Calcium carbonicum
- Mit trockenem Erstickungshusten und Erschöpfung: Arsenicum album
- Mit starker Atemnot, Blässe und Kraftlosigkeit: Carbo vegetabilis

Ärztlicher Kommentar: Wichtig sind die Abklärung der Asthmaursache und der Versuch, auslösende Faktoren zu meiden. Statistisch gesehen leben Menschen, die schulmedizinisch mit Kortison und Asthmasprays behandelt werden, länger und besser als rein naturheilkundlich behandelte.

Augenbeschwerden

- Prellung mit Schwellung: Ledum
- Schmerz des Augapfels: Hypericum
- Fremdkörper mit stechenden Schmerzen: Aconitum
- Lidschwellung, stechend: Apis

- Gerstenkorn am Oberlid: Pulsatilla
- Gerstenkorn am Unterlid: Staphisagria
- Netzhautblutung: Phosphorus
- Netzhautablösung mit Schwellung des Augenhintergrundes: Apis

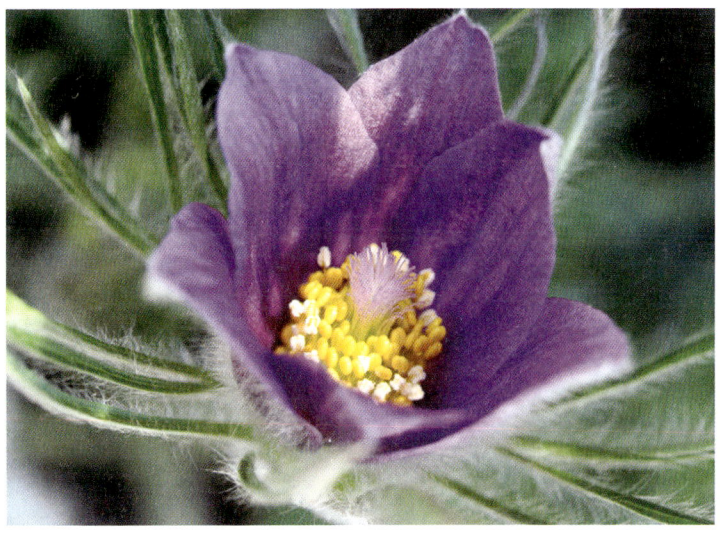

Pulsatilla hilft bei ▶
einem Gerstenkorn
am Oberlid.

▌ Netzhautablösung bei Diabetes oder Blut-
hochdruck: Arsenicum album
▌ Doppeltsehen mit Zittern der Augäpfel:
Agaricus
▌ Bindehautentzündung mit Rötung und
Brennen: Aconitum
▌ Bindehautentzündung mit Rötung und
Fremdkörpergefühl: Belladonna

▌ Bindehautentzündung, dick, verklebt mit
Eiter: Hepar sulfuris

Ärztlicher Kommentar: Jede neue Beschwerde am Auge sollte zuerst vom Augenarzt abgeklärt werden.

Ausfluss

▌ Blutig-wässrig, wundmachend: Nitricum
acidum
▌ Wässrig, brennend, wundmachend: Arse-
nicum album
▌ Wässrig, juckend, wundmachend: Causti-
cum
▌ Zäh, klebrig, durchsichtig: Alumina
▌ Durchsichtig-milchig, schleimig, mild:
Calcium carbonicum
▌ Durchsichtig-milchig, wundmachend:
Calcium fluoratum
▌ Weiß, schleimig, wundmachend: Ambra

▌ Weiß, stinkend, wundmachend: Conium
▌ Gelb, zäh, wundmachend: Kalium bichromicum
▌ Gelb-grün, wässrig, wundmachend: Lilium tigrinum
▌ Gelb, wundmachend mit Geschwürbil-
dung: Mercurius

Ärztlicher Kommentar: Jeder neu auftretende Ausfluss sollte zuerst vom Frauenarzt
abgeklärt werden.

B: Bandscheibenvorfall bis Brust

Bandscheibenvorfall

- Schmerzen wie wund, berührungsempfindlich: Agaricus
- Schmerzen stechend, harter Druck lindert: Bryonia
- Heftige Schmerzen bei jeder Bewegung: Hypericum

Ärztlicher Kommentar: Bandscheibenvorfälle sind äußerst häufige Erscheinungen im mittleren Lebensalter, müssen nicht schmerzen und bilden sich meist wieder weitgehend zurück. Operiert werden sollte nur, um zu verhindern, dass der Druck auf einen Nerv eine dauerhafte Lähmung bewirkt. In der Mehrzahl der Fälle besteht diese Gefahr nicht.

Bauchkrämpfe

Schlüsselhinweis auf ▶ Belladonna (Seite 155): gebessert durch Rückwärtsbeugen

- Gebessert durch Wärme: Magnesium phosphoricum
- Gebessert durch Zusammenkrümmen: Colocynthis
- Nach Stress und reichlichem, schwerem Essen: Nux vomica
- Verbunden mit Gereiztheit und der Neigung, Vorwürfe zu machen: Chamomilla
- Verbunden mit Empörung und gekränktem Ehrgefühl: Staphisagria
- Mit besonders starker Auftreibung des Bauchs: China

Ärztlicher Kommentar: Erstmalig auftretende Bauchkrämpfe müssen diagnostisch vom Internisten abgeklärt werden.

Bettnässen

- Durch Überreiztheit bei einem nervösen Kind: Kalium phosphoricum
- Neu aufgetreten, aus Eifersucht nach Geburt eines Geschwisterkindes: Natrium muriaticum
- Durch Unterkühlung: Ferrum phosphoricum

Ärztlicher Kommentar: Bei Kindern, die noch nie bettenrein waren, muss die Ursache vom Kinderarzt und Urologen abgeklärt werden. Tritt das Bettnässen als Reaktion auf eine Umweltsituation neu auf, ist es meist seelisch bedingt und wird gut auf Homöopathie ansprechen.

Bisse

- Erstmaßnahme bei Bissen: Ledum
- Anhaltende Schmerzen nach Bisswunden: Hypericum
- Erschöpfung und Blässe nach Schlangenbissen: Arsenicum album
- Blaurote Verfärbung nach Schlangenbissen: Lachesis

Ärztlicher Kommentar: Überprüfen Sie bei allen Bissen, ob ein Tetanusschutz vorliegt! Bei Bissen von Giftschlangen an Armen und Beinen sollte man körpernah mit einer Schlinge einen Blutstau erzeugen, um die Aufnahme des Giftes zu verzögern. Alle Bisse gehören zeitnah in chirurgische Betreuung!

Blähungen

Schlüsselhinweis auf ▶ Argentum nitricum (Seite 119): laut, verbunden mit lautem Aufstoßen

- Mit Erschöpfung und Hunger nach frischer Luft: Carbo vegetabilis
- Mit Verfrorensein und Überempfindlichkeit: China
- Nach wenigen Bissen Nahrungsaufnahme: Lycopodium
- Mit dem Geruch nach faulen Eiern: Sulfur
- Übelriechend, mit wechselndem Stuhlgang: Natrium sulfuricum

- Verbunden mit Ekel vor fetten Speisen und Flüssigkeiten: Pulsatilla

Ärztlicher Kommentar: Die meisten Menschen mit Blähungen trinken schlicht zu wenig und leiden unter Stuhlträgheit.

Blasenentzündung

- Schneidende Schmerzen mit heftigem Harndrang: Cantharis
- Stechende Schmerzen, durch Wärme verschlechtert: Apis
- Ausgelöst durch Kälte, mit starker Kälteempfindlichkeit: Sarsaparilla
- Ausgelöst durch Kälte, mit heftigem Harndrang: Dulcamara

Ärztlicher Kommentar: Wenn hier homöopathische Erstmaßnahmen innerhalb eines Tages keinen ausreichenden Erfolg haben, ist die Gabe eines Antibiotikums sinnvoll, denn meist handelt es sich hier um bakterielle Infektionen.

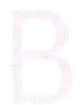

Blinddarmreizung

- Stechender Schmerz, auf Druck verschlechtert, kein Durst: Apis
- Stechender Schmerz, auf Druck verbessert, viel Durst: Bryonia

Ärztlicher Kommentar: Man sollte bei einer Blinddarmreizung einen Eispack auflegen und einige Stunden warten. Tritt eine rasche Linderung der Beschwerden ein, ist eine Heilung wahrscheinlich. Im Zweifelsfall sollte man ein Krankenhaus aufsuchen, da ein Blinddarmdurchbruch mit der Gefahr der Bauchfellentzündung vermieden werden muss.

Blutdruck, niedrig

- Bei Brechdurchfall mit Kollapsneigung: Veratrum album
- Bei Blässe mit Luftnot: Carbo vegetabilis
- Bei Erschöpfung und Müdigkeit: Kalium carbonicum

Ärztlicher Kommentar: Achten Sie außerdem auf ausreichendes Trinken und trainieren Sie Ihre Gefäße mit Sport und morgendlichen Wechselduschen.

Bluthochdruck

- Mit Gesichtsröte, Atemnot, als Folge von Enttäuschung: Aurum
- Mit Gesichtsröte, Venenstauung, als Folge von Verletzungen: Arnica
- Mit Gesichtsblässe, bei übergewichtigen, blassen Menschen: Baricum carbonicum
- Bei sehr empfindsamen Menschen, die früher niedrigen Blutdruck hatten: Phosphor

Ärztlicher Kommentar: Am Anfang aller Maßnahmen steht hier die gründliche diagnostische Abklärung, um ein Herzleiden, ein Nierenleiden oder eine Hormonstörung auszuschließen.

Blutungen

- Allgemeine Blutungsneigung: Phosphor
- Nasenbluten: Ferrum phosphoricum
- Bluterbrechen: Ipecacuanha

Ärztlicher Kommentar: Bei erstmaligem Auftreten einer Blutungsneigung ist die diagnostische Abklärung beim Internisten notwendig.

Bronchitis

- Nach Erkältung, mit hohem Fieber, trockener Haut und Ängsten: Aconitum
- Nach Erkältung, mit hohem Fieber, Schwitzen und Benommenheit: Belladonna
- Mit grobem Rasseln: Ipecacuanha
- In der kalt-feuchten Jahreszeit auftretend: Natrium sulfuricum

Ärztlicher Kommentar: Trinken Sie außerdem viel warme Flüssigkeiten und nehmen Sie Schleimlöser auf Thymian- oder Efeubasis ein, um das Abhusten zu erleichtern.

Brust, weibliche

- Prellung: Bellis perennis
- Anhaltende Schmerzen und Verhärtung nach Prellung: Conium
- Harte Knoten: Calcium fluoratum
- Knotenbildung zur Regelzeit: Phytolacca
- Abszessbildung: Hepar sulfuris
- Milchstau: Bryonia

Ärztlicher Kommentar: Lassen Sie jeden neu aufgetretenen Knoten vom Frauenarzt untersuchen!

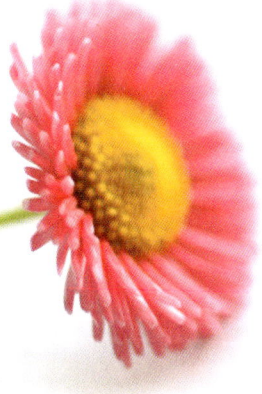

D

D: Darmblutung bis Durst

Darmblutung

▎ Helle, reichliche Blutung: Phosphorus

Ärztlicher Kommentar: Bei einer erstmalig auftretenden Darmblutung sollten Sie zeitnah ein Krankenhaus aufsuchen!

Depression

▎ Durch zahlreiche Kränkungen bei wortkargen Menschen: Natrium muriaticum

▎ Durch zahlreiche Kränkungen bei ursprünglich lebhaften Menschen: Phosphoricum acidum

▎ Durch Erschöpfung nach langem Kampf um Anerkennung: Sepia

▎ Durch geschäftlichen Misserfolg: Aurum

▼ Menschliche Nähe und Wärme helfen bei Depressionen ebenfalls.

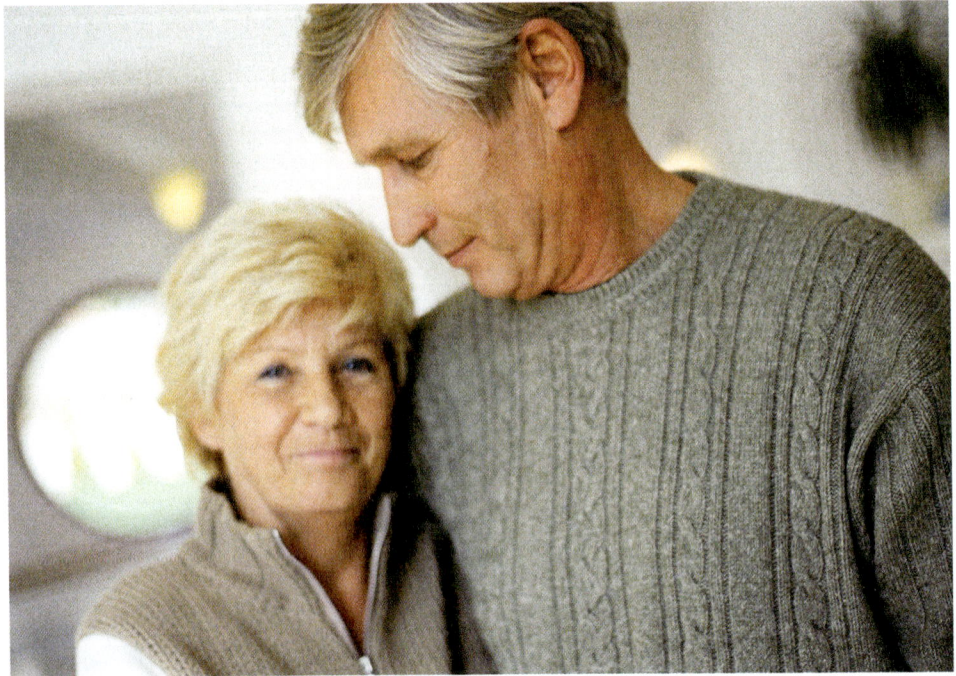

Ärztlicher Kommentar: Bei schweren, lang anhaltenden Depressionen versagt oft auch ein gut gewähltes Homöopathikum. Vor dem Einsatz eines Antidepressivums lohnt sich in jedem Fall die Gabe von Johanniskrautextrakt. Wichtige Begleitmaßnahmen sind körperliche Bewegung, Wärme, Musik und Kontakt mit Menschen.

Durchfall

Schlüsselhinweis auf ▶ Camphora (Seite 159): mit starkem Kältegefühl im Körper, aber man will nicht zugedeckt werden

- Mit Erbrechen, Blässe und großer Schwäche: Arsenicum album
- Ohne weitere Beschwerden: Phosphoricum acidum
- Morgens, er treibt einen aus dem Bett: Sulfur
- Durch Lampenfieber, mit Hast und Angst: Argentum nitricum
- Durch Lampenfieber, mit Zittern und Benommenheit: Gelsemium
- Verbunden mit sehr heftigen Bauchkrämpfen: Colocynthis
- Mit kaltem Schweiß, Ohnmachtsgefühl und Frösteln: Veratrum album

Ärztlicher Kommentar: Wenn Sie bei Ihrem Baby mit Homöopathie nicht innerhalb eines halben Tages eine deutliche Besserung erzielt haben, müssen Sie zur Abklärung unbedingt den Kinderarzt aufsuchen! Bei Erwachsenen kann man der Homöopathie einen Tag lang Zeit lassen, bevor man den Arzt aufsucht. Achten Sie auf Hygiene, um nicht weitere Familienmitglieder anzustecken.

Durst

- Fehlen von Durst: Pulsatilla
- Brennender Durst: Aconitum
- Übergroßer Durst, man kann kaum aufhören zu trinken: Bryonia

Ärztlicher Kommentar: Trinkmengen von mehr als fünf Litern sind gesundheitlich bedenklich, da sie durch Überwässerung und Natriummangel Krämpfe auslösen können. Dauernder übergroßer Durst kann auch Hinweis auf einen Diabetes sein und bedarf der medizinischen Abklärung.

E

E: Eierstockbeschwerden bis Essstörungen

Eierstockbeschwerden

- Krampfen und Klopfen: Belladonna
- Chronische Entzündung: Thuja
- Schmerzen, vor allem rechts: Apis
- Schmerzen, vor allem links: Lachesis

Ärztlicher Kommentar: Erstmalig auftretende Krämpfe müssen unbedingt zeitnah beim Frauenarzt abgeklärt werden, da eine Drehung des Eierstocks mit Abknickung der Gefäße oder eine gefährliche Eileiterschwangerschaft dahinterstecken könnten.

Eifersucht

Schlüsselhinweis auf ▶ Hyoscyamus (Seite 169): mit Boshaftigkeit und Intrigenspiel

- Mit Neigung zu raschem Reden und boshaften Äußerungen: Lachesis
- Mit vielen Tränen und Vorwürfen: Pulsatilla
- Mit Neigung, beleidigt zu sein und dauernd zu kritisieren: Nux vomica
- Mit starker Neigung zu Sinnlichkeit: Apis

- Mit Rückzug durch gekränkte Ehre: Staphisagria

Ärztlicher Kommentar: Entweder Ihr Partner verdient Ihr Vertrauen, dann sollten Sie es ihm uneingeschränkt schenken. Oder er verdient es nicht, dann sollten Sie Untreue akzeptieren – oder die Beziehung beenden.

Eiterflechte

- Hautrötung mit durchsichtigen Bläschen: Rhus toxicodendron
- Mit Juckreiz und Misslaunigkeit: Antimonium crudum
- Mit Juckreiz und Brennen, verschlechtert durch Bettwärme: Mezereum

Ärztlicher Kommentar: Hautunreinheiten sind meist Ausdruck einer Stoffwechselüberlastung. Licht, Luft, Bewegung, gesunde und nicht zu reichliche Ernährung bieten hier eine Entlastung.

Ekzeme

- Vorwiegend an der Haargrenze, mit eingerissenen Mundwinkeln: Nitricum acidum
- Vorwiegend an den Augenbrauen und im Analbereich: Sulfur
- Vorwiegend an den Augenlidern: Staphisagria
- Vorwiegend im Gehörgang: Graphites
- Vorwiegend an der Nasenspitze: Aurum
- Vorwiegend an den Nasenlöchern: Kalium bichromicum
- Vorwiegend an den Lippen, mit Bläschen: Natrium muriaticum
- Vorwiegend am Nabel: Mercurius
- Vorwiegend im Brustausschnitt: Thuja
- Vorwiegend am Scheideneingang: Cantharis

- Vorwiegend in den Achselhöhlen, mit Abszessbildung: Hepar sulfuris
- Vorwiegend in der Ellenbeuge und in den Kniekehlen: Rhus toxicodendron
- Vorwiegend an den Fingern: Sepia
- Vorwiegend an den Füßen, mit Pilzbefall und Schwitzen: Silicea

Ärztlicher Kommentar: Denken Sie darüber nach, welcher seelische Konflikt sich durch das Ekzem ausdrückt. Können Sie sich nicht genug gegenüber anderen Menschen abgrenzen oder fürchten Sie, sich so zu zeigen, wie Sie sind? Die Praxis hat vielfach gezeigt: Wenn Sie den seelischen Konflikt lösen können, wird auch das Ekzem verschwinden.

Epilepsie

- Erstmaßnahme bei allen: Cuprum
- Bei rundlichen, gutwilligen Menschen: Calcium carbonicum
- Bei blassen, schlanken Menschen: Calcium phosphoricum
- Bei häufigem Zucken und Unruhe: Agaricus

Ärztlicher Kommentar: Bei Epilepsie sollte zumindest am Anfang die schulmedizinische Behandlung im Vordergrund stehen, um Schäden durch häufiges oder schweres Krampfen zu verhindern.

Erbrechen

- Nach Durcheinanderessen: Antimonium crudum
- Auf See: Hyoscyamus
- Auf Reisen in Fahrzeugen: Cocculus
- Bei Lebensmittelvergiftung: Arsenicum album
- Mit Durchfall und Ohnmachtsgefühl: Veratrum album

- In der Schwangerschaft: Ipecacuanha

Ärztlicher Kommentar: Erbrechen ist der Versuch des Körpers, sich von Giften zu befreien, und deshalb positiv zu sehen, wenn auch äußerst unangenehm. Häufiges Erbrechen aber schadet durch Säureeinwirkung den Zähnen.

E

Erfrierungen

- Erstmaßnahme: Agaricus
- Brennende Schmerzen beim Erwärmen erfrorener Körperteile: Arsenicum album

Ärztlicher Kommentar: Erfrierungen gehören wie schwere Verbrennungen wegen der Infektionsgefahr in klinische Behandlung.

Erkältung

- Mit heftigem Niesen: Natrium muriaticum
- Mit eiskalten, bläulichen Gliedmaßen: Camphora
- Mit Kälteempfindlichkeit, ärgerlicher Verstimmung, kurz angebunden: Nux vomica
- Mit Kälteempfindlichkeit, ärgerlicher Verstimmung, klagend: Dulcamara
- Hitzig, misslaunig, durstig: Chamomilla
- Mit hohem Fieber und Durst: Aconitum

- Mit rotem Gesicht und schweißnassem Kopf: Belladonna
- Mit wenig Fieber und roten Backen: Ferrum phosphoricum

Ärztlicher Kommentar: Die homöopathische Behandlung zielt vor allem darauf ab, das Abfließen der Sekrete zu erleichtern und die Selbstheilung des Körpers zu beschleunigen.

Erschöpfung

Schlüsselhinweis auf ▶ Tarentula (Seite 204): mit anhaltender, hektischer Aktivität und körperlicher Rastlosigkeit. Schlüsselhinweis auf ▶ Cuprum (Seite 128): mit Krämpfen der Beine oder in den Armen beim Gehen

- Nach starker körperlicher Anstrengung: Arnica
- Mit Kurzatmigkeit: Calcium carbonicum
- Mit extremer Mattigkeit der Glieder und dem Gefühl der Verzweiflung: Arsenicum album
- Mit starkem Wahrnehmen von Schwingungen und Sinn für alles Schöne: China
- Mit Schwindel und Verlangsamung der Gedanken: Cocculus

- Mit Benommenheit und Zittrigkeit: Gelsemium
- Mit Gereiztheit durch Überarbeitung: Nux vomica
- Geistige Erschöpfung mit dem Gefühl, stumpf und taub zu sein: Phosphoricum acidum
- Seelische Erschöpfung mit Schlaflosigkeit: Kalium phosphoricum

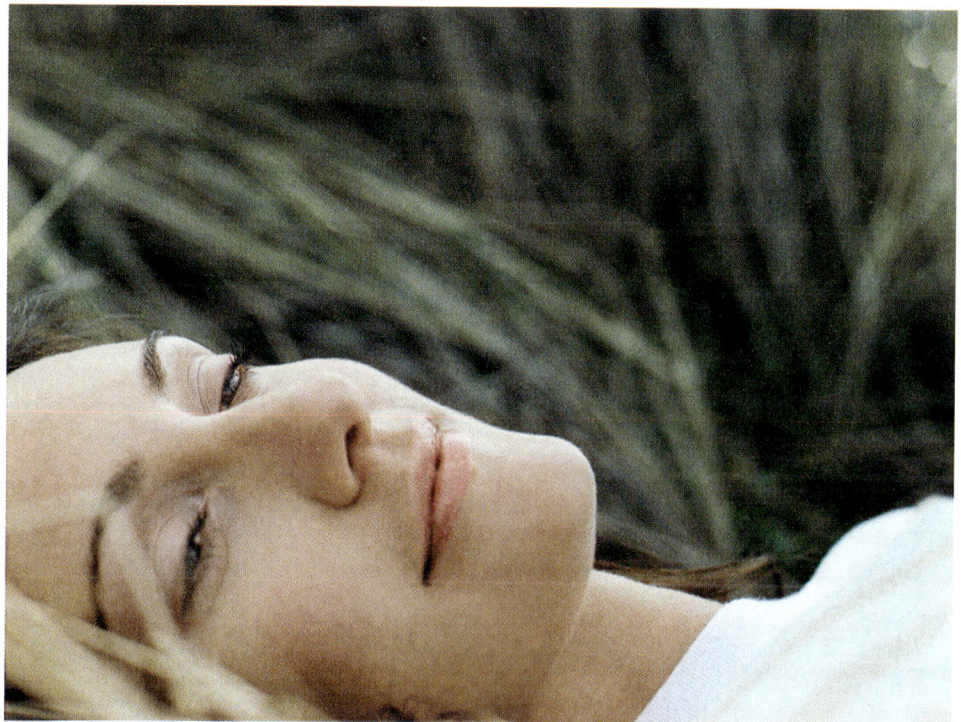

▲ Bei Erschöpfung hilft vor allem ausreichend Erholung.

Ärztlicher Kommentar: Viele Menschen, die über Erschöpfung klagen, schlafen einfach zu wenig. Bei Erschöpfung kann auch ein Multivitaminpräparat mit Spurenelementen versucht werden. Da Deutschland Selenmangeland ist, sollten Sie zusätzlich auch einige Wochen lang 100 Mikrogramm Selen täglich getrennt von den Vitaminkapseln einnehmen.

Essstörungen

Schlüsselhinweis auf ▶ Calcium phosphoricum (Seite 125): schlanke, unruhige schlechte Esser mit Kopfschmerzen

■ Heißhunger, mit gierigem Essen: Antimonium crudum
■ Schlechter Esser aus stillem Kummer, mit Abmagerung: Natrium muriaticum
■ Schlechter Essen aus Angst: Silicea

Ärztlicher Kommentar: Schwerwiegende Essstörungen wie die Anorexia nervosa oder Bulimie gehören in nervenärztliche Behandlung.

F

F: Fieber bis Fußpilz

Fieber

Schlüsselhinweis auf ▶ Ferrum phosphoricum (Seite 129): geringes Fieber mit roten Wangen und Kopfweh

▌ Hohes Fieber mit Trockenheit: Aconitum
▌ Hohes Fieber mit nassem Kopf und Hitze: Belladonna

Ärztlicher Kommentar: Prinzipiell ist Fieber dem Heilungsprozess förderlich. Davon abzugrenzen ist Fieber, das durch Bakterien bedingt ist. Diese sollte man laborchemisch bestimmen lassen und besser mit Antibiotika eliminieren.

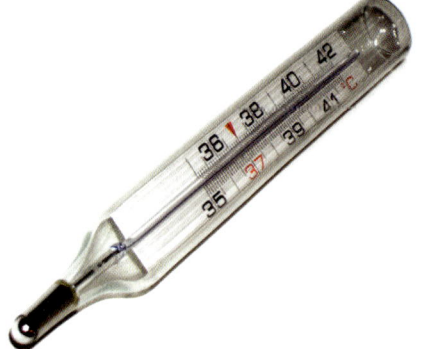

Frauenkrankheiten

Schlüsselhinweis auf ▶ Bellis perennis (Seite 156): Schmerzen in der Gebärmutter, wie gequetscht

▌ Schmerzen in der Gebärmutter, abwärts drängend: Sepia
▌ Kleinknotige Myome, die leicht bluten: Conium
▌ Großknotige Myome, die leicht bluten: Aurum
▌ Entzündung des Muttermundes mit wundmachendem Ausfluss: Nitricum acidum

▌ Entzündung des Muttermundes mit gelbgrünlichem Ausfluss: Hepar sulfuris

Ärztlicher Kommentar: Schmerzen und Entzündungen müssen zuerst gynäkologisch abgeklärt werden, um Krankheiten auszuschließen, die schulmedizinisch rasch und effektiv behandelt werden können.

Furcht

Schlüsselhinweis auf ▶ Calcium fluoratum (Seite 124): vor dem finanziellen Ruin, mit Schlaflosigkeit und Abmagerung

- Vor dem Versagen im Beruf und vor Krankheit: Nux vomica
- Vor dem Verlust des Ansehens und der Autorität in der Familie: Lycopodium
- Vor Prüfungen, mit hektischer Eile und vielen Gedanken: Argentum nitricum
- Vor Prüfungen, mit Zittern und Benommenheit: Gelsemium

- Vor der Unberechenbarkeit von Mitmenschen: Rhus toxicodendron

Ärztlicher Kommentar: Trennen Sie die begründete und notwendige Furcht von der überschießenden, lähmenden Furcht. Nur die Letztere sollte homöopathisch behandelt werden.

Furunkel

Schlüsselhinweis auf ▶ Calcium sulfuricum (Seite 126): über Wochen ungeheilt, allgemeine innere Hitze

- Heiß, mit Rötung und klopfendem Schmerz: Belladonna
- Berührungsempfindlich, mit stechendem Schmerz: Hepar sulfuris
- Berührungsempfindlich am ganzen Körper: Arnica
- Über Wochen ungeheilt, allgemeine Kälteempfindlichkeit: Silicea

Ärztlicher Kommentar: Wenn Furunkel »gereift« sind, sollten sie chirurgisch gespalten werden. Die Gabe eines Antibiotikums verhindert bei fortschreitender Entzündung eine mögliche Blutvergiftung.

Fußpilz

Schlüsselhinweis auf ▶ Fluoricum acidum (Seite 130): mit juckenden Bläschen in der Wärme

- Durch mangelnde Reinlichkeit: Sulfur
- Mit starker Entzündung der dünnen, verletzlichen Haut: Silicea
- Mit juckenden und brennenden Bläschen: Mezereum

Ärztlicher Kommentar: Fußpilz steht im Zusammenhang mit einer Abwehrschwäche des Körpers. Atmungsaktive Schuhe, regelmäßige, schonende Reinigung und einmal täglich einreiben mit Teebaumöl sind ebenfalls wichtige Maßnahmen.

G

G: Gallenbeschwerden bis Gürtelrose

Gallenbeschwerden

- Schneidend einschießender Schmerz, durch Krümmen gelindert: Colocynthis
- Krampfartiger Schmerz, durch Rückwärtsbeugen gelindert: Belladonna
- Stechender Schmerz bei Bewegung, in Ruhe nicht spürbar: Bryonia

Ärztlicher Kommentar: Gallenbeschwerden können durch eine akute Entzündung der Gallenblase bedingt sein und gehören generell in ärztliche Beobachtung.

Gehirnerschütterung

- Mit dumpfer Schwere im Kopf und Benommenheit: Arnica
- Mit ängstlicher Unruhe und Gesichtsblässe: Hyoscyamus

Ärztlicher Kommentar: Es ist heute üblich, bei Gehirnerschütterung eine Kernspintomographie des Kopfes durchzuführen, um keine Hirnblutung zu übersehen. Dieses Krankheitsbild gehört in stationäre Behandlung.

Gelenkbeschwerden

- Hitze und Schwellung: Apis
- Stechende Schmerzen, Schwellung: Bryonia
- Blitzartig einschießende Schmerzen: Colocynthis
- Von Gelenk zu Gelenk wandernde Schmerzen: Pulsatilla
- Schmerzen mit Unruhe: Rhus toxicodendron
- Schmerzen beim Ausstrecken der Arme und Beine, als wären sie zu kurz: Causticum

- Schmerzen gebessert durch kühle Umschläge: Ledum

Ärztlicher Kommentar: Bei erstem Auftreten von Gelenkbeschwerden ist eine Laboruntersuchung üblich, um bakterielle Infektionen auszuschließen. Sollte eine solche vorliegen, muss das Gelenk chirurgisch gespült werden.

Gerstenkorn

Schlüsselhinweis auf ▶ Calcium fluoratum (Seite 124): chronisch, hart

- Akut am Oberlid: Pulsatilla
- Akut am Unterlid: Staphisagria
- Chronisch mit Schwellung: Apis

Ärztlicher Kommentar: Das sogenannte Gerstenkorn ist eine sehr schmerzhafte Entzündung der Liddrüsen, die nach Entleerung von Eiter im Verlauf einiger Tage abheilt.

Gichtanfall

- Gebessert durch Kälte: Arnica
- Gebessert durch Wärme: Belladonna

Ärztlicher Kommentar: Gicht wird durch hohe Harnsäurespiegel im Blut verursacht. Vor allem hoher Fleisch- und Alkoholkonsum lösen Gichtanfälle aus.

Grippaler Infekt

- Vor allem im Hals, mit Heiserkeit: Causticum
- Vor allem im Rücken, mit rheumatischen Schmerzen: Rhus toxicodendron
- Vor allem im Kopf, mit Gesichtsröte: Gelsemium
- Nach Unterkühlung, mit trockener Hitze und Angstgefühl: Aconitum

- Nach Unterkühlung, mit Schwitzen und Hitzegefühl: Belladonna

Ärztlicher Kommentar: Bei einem grippalen Infekt handelt es sich um eine Virusinfektion, die vom Körper durch Sekretfluss überwunden wird. Trinken Sie viel Flüssigkeit und nutzen Sie die Homöopathie, um den Sekretabfluss zu erleichtern.

Gürtelrose

- Mit Brennen, Stechen und Jucken: Apis
- Mit Brennen und Jucken, verschlechtert durch Bettwärme: Mezereum
- Mit Brennen und Jucken, verschlechtert durch Kälte: Rhus toxicodendron
- Mit Blässe und ängstlicher Unruhe, verschlechtert durch Kälte: Arsenicum album

Ärztlicher Kommentar: Die Gürtelrose ist eine Herpesinfektion, die durch Schwächung des Immunsystems zum Ausbruch kommt. Dahinter könnten andere Krankheiten stecken, beispielsweise ein Tumorleiden. Es ist deshalb üblich geworden, den ganzen Körper gründlich diagnostisch abzuklären.

H

H: Haare bis Husten

Haare

Schlüsselhinweis auf ▶ Fluoricum acidum (Seite 130): Haarausfall, mit starkem Jucken der Kopfhaut

- Schuppen und Krusten der Kopfhaut: Mezereum
- Haarausfall, kreisrund, bei feinen, brüchigen Haaren: Phosphorus
- Haarausfall, diffus: Kalium phosphoricum
- Haarausfall, mit Jucken und Brennen und heftigem Kratzen: Arsenicum album

Ärztlicher Kommentar: Schon Hildegard von Bingen schreibt, dass man gegen die angeborene Form des Haarausfalls nichts tun könne. Wohl aber lohnt es sich, Vergiftungen, Mangel an Vitalstoffen und hormonelle Störungen auszuschließen.

Hämorrhoiden

Schlüsselhinweis auf ▶ Nitricum acidum (Seite 143): brennend, nässend und blutend

- Mit Jucken und Brennen, nachts verschlimmert: Sulfur
- Mit Verstopfung und ärgerlicher Grundstimmung: Nux vomica
- Schmerzend, mit schwerem Stuhlgang: Pulsatilla
- Mit stechenden Schmerzen und Darmvorfall: Sepia

Ärztlicher Kommentar: Hämorrhoiden entstehen letztlich durch einen erhöhten Druck im Bauchraum, weshalb Sie auf eine gute Verdauung mit sparsamer Nahrungsaufnahme und ausreichende Trinkmengen sowie viel Bewegung achten sollten.

Halsschmerzen

Schlüsselhinweis auf ▶ Apis (Seite 195): stechende Schmerzen und Trockenheit, aber kein Durst

- Heftigste Schmerzen, plötzlich beginnend, nach Unterkühlung: Aconitum
- Stechende Schmerzen wie von einer Fischgräte: Hepar sulfuris

- Brennende Schmerzen mit Ermattung und Angst: Arsenicum album
- Brennende Schmerzen, rote Schleimhaut, ständiges Schlucken: Belladonna
- Brennende Schmerzen, mit Krämpfen und Engegefühl: Cantharis
- Wundheit, dunkelrote Schleimhaut, ständiges Schlucken: Phytolacca
- Wundheit mit Mundgeruch und reichlich Speichelfluss: Mercurius

- Würgen im Hals, häufiger Seitenwechsel der Schmerzen: Lac caninum

Ärztlicher Kommentar: HNO-Ärzte haben meist einen Streptokokken-Schnelltest parat, mit dem man die bakterielle Variante der Rachenentzündung abgrenzen kann. Diese wird meist effektiver durch ein Antibiotikum behandelt.

Harnwegsinfektion *siehe Blasenentzündung, Seite 55*

Heimweh

Schlüsselhinweis auf ▶ Ignatia (Seite 171): als Folge von Kränkung durch den Partner, abwechselnd mit Abenteuerlust und Fröhlichkeit

- Mit Traurigkeit und Tagträumen: Capsicum
- Bei blassen, milden, misslaunigen Menschen: Phosphoricum acidum
- Nachts auftretend, mit rasch wechselnden Stimmungen: Mercurius

Ärztlicher Kommentar: Dieses auffallende seelische Symptom ist bei starker Ausprägung meist ein Schlüsselhinweis, dass eines der obigen Mittel als Konstitutionsmittel gebraucht wird.

Heiserkeit

- Mit Ängstlichkeit nach Schreck oder kaltem Wind: Aconitum
- Mit rauer Kehle, brennender Schmerz im Kehlkopf: Argentum nitricum
- Durch Überanstrengung der Stimme: Causticum
- Mit viel Schleim abends, empfindlich gegen kalte Luft: Rumex

- Mit schmerzhaftem Sprechen: Phosphorus

Ärztlicher Kommentar: Bei erstmalig auftretender Heiserkeit sollten Sie zum HNO-Arzt, um die Ursache mittels einer Kehlkopfspiegelung abklären zu lassen.

H

Herpes *siehe Lippenbläschen, Seite 78*

Herzbeschwerden

Schlüsselhinweis auf ▶ Spigelia (Seite 184): Herzklopfen, verbunden mit einem Stechen im Herzen wie von einem Messer

- Herzklopfen, plötzlich, durch Schreck oder Unterkühlung: Aconitum
- Herzklopfen durch Kränkung, mit Schwäche und Rückzug: Natrium muriaticum
- Herzenge, mit Erstickungsgefühl und Gesichtsröte: Lachesis
- Herzdruck, mit rotem Gesicht, verschlechtert durch jede Erschütterung: Arnica
- Herzdruck, mit rotem Gesicht, durch eine schwere Enttäuschung: Aurum

- Herzdruck, mit blassem Gesicht und Todesangst: Arsenicum album

Ärztlicher Kommentar: Herzdruck und Herzenge sind meist Ausdruck einer Minderdurchblutung des Herzens und könnten Anzeichen eines Herzinfarkts sein. Vor allem beim erstmaligen Auftreten sollten Sie schleunigst zur Abklärung zum Arzt.

Herzschwäche

- Nach starker Schädigung des Herzmuskels: Naja
- Mit Wasseranreicherung im Gewebe: Apis
- Durch chronische Überanstrengung: Arnica
- Durch starke Arterienverkalkung: Barium carbonicum
- Mit Kreislaufschwäche: Veratrum album

Ärztlicher Kommentar: Eine Herzschwäche, im Sinne einer Schwächung der Pumpfunktion des Herzens, ist vor allem ein mechanisches Problem, weshalb hier die Schulmedizin den Vortritt hat und homöopathische Empfehlungen nur als Zusatztherapie infrage kommen.

Heuschnupfen

▌ Fließend, brennend, gebessert im warmen Zimmer: Arsenicum album
▌ Mit Gesichtsrötung und Hitzewallung, gebessert in frischer Luft: Sanguinaria
▌ Mit Frostschauder und krampfartigem Niesen, besser durch Wärme: Sabadilla
▌ Fließend, krampfartiges Niesen, blasses Gesicht: Natrium chloratum
▌ Wenig Schleimbildung, verstopfte Nasennebenhöhlen: Lachesis

Ärztlicher Kommentar: Wenn der Heuschnupfen durch eine bestimmte Gruppe von Pollen bedingt ist, hilft eine Hyposensibilisierungsbehandlung. Pollenallergien werden auch durch mehrjährige Aufenthalte in trocken-warmen Erdregionen deutlich gemildert.

Hexenschuss

▌ Durch Überanstrengung beim Sport: Arnica
▌ Anfallsartig, man kann sich nicht mehr rühren: Bryonia
▌ Durch Überanstrengung und Durchnässung, mit körperlicher Unruhe: Rhus toxicodendron
▌ Durch Unterkühlung und Durchnässung: Dulcamara

▌ Durch zu viel Sitzen und Durcheinanderessen: Nux vomica

Ärztlicher Kommentar: Als Hexenschuss bezeichnet man einen akuten Rückenschmerz, meist durch »Blockierung« des Energieflusses in einem Wirbelsegment. Bei erstmaligem Auftreten sollte beim Arzt ein Bandscheibenvorfall ausgeschlossen werden.

Hoden

▌ Prellung: Conium
▌ Schmerzen nach Unterkühlung: Rhododendron

Ärztlicher Kommentar: Schwellungen und Unregelmäßigkeiten des Hodens beim Tasten müssen urologisch abgeklärt werden. Hodentumoren sind besonders bei jungen Männern oft bösartig, können heute aber schulmedizinisch ausgezeichnet behandelt werden.

H

Hüftarthrose

- Mit Vergrößerung und Formveränderung des Gelenks und überstreckbaren Bändern: Calcium carbonicum
- Mit Verhärtung und Bewegungseinschränkung: Calcium fluoratum
- Mit reißenden Schmerzen und Besserung durch Wärme: Silicea

Ärztlicher Kommentar: Heute gilt der Grundsatz, dass man Hüftgelenke operiert, wenn sie steif oder instabil werden oder die Schmerzen medikamentös nicht mehr ausreichend beherrschbar sind. Bei jüngeren Menschen ist man zurückhaltend, da Hüftgelenkersatz nur eine Lebensdauer von etwa zwanzig Jahren hat und man ihnen eine zweite Operation unter erschwerten Bedingungen ersparen möchte.

Husten

Schlüsselhinweis auf ▶ Hyoscyamus (Seite 169): nervöses Hüsteln als Folge von Eifersucht oder Ärger. Schlüsselhinweis auf ▶ Ignatia (Seite 171): nervöser, krampfartiger Husten als Folge von Enttäuschung. Schlüsselhinweis auf ▶ Kalium bromatum (Seite134): nervöser, unaufhörlicher Husten als Antwort auf seelische Belastungen, besonders während der Schwangerschaft

- Trocken, plötzlich auftretend, nach kaltem Wind: Aconitum
- Trocken, mit Kopfschmerzen wie zum Bersten: Bryonia
- Trocken und krampfartig, mit brennenden Schmerzen: Belladonna
- Trocken und krampfartig mit Blauverfärbung des Gesichts, gebessert durch Trinken von kaltem Wasser: Cuprum
- Trocken, Schleim ist nicht abzuhusten: Causticum
- Laut, bellend, durch Unterkühlung: Hepar sulfuris

- Trocken, zäher Schleim, Hals wie zugeschnürt: Nux vomica
- Nächtliche Hustenanfälle durch warmes Bett: Pulsatilla
- Hustenstöße durch Einatmen von kalter Luft: Rumex

Ärztlicher Kommentar: Trockener Husten sollte durch eine Röntgenaufnahme der Lungen in zwei Ebenen abgeklärt werden, um keine Tumor- oder Tuberkuloseerkrankung zu übersehen.

I: Insektenstiche bis Ischias

Insektenstiche

- Allergische Reaktion mit Panik: Aconitum
- Allergische Reaktion mit starker Schwellung: Apis
- Brennen und Stechen: Cantharis
- Jucken nach Mückenstich: Ledum
- Stich in die Mundschleimhaut: Belladonna
- Stich in den Rachen: Lachesis
- Kühles Wundgebiet nach Stich: Ledum
- Nesselausschlag nach Stich: Urtica urens

- Befindlichkeitsstörung Tage nach Insektenstich: Natrium muriaticum

Ärztlicher Kommentar: Stiche in die Mundschleimhaut oder im Bereich des Rachens können in kürzester Zeit ein Zuschwellen der Schleimhaut mit Verlegung der Atemwege bedingen, weshalb Sie so schnell wie möglich das Krankenhaus aufsuchen sollten.

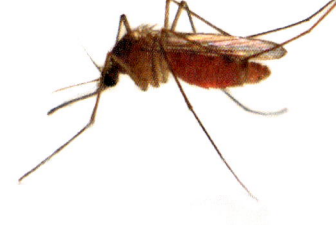

Ischias

Schlüsselhinweis auf ▶ Belladonna (Seite 155): mit klopfenden, brennenden Schmerzen

- Aus heiterem Himmel auftretend, sehr heftig: Aconitum
- Als Folge von Ärger: Colocynthis
- Rechtsseitig, mit geblähtem Bauch: Lycopodium
- Blitzartig einschießende Schmerzen: Magnesium phosphoricum
- Bis in die Zehen, mit Erschöpfung und Zorn: Sepia

Ärztlicher Kommentar: Unter Ischias versteht man Rückenschmerzen, die ins Bein ausstrahlen. Bei erstmaligem Auftreten sollte ein Bandscheibenvorfall ausgeschlossen werden.

J: Juckreiz

Juckreiz

- Erstmaßnahme: Sulfur
- Brennend und juckend: Arsenicum album
- Brennend, juckend und beißend durch Bettwärme: Bellis perennis
- Juckend mit eitrigen Bläschen: Rhus toxicodendron
- Am After, mit Verdacht auf Wurmbefall: Cina
- Am After, mit starkem Brennen und Nässen: Acidum nitricum
- Durch Trockenheit der Schleimhaut: Causticum
- Im Alter, bei sehr verfrorenen Menschen: Alumina

Ärztlicher Kommentar: Juckreiz gehört zu den Domänen der Homöopathie, es sollte aber bei erstmaligem Auftreten versucht werden, eine Erklärung dafür zu finden. Die häufigste Ursache ist eine Pilzinfektion, die rasch und effektiv mit einem schulmedizinischen Antimykotikum behandelt werden kann.

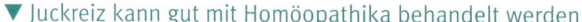

▼ Juckreiz kann gut mit Homöopathika behandelt werden.

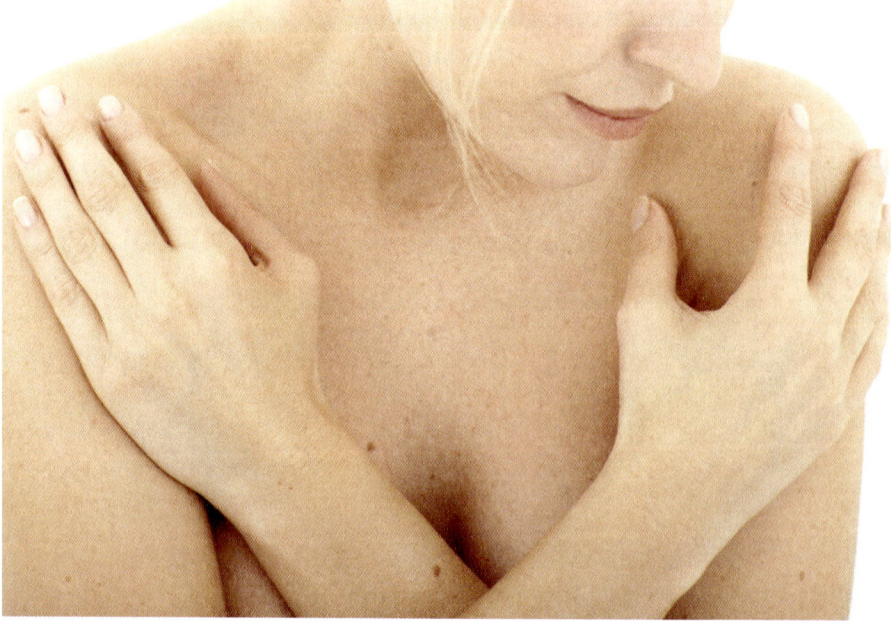

K: Keuchhusten bis Kreislaufschwäche

Keuchhusten

- Bellend, vor dem Einschlafen und beim Aufwachen: Belladonna
- Mit Erstickungsgefühl: Drosera
- Mit Brechwürgen: Ipecacuanha
- Mit großer Ängstlichkeit: Ambra

Ärztlicher Kommentar: Keuchhusten ist eine quälende bakterielle Infektion, der durch eine Schutzimpfung vorgebeugt werden kann.

Kiefersperre

Schlüsselhinweis auf ▶ Zincum (Seite 150): Verkrampfung während des Gähnens

- Verkrampfung während des Kauens: Magnesium phosphoricum

Ärztlicher Kommentar: In seltenen Fällen kann eine Kiefersperre durch eine Verrenkung des Kiefergelenks ausgelöst werden, die durch einen Chirotherapeuten behoben werden muss.

Kniearthrose

Schlüsselhinweis auf ▶ Lachesis (Seite 200): links, mit Spannungsgefühl nachts und lähmungsartige Schwäche morgens

- Rechts, weiches, rundliches Bein, mit Stauung: Pulsatilla
- Links, derb, mit Steifheit, häufige Unterleibsbeschwerden: Sepia
- Beidseits, mit verkürzten Sehnen, bei älteren Menschen: Causticum

Ärztlicher Kommentar: Ein Gelenkersatz wird dann empfohlen, wenn das Knie steif oder instabil ist oder die Schmerzen medikamentös nicht mehr beherrscht werden können.

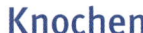

Knochen

- Erstmaßnahme bei Prellung: Arnica
- Starke Schmerzen nach Prellung: Hypericum
- Starker Bluterguss nach Prellung: Ledum
- Knochenbruch: Symphytum
- Verzögerte Knochenheilung: Calcium phosphoricum

Ärztlicher Kommentar: Knochenbrüche müssen geschient oder manchmal sogar chirurgisch verplattet werden, damit die Enden wieder gut zusammenheilen können.

Kopfschmerz

Schlüsselhinweis auf ▶ Agaricus (Seite 153): dumpf, man muss ständig den Kopf hin und her bewegen. Schlüsselhinweis auf ▶ Sanguinaria (Seite 185): mit hochrotem Gesicht, wie zum Bersten, am schlimmsten um die Mittagszeit

- Nach einem Sturz oder Schlag auf den Kopf: Arnica
- Nach einer alten Verletzung des Kopfes: Natrium sulfuricum
- Durch zu viel Hitze: Belladonna
- Durch schweres Essen, Alkohol oder Kaffee: Nux vomica
- Nach schwerem Essen und Sehnsucht nach frischer Luft: Pulsatilla
- Brennend, wie Schaukeln im Gehirn: Aconitum
- Mit dem Gefühl, stumpf und taub zu sein: Phosphoricum acidum
- Mit Zittrigkeit und Benommenheit: Gelsemium
- Durch Überarbeitung, mit Gereiztheit: Nux vomica

- Mit Schüchternheit, Ängstlichkeit und Verfrorenheit: Silicea
- Bei nervösen, eiligen Menschen, geplagt von starkem Lampenfieber: Argentum nitricum
- Bei verspannten, klagsamen Menschen: Cimicifuga
- Mit dem Gefühl, hellwach zu sein, und Rastlosigkeit: Coffea
- Durch Demütigung und Kränkung: Staphisagria

Ärztlicher Kommentar: Ein erstmalig aufgetretener Kopfschmerz muss diagnostisch abgeklärt werden, um keinen Hirntumor oder eine Hirnblutung zu übersehen.

Krampfadern

- Mit Verdickung der Wand: Calcium fluoratum
- Mit dünner Wand: Fluoricum acidum
- Mit Thrombose: Lachesis

Ärztlicher Kommentar: In den letzten Jahren haben sich die chirurgischen Möglichkeiten der Krampfadertherapie so sehr verfeinert, dass die Homöopathie hier eher bei geringer Ausprägung eingesetzt werden sollte und vorbeugenden und lindernden Charakter hat.

Krebs

- Bei rundlichen, anhänglichen Menschen: Baricum carbonicum
- Schleimhautgeschwüre bei blassen, ängstlichen Menschen: Arsenicum album
- Krebsgeschwüre mit übelriechenden Belägen, mit Schwäche und Abmagerung: Nitricum acidum
- Magenkrebs, mit schwarzem Erbrechen: Conium
- Prostatakrebs, bei körperlich untersetzten Unternehmertypen: Aurum
- Drüsenkrebs mit Verhärtung bei schlanken Menschen: Calcium fluoratum
- Lungenkrebs bei untersetzten, vitalen Menschen mit rötlichem Gesicht: Aurum
- Lungenkrebs bei blassen, erschöpften Menschen mit Luftnot: Carbo vegetabilis
- Blasenkrebs, bei frostigen Menschen: Thuja
- Blasenkrebs, mit brennenden Schmerzen: Causticum

Ärztlicher Kommentar: Krebs gehört als rasch fortschreitende, bösartige Erkrankung in die Hände der Schulmedizin. Die hier angegebenen Arzneien können nach meiner Beobachtung in manchen Fällen den Heilungsverlauf günstig beeinflussen, werden aber bei alleiniger Anwendung nicht ausreichen.

Kreislaufschwäche

Schlüsselhinweis auf ▶ Camphora (Seite 159): mit eisiger Kälte am ganzen Körper, aber man will trotzdem nicht zugedeckt werden

- Mit eisiger Kälte am ganzen Körper, wollen eingehüllt werden: Veratrum album
- Mit großem Verlangen nach frischer Luft: Carbo vegetabilis

Ärztlicher Kommentar: Eine akut auftretende Kreislaufschwäche kann durch Herzversagen oder einen allergischen Schock bedingt sein und verlangt den Notarzt.

L: Leberentzündung bis Lippenbläschen

Leberentzündung

Schlüsselhinweis auf ▶ Phosphorus (Seite 145): akut, bei begeisterungsfähigen Menschen

▌ Mit Blässe und Müdigkeit: Berberis vulgaris
▌ Chronisch, bei hageren, reizbaren Menschen: Lycopodium
▌ Chronisch, bei untersetzten, reizbaren Menschen: Bryonia
▌ Chronisch, bei blassen, stillen Menschen: Natrium muriaticum

Ärztlicher Kommentar: Leberentzündungen sind meist Viruserkrankungen, bei denen in der Akutphase Bettruhe und Nahrungskarenz angesagt sind, weshalb sie einer stationären Krankenhausbehandlung bedürfen.

Lippenbläschen

▌ Einzeln, heftig brennend: Cantharis
▌ Mehrere Bläschen, brennend und juckend: Rhus toxicodendron
▌ Mit seelischer Empfindsamkeit und Zurückgezogenheit: Natrium muriaticum
▌ In Verbindung mit der Monatsblutung: Sepia
▌ Brennend und nässend: Nitricum acaidum
▌ Nässend, mit Krustenbildung: Mezerum

Ärztlicher Kommentar: Bei 95% der Bevölkerung kann der Erreger des Lippenherpes nachgewiesen werden, die Haut- und Schleimhauterscheinungen treten aber meist nur bei Stress auf.

M: Männerbeschwerden bis Muskelschwäche

Männerbeschwerden

Schlüsselhinweis auf ▶ Plumbum (Seite 147): Hodenverhärtung mit lähmendem Schmerz, der den Kranken dazu zwingt, den Hoden nach oben zu ziehen

- Prostatavergrößerung, hartknotig: Conium
- Prostataverdickung, mit Brustdrüsenschwellung: Pulsatilla
- Chronische Entzündung: Mercurius
- Hoden- und Nebenhodenentzündung nach Unterkühlung: Rhododendron
- Hoden geschrumpft und verhärtet: Aurum

- Impotenz durch seelische Erschöpfung: Phosphoricum acidum

Ärztlicher Kommentar: All diese Beschwerden sollten beim Urologen diagnostisch abgeklärt werden.

Magenbeschwerden

Schlüsselhinweis auf ▶ Ipecacuanha (Seite 172): Magenbluten, hell

- Drücken wie von einem Klumpen: Agaricus
- Durch Kummer, nach einer Kränkung: Ignatia
- Durch zu viel Essen, mit Ärger: Nux vomica

Ärztlicher Kommentar: Hartnäckige Magenschmerzen sollten mit einer Magenspiegelung beim Internisten abgeklärt werden. Magenbluten mit Bluterbrechen ist ein medizinischer Notfall, bei dem man so schnell wie möglich eine Klinik aufsuchen sollte, in der Magenspiegelungen sowie chirurgische Maßnahmen durchgeführt werden können.

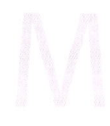

Mandelentzündung

Schlüsselhinweis auf ▶ Ignatia (Seite 171): gebessert durch Schlucken, sodass man ständig Speichel sammelt, um schlucken zu können

- Rechts beginnend, dann links: Lycopodium
- Links beginnend, dann rechts: Lachesis
- Bei sehr großen Gaumenmandeln: Barium carbonicum
- Seitenstrangangina mit dunkelrotem Rachenring: Phytolacca

Ärztlicher Kommentar: Mandelentzündungen sind häufig bakteriell bedingt und sollten bei eitrigen »Stippchen« auf der Gaumenmandel auch eher antibiotisch therapiert werden.

Menstruation

- Krampfende Schmerzen, mit Gereiztheit und Unruhe: Belladonna
- Krampfende Schmerzen wie von einer abwärts drängenden Kugel, mit Kreislaufschwäche: Sepia
- Schmerzen mit Ungeduld und Vorwürfen für den Partner: Chamomilla
- Mit auffallender Redseligkeit und Sprunghaftigkeit: Cimicifuga
- Schmerzen, unter denen man sich zusammenkrümmt und schreit: Colocynthis

- Schmerzen, die auffallend gut durch ein heißes Bad gelindert werden: Magnesium phosphoricum

Ärztlicher Kommentar: Frauen, die ihr homöopathisches Mittel gefunden haben, berichten über wenige bis gar keine Schmerzen während der Monatsblutung, selbst wenn diese vorher seit vielen Jahren äußerst heftig gewesen sein sollten.

Mittelohrentzündung

- Nach Zugluft: Aconitum
- Mit Klopfen, Hitze und Fieber: Belladonna
- Mit stechenden Schmerzen: Chamomilla
- Auffallend rote Wangen: Ferrum phosphoricum

Ärztlicher Kommentar: Nach meiner Erfahrung werden in der Praxis zu lange erfolglos Homöopathika versucht, bevor man ein Antibiotikum einsetzt, das bei eitriger Entzündung Schaden im Mittelohr verhindern kann. Wenn Sie das richtige Homöopathikum gefunden haben, spüren Sie einen Rückgang der Schmerzen in Minutenschnelle.

Müdigkeit

Schlüsselhinweis auf ▶ Nux moschata (Seite 176): tagsüber fallen die Augen zu, der Bauch ist gebläht

❚ Durch Überlastung mit fettem Essen und Kurzatmigkeit: Carbo vegetabilis
❚ Durch Schlaflosigkeit, mit Zerstreutheit und Fahrigkeit: Cocculus
❚ Durch seelische Enttäuschungen: Phosphorus
❚ Häufiges Gähnen bei körperlicher Unruhe: Agaricus
❚ Häufiges Gähnen mit Neigung zu Muskelkrämpfen: Zincum

❚ Mit Missmut, innerlicher Selbstaufgabe: Helleborus

Ärztlicher Kommentar: Es überrascht mich immer wieder, wie wenig Menschen auf ausreichenden Schlaf achten. Hier kann die Homöopathie nur dabei helfen, einzuschlafen. Aber früh genug zu Bett gehen müssen Sie schon selbst!

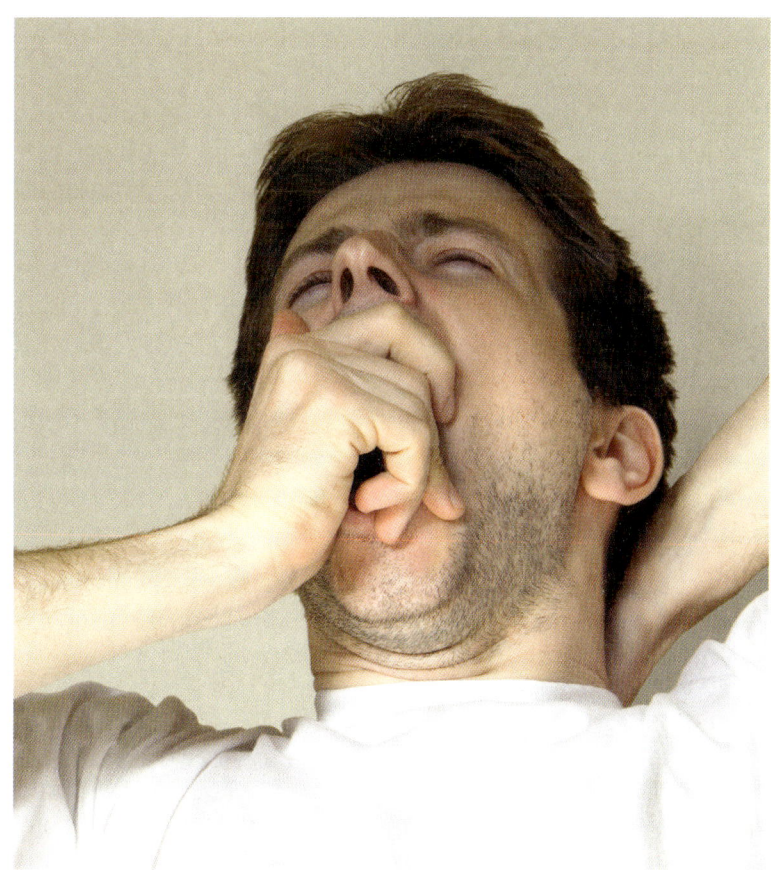

Müde? ▶
Manchmal fehlt
einfach nur
ausreichender
Schlaf.

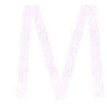

Multiple Sklerose

- Zur Minderung der Entzündungsneigung: Kalium sulfuricum
- Mit schweren Schluckstörungen und verwaschener Sprache: Agaricus
- Mit leichten Schluckstörungen: Causticum
- Mit Schwindel und Übelkeit bei der Fahrt im Wagen: Cocculus
- Mit Augenflimmern, Zittern und Hinterkopfschmerzen: Gelsemium

- Mit nächtlichen Wadenkrämpfen: Cuprum

Ärztlicher Kommentar: Diese schwere, das Gehirngewebe zerstörende Krankheit gehört zur Domäne der Schulmedizin. Die hier angegebenen Arzneien sollen dabei helfen, Begleitsymptome zu lindern.

Mundfäule (Aphthen)

Schlüsselhinweis auf ▶ Nitricum acidum (Seite 143): weiß-gelblich, mit scharfem Geruch und stechendem Schmerz

- Eitrig, mit käsigem Geruch und stechendem Schmerz: Hepar sulfuris
- Bräunlich geschwollen, mit fauligem Geruch: Mercurius

Ärztlicher Kommentar: Zusätzlich hilft auch das Kauen von Salbeiblättern.

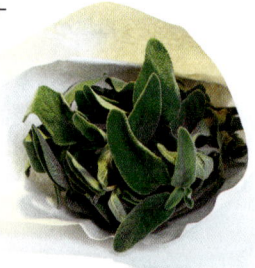

Muskelschwäche

- Mit Lähmungsgefühl und Gefühlsstörungen: Fluoricum acidum
- Mit Zerschlagenheit und Steifigkeit: Sulfuricum acidum
- Mit großer Unsicherheit bei Dunkelheit: Alumina
- Schwäche der Streckmuskulatur: Plumbum

- Mit Zuckungen: Zincum
- Mit Zittern: Gelsemium

Ärztlicher Kommentar: Eine erstmalig auftretende, unklare Muskelschwäche sollte neurologisch abgeklärt werden.

N: Nabelkoliken bis Nierenkolik

Nabelkoliken

- Bei Blähungen aufgrund von Überessen: Nux vomica
- Mit großer Nervosität: Chamomilla
- Plötzlicher, einschießender Schmerz: Colocynthis

Ärztlicher Kommentar: Wenn der Schmerz nicht binnen einer Stunde behoben ist oder wiederkehrt, sollte eine diagnostische Abklärung erfolgen.

Nacken

- Steif und verspannt, redselig: Cimicifuga
- Steif und verspannt, schweigsam: Bryonia
- Steif und verspannt, gereizt: Nux vomica
- Steif und verspannt, unruhig: Rhus toxicodendron

Ärztlicher Kommentar: Man sollte von chirotherapeutischen Manipulationen des Nackens absehen, da hier mittlerweile in Studien häufig Gefäßschäden mit Schlaganfall beschrieben wurden.

Nagelpilz

- Mit kräftigen, an Krallen erinnernden Nägeln: Sepia
- Mit schwachen, stellenweise verhärteten, einwachsenden Nägeln: Silicea
- Mit weichen, bräunlichen Nägeln: Calcium fluoratum

Ärztlicher Kommentar: Da manche Finger- oder Fußnägel ein Jahr brauchen, um sich zu erneuern, sollten Sie einer Verbesserung etwas Zeit einräumen.

Nasenbluten

- Spontan auftretend: Ferrum phosphoricum
- Nach Verletzung der Nasenschleimhaut: Arnica
- Mit Taubheit in der Nase: Aconitum

Ärztlicher Kommentar: In manchen Fällen ist die chirurgische Verödung kleiner Gefäße im Bereich der Nase notwendig.

N

Nasennebenhöhlenentzündung

- Weißlich-schleimig, durch Kälte und Zugluft: Nux vomica
- Eitrig, durch Kälte und Zugluft: Hepar sulfuris
- Mit zähem, dickem, gelbem Sekret: Kalium bichromicum
- Mit zähem, dickem, grünem Sekret: Thuja

- Chronisch, mit starker Frostigkeit: Silicea

Ärztlicher Kommentar: Bei akuten, bakteriellen Nasennebenhöhlenentzündungen kann ein Antibiotikum helfen. Nach meiner Erfahrung hat man hier mit Homöopathie mehr Erfolg.

Nasenpolypen

Schlüsselhinweis auf ▶ Sanguinaria (Seite 185): bei hitzigen, rotgesichtigen Kindern, mit wässrigem Sekret und Reizhusten

- Bei blassen, dicklichen, unbeholfenen Kindern: Calcium carbonicum
- Bei blassen, schlanken, unruhigen Kindern: Calcium fluoratum
- Bei blassen Kindern mit zähem, gelbem Nasenschleim: Kalium bichromicum
- Bei verfrorenen Kindern mit grünlichem Nasenschleim und Neigung zu Hautwucherungen: Thuja

Ärztlicher Kommentar: Nasenpolypen, die die Atmung behindern, sollten eher früher als später chirurgisch entfernt werden, da es sonst durch nächtliche Luftnot zu einer Entwicklungsverzögerung des Kindes, insbesondere einer späteren Sprachentwicklung, kommen kann.

Nervosität

Schlüsselhinweis auf ▶ Zincum (Seite 150): mit dauerndem Wippen oder Zucken der Beine. Schlüsselhinweis auf ▶ Chamomilla (Seite 160): innere Unruhe mit Überempfindlichkeit und Launenhaftigkeit. Schlüsselhinweis auf ▶ Cimicifuga (Seite 162): innere Unruhe mit dauerndem Klagen, vor allem über körperliche Missempfindungen

- Innere Unruhe mit dem Gefühl, seine Aufgaben nicht schaffen zu können: Kalium phosphoricum
- Mit unruhigen Armen und Beinen: Kalium bromatum

- Innere Unruhe mit Angst und Schwäche: Arsenicum album
- Innere Unruhe durch beruflichen Stress: Nux vomica

- Innere Unruhe durch Empörung über erlittenes Unrecht: Colocynthis
- Innere Unruhe mit hektischer Bewegung durch große Angst: Jodum

Ärztlicher Kommentar: Bei einer erstmals auftretenden Nervosität sollte das Vorliegen einer Schilddrüsenüberfunktion ausgeschlossen werden.

Nesselsucht

- Mit Jucken und Brennen, aufgetreten nach Überhitzung: Urtica urens
- Mit Jucken und Brennen, gebessert durch Wärme: Arsenicum album
- Durch kaltes Wetter, verbunden mit Ruhelosigkeit: Rhus toxicodendron
- Mit Stechen und Wärmeempfindlichkeit: Apis

Ärztlicher Kommentar: Nesselsucht ist meist Ausdruck einer Allergie. Versuchen Sie herauszufinden, wogegen Sie allergisch reagieren und vermeiden Sie das Allergen möglichst, denn erfahrungsgemäß kommt es sonst mit der Zeit zu einer Verstärkung der Allergie.

Nierenbeckenentzündung

- Mit hohem Fieber und reichlich hellem Blut im Harn: Aconitum
- Mit hohem Fieber und starkem Schwitzen: Belladonna
- Mit leichtem Fieber und rötlichen Wangen: Ferrum phosphoricum
- Mit stechenden Nierenschmerzen und ohne Durst: Apis
- Chronisch, mit heftigen Schmerzen beim Harnen: Cantharis

Ärztlicher Kommentar: Wenn Sie mit Homöopathika nicht innerhalb weniger Stunden eine deutliche Beschwerdenlinderung erzielt haben, sollten Sie an eine Antibiotikatherapie denken, um die Niere nicht zu gefährden.

Nierenkolik

- Plötzlich einschießend, krampfend: Magnesium phosphoricum
- Stechend, gebessert auf Druck: Colocynthis
- Wellenartig, pulsierend: Belladonna

Ärztlicher Kommentar: Erstmalig auftretende Nierenkoliken müssen diagnostisch abgeklärt und im Krankenhaus behandelt werden.

O: Ohnmacht bis Operation

Ohnmacht

Schlüsselhinweis auf ▶ Opium (Seite 178): dunkelrotes Gesicht, nach Schreck oder Schock

▌ Erstmaßnahme: Camphora
▌ Blässe, bei niedrigem Blutdruck, mit Frieren: Veratrum album
▌ Blass, bei chronisch Kranken, mit Lufthunger: Carbo vegetabilis
▌ Blass, mit Erregung und zupfenden Handbewegungen: Hyoscyamus

Ärztlicher Kommentar: Unterscheiden Sie Synkopen von Ohnmachten. Die Ohnmacht entsteht durch eine Kreislaufschwäche, die Synkope ist ein plötzliches Zusammenbrechen aufgrund verschiedenster Ursachen. Beim erstmaligen Auftreten der Bewusstlosigkeit sollte in jedem Fall der Notarzt gerufen werden, um eine rasche diagnostische Abklärung zu ermöglichen.

Ohr

Schlüsselhinweis auf ▶ Chamomilla (Seite 160): Entzündung bei Kindern, mit schlechter Laune und dem Wunsch, getragen zu werden

▌ Taubheit oder Dröhnen nach lautem Knall: Arnica
▌ Hörsturz bei viel und laut sprechenden Menschen: Lachesis
▌ Plötzliche, heftige Entzündung mit stechenden Schmerzen, heiße Ohrmuschel: Aconitum
▌ Heftige Entzündung mit pochenden Schmerzen, rotes Gesicht: Belladonna
▌ Entzündung, der Knochen hinter dem Ohr ist empfindlich auf Berührung: Capsicum
▌ Entzündung, mit faulig stinkendem Sekret aus dem Ohr: Nitricum acidum

▌ Entzündung mit stechenden Schmerzen, Ohren empfindlich, ganz verfroren: Hepar sulfuris
▌ Entzündung der Ohrtrompete, mit seelischer Empfindsamkeit: Pulsatilla

Ärztlicher Kommentar: Auf ein richtig gewähltes Homöopathikum wird innerhalb weniger Minuten eine Linderung erfolgen. Wenn nach einigen Stunden kein Erfolg erkennbar ist, sollten Sie, insbesondere bei Kindern, an den Einsatz eines Antibiotikums denken.

Operation

- Übelkeit und Schwäche nach der Narkose: Nux vomica
- Stuhlträgheit nach der Narkose: Opium
- Harnverhaltung nach der Narkose: Causticum
- Wundschmerz bei großen Wunden, zur besseren Heilung: Arnica
- Wundschmerz bei Schnittwunden, zur besseren Heilung: Staphisagria

Ärztlicher Kommentar: Am besten halten Sie die genannten Arzneien bereit für den Fall, dass obige Beschwerden auftreten. Von einer vorbeugenden Einnahme halte ich wenig, da man den Körper nicht mit Arzneien beschäftigen sollte, die noch gar nicht gebraucht werden.

▼ Nach Operationen helfen Homöopathika, Schmerzen zu lindern und die Heilung zu beschleunigen.

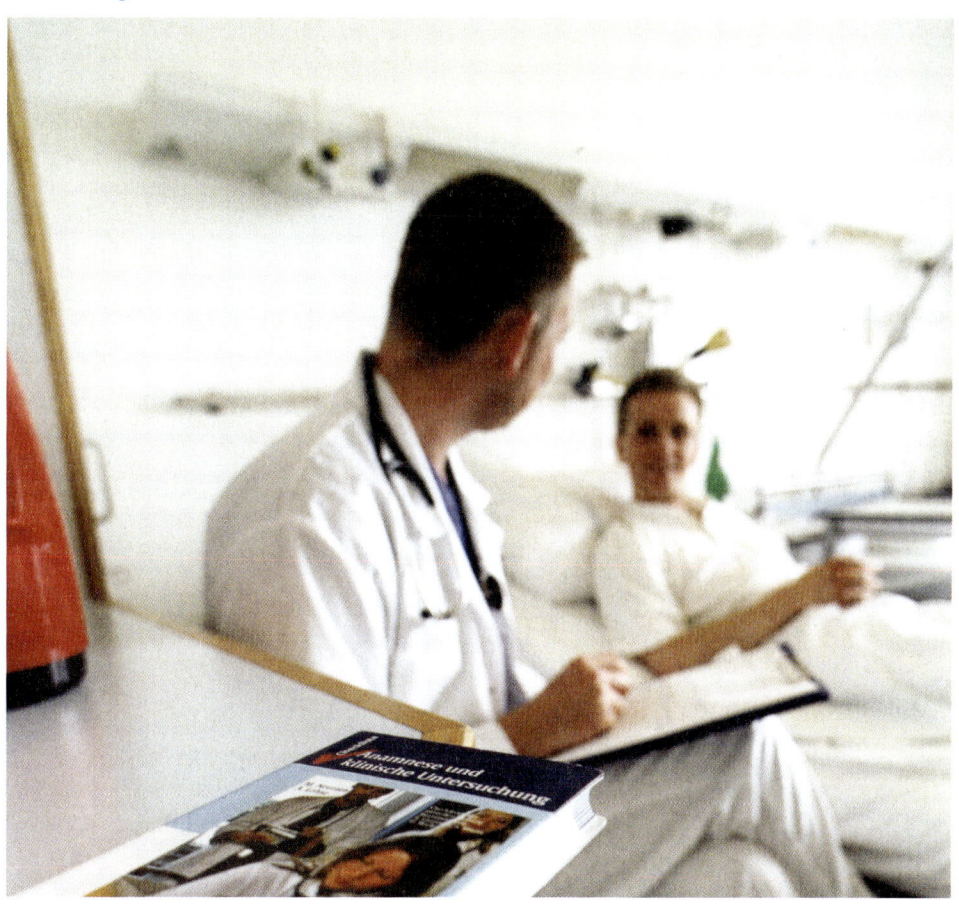

P: Panik bis Pseudokrupp

Panik

- Nach Schreck, mit Todesfurcht: Aconitum
- Nach Schreck, wollen sich nicht berühren lassen: Arnica
- Nach Schreck, wie gelähmt: Opium
- Nach Schreck, mit Gewaltneigung: Stramonium
- Nach Schreck, mit hysterischem Überreagieren: Ignatia

Ärztlicher Kommentar: Das richtige Mittel wird im Akutfall innerhalb weniger Sekunden eine Erleichterung bringen. Falls kein deutlicher Erfolg erkennbar ist, halte ich es für richtig, ein zweites Mittel auszuprobieren.

Parkinsonismus (Schüttellähmung)

- Bei blassen Menschen, mit Schwindel und Ängsten: Argentum nitricum
- Mit auffallend trockenen Schleimhäuten und Sehnenverkürzungen in den Beinen: Causticum
- Allgemeine Bewegungsarmut mit Steifheit: Rhus toxicodendron
- Ruhelosigkeit, mit zuckenden Bewegungen: Zincum

Ärztlicher Kommentar: Der Morbus Parkinson ist eine schwerwiegende Krankheit, bei der bestimmte Hirnareale an Botenstoffen verarmen, die man auch durch eine homöopathische Behandlung nicht ersetzen kann. Die hier gegebenen Empfehlungen können aber die schulmedizinische Therapie unterstützen und zahlreiche Beschwerden lindern.

Prämenstruelles Syndrom

▌ Mit Trägheit, Aufgetriebensein und Kälteempfindlichkeit: Calcium carbonicum

▌ Mit Redelust, raschem Handeln und Ab-
scheu vor enger Kleidung: Lachesis

▌ Mit äußerster Empfindlichkeit und der
Neigung, nachtragend zu sein: Natrium
muriaticum

▌ Mit der Gier nach Liebe und Trost: Pulsatilla

▌ Mit hektischer Betriebsamkeit, Verfrorensein und Ungeduld: Sepia

Ärztlicher Kommentar: Frauen, die ihr Homöopathikum gefunden haben, leiden
meist nicht mehr unter einem prämens-
truellen Syndrom.

Prellung

▌ Erstmaßnahme: Arnica

▌ Prellung des tiefen Gewebes: Bellis perennis

▌ Bluterguss verfärbt sich bei alten Menschen dunkel: Sulfuricum acidum

Ärztlicher Kommentar: Diese Mittel sollten
vor allem dann angewandt werden, wenn
schwere Prellungen vorliegen, die auch eine seelische Verstimmung auslösen.

Pseudokrupp

▌ Mit großer Angst und Unruhe: Aconitum

▌ Luftnot bei jedem Hustenstoß: Hepar sulfuris

▌ Mit starken Schmerzen, Kind greift sich
an den Hals: Jodum

Ärztlicher Kommentar: In schweren Fällen
muss der Kinderarzt gerufen werden.

Q: Quaddeln bis Quallen

Quaddeln

- Durch Kälteeinwirkung: Urtica
- Durch Insektenstiche: Apis
- Bei Pollenallergie: Natrium muriaticum

Ärztlicher Kommentar: Quaddeln sind weiche Verdickungen der Haut. Es handelt sich um eine Wassereinlagerung im Gewebe durch Gifteinwirkung von Insekten oder Pflanzen, mitunter auch aufgrund einer allergischen Reaktion des Körpers.

Quallen

- Brennender, juckender Hautausschlag nach Kontakt: Urtica urens

Ärztlicher Kommentar: Nach einem schmerzhaften Kontakt mit Quallen helfen zusätzlich kühle Umschläge.

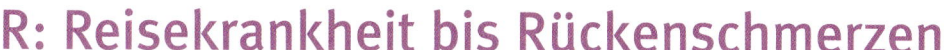

R: Reisekrankheit bis Rückenschmerzen

Reisekrankheit

- Schwindel durch Übermüdung, Übelkeit beim Fahren im Wagen: Cocculus
- Übelkeit im Wagen mit Überempfindlichkeit gegen Benzingeruch: Petroleum
- Schwindel, Erbrechen und Durchfall: Arsenicum album
- Unruhige Kinder im Wagen, die aufgeregt und übellaunig schwätzen: Hyoscyamus

Ärztlicher Kommentar: Diese Beschwerden gehören eindeutig in die Domäne der Homöopathie, man kann hier verblüffende Erfolge erzielen.

Rheumatische Beschwerden

Schlüsselhinweis auf ▶ Sarsaparilla (Seite 186): nach Durchnässung im Sommer, mit wandernder Steifigkeit in den Gelenken. Schlüsselhinweis auf ▶ Bryonia (Seite 158): mit Schwellung des Gelenkes und Steifigkeit, stechenden Schmerzen

- Als Wetterfühligkeit vor Regen oder Sturm: Rhododendron
- Nach Durchnässung in der kühlen Jahreszeit, mit körperlicher Unruhe: Rhus toxicodendron
- Mit Knacken und Scharren in den Gelenken, vor allem im Herbst: Thuja
- Im Nebel, verbunden mit aufgetriebenem Bauch: Natrium sulfuricum
- Beschwerden in den Gelenken morgens, nach reichlichem Essen, Alkohol und Kaffee am Vorabend: Nux vomica

Ärztlicher Kommentar: Die echte rheumatoide Arthritis mit Autoantikörpern im Blut ist homöopathisch schwer zu behandeln. Wenn man in diesem Fall zu lange wartet, droht ein bleibender Gelenkschaden, weshalb Sie den Homöopathika nur ein Zeitfenster von wenigen Wochen einräumen sollten.

R

Rippen

Schlüsselhinweis auf ▶ Bellis perennis (Seite 156): quälender Schmerz nach Prellung der Rippen, gebessert durch festes Einbinden und kühle Umschläge

▌ Neuralgische Schmerzen nach Zugluft: Aconitum

Ärztlicher Kommentar: Bei Rippenschmerzen, die von selbst aufgetreten sind, sollte die Lunge diagnostisch abgeklärt werden.

Rückenschmerzen

▌ Wie zerschlagen nach Anstrengung: Arnica
▌ Stechend bei jeder Bewegung: Bryonia
▌ Steif und verspannt, gereizt: Nux vomica
▌ Steif und verspannt, unruhig: Rhus toxicodendron

Ärztlicher Kommentar: Rückenschmerzen, die neu aufgetreten sind, müssen diagnostisch abgeklärt werden.

▼ Rückenschmerzen sprechen meist gut auf eine Behandlung mit Homöopathika an.

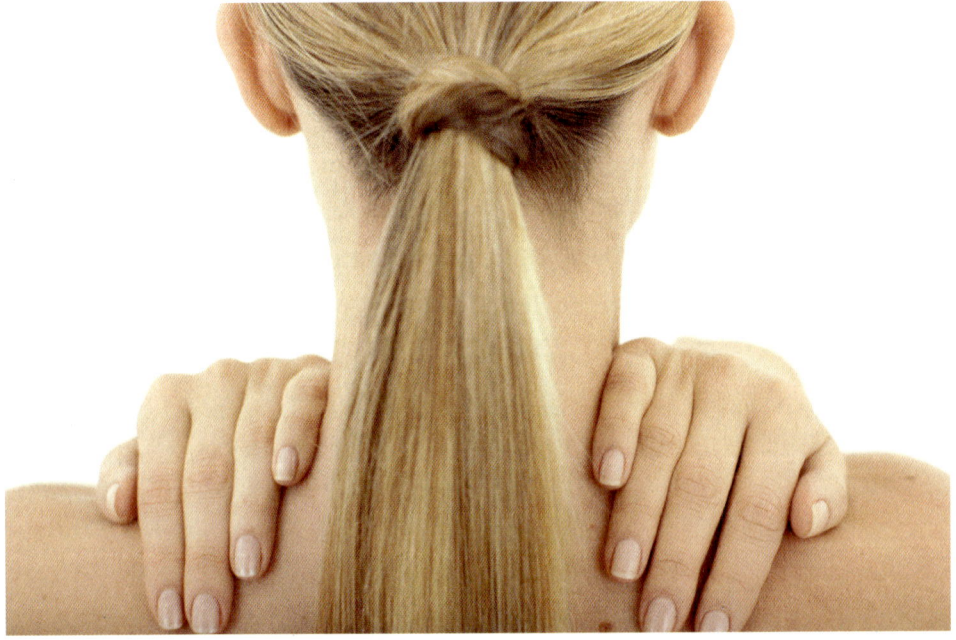

S: Schilddrüse bis Stuhlgangsbeschwerden

Schilddrüse

- Überfunktionszeichen mit Herzklopfen, Abmagerung, Depression und Durchfällen: Natrium muriaticum
- Überfunktionszeichen mit seelischer Erregung und Herzklopfen: Ferrum phosphoricum
- Überfunktionszeichen mit Hitzegefühl, Schwitzen und Pulsieren im ganzen Körper: Belladonna
- Unterfunktionszeichen mit Müdigkeit, Trägheit und Gewichtszunahme: Barium carbonicum

Ärztlicher Kommentar: In den meisten Fällen gilt die Faustregel: Bei Überfunktion der Schilddrüse sollten Sie möglichst wenig Jod, bei Unterfunktion zusätzlich Jod einnehmen.

Schlaflosigkeit

Schlüsselhinweis auf ▶ China (Seite 161): durch aufgeregtes, sinnliches, kreatives Denken, mit dem man sich einen ganzen Roman zurechtspinnt

- Nach einem Schock oder Schreck, mit Angst oder Zorn: Aconitum
- Nach einem Schock oder Schreck, mit Stumpfheit und Zurückgezogenheit: Opium
- Durch eine Bedrohung, mit Unruhe und Kälteempfindlichkeit: Rhus toxicodendron
- Durch Sorgen und Ängste, bei sehr genauen Menschen: Arsenicum album
- Durch aufgeregtes, kreatives Denken, allgemeine Empfindlichkeit gegen Wärme: Sulfur
- Durch aufgeregtes, lebhaftes Denken nach schönen Ereignissen: Coffea
- Durch ärgerliche Verstimmung, Überempfindlichkeit und Vorwurfshaltung: Chamomilla
- Durch Überforderung, mit leerem Kopf und Zerschlagensein: Cocculus
- Durch Überforderung, mit Reizbarkeit und Nervosität: Nux vomica

Ärztlicher Kommentar: Häufige Ursachen für Schlaflosigkeit sind übermäßiges Essen am Abend, mangelnde Bewegung tagsüber, Reizüberfrachtung durch Fernsehen oder Videospiele und ungünstige Schlafplätze.

S

Schlafwandeln

- Bei Vollmond: Phosphorus
- Bei Neumond: Silicea

Ärztlicher Kommentar: Dieses Symptom aus dem 19. Jahrhundert kommt heute manchmal noch bei Kleinkindern vor.

Schlaganfall

- Mit rotem Gesicht und Ängstlichkeit: Arnica
- Mit bläulichem Gesicht und Atemstörung: Opium
- Mit blassem Gesicht und Bewusstlosigkeit: Hyoscyamus

Ärztlicher Kommentar: Schlaganfälle sind Notfälle und gehören in sogenannte »Stroke-Units«.

Schluckauf

Schlüsselhinweis auf ▶ Hyoscyamus (Seite 169): verbunden mit Unruhe und ärgerlicher Verstimmung

- Krampfartig, gebessert durch Rückwärtsbeugen: Belladonna
- Krampfartig, gebessert durch Krümmen: Magnesium phosphoricum

Ärztlicher Kommentar: Die häufigste Ursache für Schluckauf ist hastiges Essen.

Schmerzen

- Stechend und brennend, mit Schwellung: Apis
- Stechend bei geringster Bewegung, geschwollen: Bryonia
- Stechend und krampfend, lässt einen zusammenkrümmen: Colocynthis
- Krampfend, mit Kälte des Körpers: Cuprum
- Krampfend, plötzlich einschießend: Magnesium phosphoricum
- Klopfend, pulsierend, mit Rötung: Belladonna
- Wie geprügelt: Arnica
- Wie gequetscht: Bellis perennis
- Wie zerschlagen: Rhus toxicodendron

Ärztlicher Kommentar: Die Schmerzqualität ist ein wichtiger Hinweis auf das benötigte Konstitutionsmittel.

Schnupfen

▌ Wässriges Sekret, Verlust von Geruch und Geschmack: Natrium muriaticum

▌ Verstopfte Nase bei feuchtem Wetter: Dulcamara

▌ Starke Verfrorenheit, wenig Sekret: Silicea

▌ Verstopfte und trockene Nase nachts: Nux vomica

▌ Mit dickem, Faden ziehendem, gelbem Schleim: Kalium bichromicum

▌ Mit dickem, gelbem Schleim und Überempfindlichkeit: Pulsatilla

▌ Mit starkem Wundschmerz in der Nase, dünnem Schleim: Mercurius

▌ Stechender Schmerz, Trockenheit in der Nase: Bryonia

▌ Brennen und Wundschmerz in der Nase: Arsenicum album

▌ Krampfartiges Niesen, gerötete Augen: Sabadilla

Ärztlicher Kommentar: Die Art des Nasenschleims ist ein wichtiger Hinweis auf das benötigte Konstitutionsmittel.

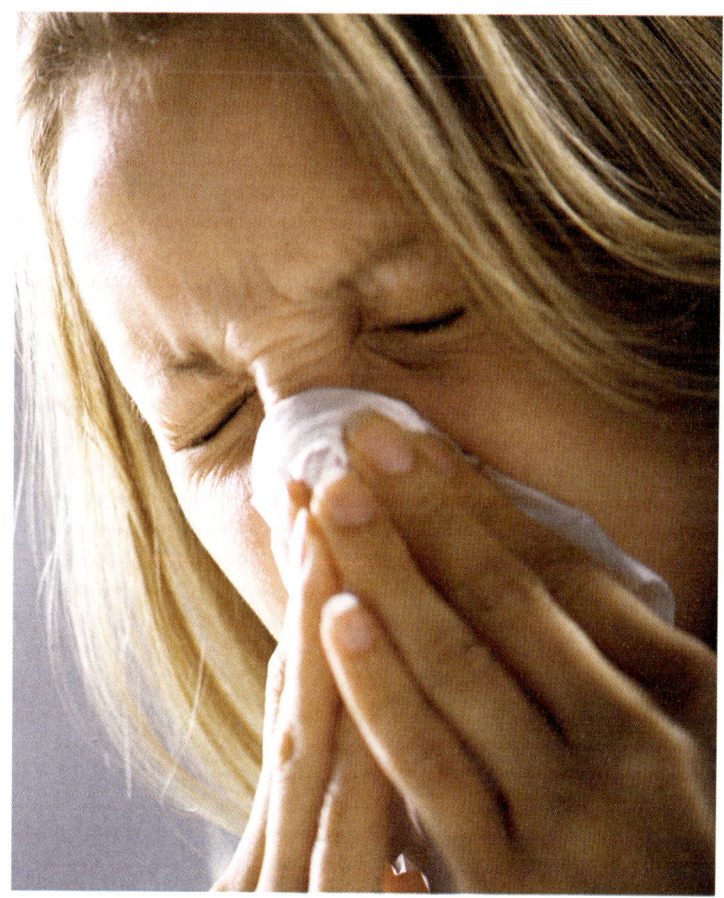

Die Beschaffenheit ▶ des Sekrets gibt Hinweise auf das Konstitutionsmittel.

S

Schock

▌ Mit großer, quälender Angst: Aconitum

Ärztlicher Kommentar: Mit Schock ist hier ein großer Schreck gemeint wie ein schwerer Autounfall oder eine Todesnachricht.

Schulschwierigkeiten

▌ Prüfungsangst, mit Zittern und Schwäche: Gelsemium

▌ Prüfungsangst mit Übelkeit und Durchfallneigung: Argentum nitricum

▌ Aufmerksamkeitsdefizit mit Nervosität, zu Albernheiten aufgelegt: Agaricus

▌ Aufmerksamkeitsdefizit durch emotionale Erschöpfung: Phosphorus

Ärztlicher Kommentar: Prüfungsangst Ihres Kindes hängt stark mit dem Erfolgsdruck zusammen, den Sie aufbauen.

Schuppenflechte

Schlüsselhinweis auf ▶ Petroleum (Seite 144): Verschlechterung im Winter, mit rissiger Haut, besonders an Händen und Füßen

▌ Verschlechterung im Frühjahr, bei mageren Menschen: Lycopodium

▌ Verschlechterung im Herbst, bei Menschen, die auch Nierengrieß haben: Berberis vulgaris

Ärztlicher Kommentar: Es handelt sich hier um eine angeborene Erkrankung, die sogenannte Psoriasis, deren Ausprägung aber deutlich Stressreizen unterliegt, weshalb Sie hier mit der Homöopathie gute Erfolge erzielen können.

Schwangerschaftsbeschwerden

Schlüsselhinweis auf ▶ Ipecacuanha (Seite 172): dauerhafte Übelkeit, mit Hochwürgen von Schleim und Säure, vor allem abends

▌ Starke Übelkeit mit Erbrechen: Sepia

▌ Erbrechen aus Kummer über die Schwangerschaft: Ignatia

▌ Zahlreiche Klagen mit wechselndem Charakter: Pulsatilla

▌ Übelkeit mit Aufgetriebensein und Ärgerlichkeit: Nux vomica

▌ Schwere Beine mit Steifigkeit: Carbo vegetabilis

Ärztlicher Kommentar: Nach meiner Erfahrung hängt die Ausprägung von Schwangerschaftsbeschwerden stark von der Sicherheit ab, die der Partner in dieser sensiblen Phase vermittelt.

Schwerhörigkeit

Schlüsselhinweis auf ▶ Barium carbonicum (Seite 122): Schwerhörigkeit bei Menschen mit verhärteten Lymphdrüsen

- Hörsturz durch Lärm: Arnica
- Hörsturz durch eine Blutung: Lachesis
- Hörsturz bei alten Menschen mit trockener Schleimhaut: Causticum
- Hörsturz bei alten Menschen, die ihre Ruhe haben wollen: Conium

- Schwerhörigkeit bei Menschen mit Erkältungsneigung: Calcium carbonicum

Ärztlicher Kommentar: Hörsturz ist meistens eine Stressfolge, weshalb meist nur eine berufliche oder private Neuorientierung bleibende Erfolge erzielen kann.

Schwindel

Schlüsselhinweis auf ▶ Cocculus (Seite 163): vor allem beim Fahren im Wagen, durch Übermüdung

- Durch Sonnenlicht, mit dumpfem Kopfschmerz: Agaricus
- Mit Übelkeit und taumelndem Gang: Lachesis
- Durch seelische Enttäuschung, mit Schwäche: Phosphorus

- Bei blassen Menschen mit niedrigem Blutdruck: Veratrum album

Ärztlicher Kommentar: Ein erstmalig auftretender Schwindel muss diagnostisch beim Neurologen abgeklärt werden.

Sehnen

- Erstmaßnahme bei Zerrung: Arnica
- Bei Steifheit nach Zerrung: Rhus toxicodendron
- Stechende Schmerzen bei Sehnenscheidenentzündung: Apis

- Stechende Schmerzen und Kälteempfindlichkeit: Agaricus

Ärztlicher Kommentar: Eingerissene Sehnen heilen meist nur durch Ruhigstellung mittels Schiene oder Gips.

S

Sodbrennen

- Mit Übelkeit und dem Gefühl von Schwäche im Magen: Nitricum acidum
- Mit Kälteempfindlichkeit und Neigung zu Übergewicht: Capsicum
- Nach schwerem Essen, Alkohol, Tabak: Nux vomica
- Durch Beleidigung oder Demütigung: Staphisagria

Ärztlicher Kommentar: Die Hauptursache von Sodbrennen ist eine Überladung des Magens mit Speisen, vor allem in den Abendstunden.

Sonnenallergie

- Erstmaßnahme: Natrium muriaticum
- Brennen, Rötung, Quaddeln: Urtica urens
- Trockener, schuppender Ausschlag: Phosphorus
- Knotiger, pickeliger Ausschlag: Pulsatilla

Ärztlicher Kommentar: Aus naturheilkundlicher Sicht ist die Sonnenallergie eine Entzündungsbereitschaft im Körper aufgrund einer Leberüberlastung.

Sonnenbrand

- Rötung mit Schwellung und brennenden Schmerzen: Urtica urens
- Rötung mit Brennen und Stechen: Cantharis
- Rötung mit Pulsieren in der Haut: Belladonna

Ärztlicher Kommentar: An besonders stark befallenen Stellen hilft auch das Benetzen mit Tüchern, die in eine Akutlösung des entsprechenden Mittels getaucht sind. Zur Herstellung der Akutlösung geben Sie 5 Globuli in 100 ml Wasser und rühren gut um.

Sonnenstich

- Schwäche und Schwindel nach Schlaf in der Sonne: Aconitum
- Roter Kopf und klopfender Kopfschmerz: Belladonna
- Benommenheit mit trockenem Fieber, aber ohne Durst: Apis

Ärztlicher Kommentar: Zum Sonnenstich gehören auch Übelkeit und Erbrechen, weshalb Sie vorsorglich nichts essen sollten. Ein kühler Umschlag im Nacken und ein dunkles, ruhiges Zimmer helfen zusätzlich.

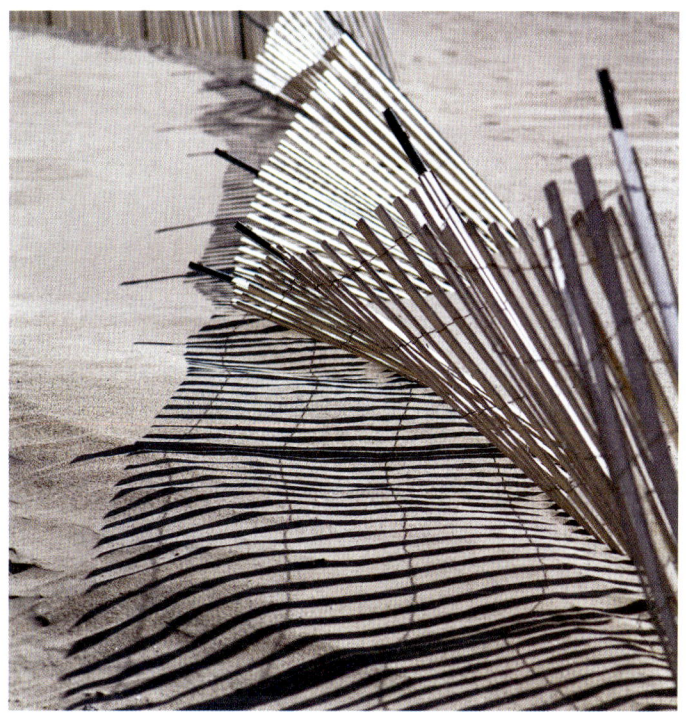

Kühler Schatten ist für Haut und Kreislauf am bekömmlichsten.

Sonnenunverträglichkeit

▮ Misslaunigkeit und Übelkeit in der Sonne: Antimonium crudum

▮ Kopfschmerz und Schwäche in der Sonne: Natrium carbonicum

▮ Lähmungsgefühl mit Schwäche in der Sonne: Gelsemium

▮ Ohnmachtsgefühl in der Sonne: Pulsatilla

Ärztlicher Kommentar: Sonnenunverträglichkeit kann ein wertvoller Hinweis auf ein Konstitutionsmittel sein.

Sportfolgen

▮ Prellung bei Zusammenstößen: Symphytum

▮ Muskelkater: Arnica

▮ Wadenkrämpfe: Cuprum

▮ Verrenkung: Rhus toxicodendron

▮ Blasen: Cantharis

Ärztlicher Kommentar: Am besten wirken Homöopathika, wenn als Folge der Sportverletzung eine starke seelische Verstimmung auftritt.

S

Stillprobleme

- Die Brust ist hart, geschwollen und pulsiert: Belladonna
- Die Brust ist hart, mit stechenden Schmerzen: Bryonia
- Zu wenig Milch: Lac caninum
- Zu viel Milch: Phytolacca

Ärztlicher Kommentar: Wenn sich ein Abszess mit Rötung, Schwellung und Klopfen gebildet hat, kann die Gabe eines Antibiotikums nötig werden oder sogar eine kleine Stichinzision, um den Eiter zu entleeren.

Stress

- Geistige Überarbeitung: Phosphor
- Seelische Überlastung, mit Teilnahmslosigkeit: Phosphoricum acidum
- Körperliche Überanstrengung: Arnica
- Zorn und Ungeduld: Nux vomica

Ärztlicher Kommentar: Auf Dauer hilft hier nur eine Analyse der Stressfaktoren und eine Strategie, wie man einzelne davon vermeiden kann.

Stuhlgangsbeschwerden

Schlüsselhinweis auf ▶ Opium (Seite 176): Verstopfung nach Schock oder Schreck

- Verstopfung bei trockenen Schleimhäuten, mit Durstgefühl: Natrium muriaticum
- Verstopfung bei trockenen Schleimhäuten, mit Kraftlosigkeit: Alumina
- Verstopfung mit bleistiftdünnen Stühlen: Plumbum
- Verstopfung durch Ärger, mit bröckeligem, schleimüberzogenem Stuhl: Magnesium carbonicum
- Durchfall durch Durcheinanderessen: Nux vomica
- Durchfall durch fettes Essen: Carbo vegetabilis

- Durchfall durch Darminfektion, mit Erschöpfung und Ohnmachtsgefühl: Veratrum album
- Durchfall durch Darminfektion, mit Blässe und großer Schwäche: Arsenicum album
- Durchfall in der großen Sommerhitze: Ferrum phosphoricum
- Durchfall nach einem kalten Bad: Antimonium crudum

Ärztlicher Kommentar: Kleine Kinder mit Durchfall können rasch austrocknen und brauchen dann eine Infusion mit Kochsalzlösung, weshalb Sie hier von Anfang an den Kinderarzt zu Rate ziehen sollten.

T: Tennisarm bis Trigeminusneuralgie

Tennisarm

- Gebessert durch Ruhe: Bryonia
- Gebessert durch Bewegung: Rhus toxicodendron

Ärztlicher Kommentar: Der Tennisarm ist eine Sehnenüberlastung im Bereich des Ellenbogengelenks an der Außenseite, während man bei Schmerzen an der Innenseite vom Golfarm spricht. Beides entsteht durch eine fehlerhafte Schlagtechnik.

Todesfurcht

- Mit dem Gefühl, gleich zu sterben: Aconitum

Ärztlicher Kommentar: Gemeint ist hier die unbegründete Todesfurcht. Aconitum wirkt aber auch angstlindernd bei sterbenden Personen, die anderweitig medizinisch versorgt sind.

Trigeminusneuralgie

- Plötzlicher, stürmischer Schmerz durch Kälte: Aconitum
- Plötzlicher, krampfender, einschießender Schmerz: Magnesium phosphoricum
- Plötzlicher, pulsierender, brennender Schmerz: Belladonna
- Hervorgerufen durch Ärger: Chamomilla
- Hervorgerufen durch Demütigung: Colocynthis

Ärztlicher Kommentar: Der Nervus trigeminus ist der Hirnnerv, der für die sensible Versorgung des Gesichts verantwortlich ist.

U: Übelkeit bis Umknicken

Übelkeit

Schlüsselhinweis auf ▶ Petroleum (Seite 144): verbunden mit viel Speichel im Mund, gebessert durch Essen, vor allem auf Reisen

▮ Nach Überladung des Magens: Antimonium crudum

▮ Verbunden mit Schwindel, vor allem auf Reisen: Cocculus

▮ Nach einer durchzechten Nacht: Nux vomica

Ärztlicher Kommentar: Es ist sinnvoll, nach verdorbenen Speisen das Erbrechen herbeizuführen, um den Körper von Giften zu entlasten.

Umknicken der Knöchel

▮ Erstmaßnahme: Rhus toxicodendron

▮ Neigung, gelegentlich mit dem Knöchel umzuknicken: Natrium carbonicum

▮ Bei fettleibigen Personen: Calcium carbonicum

Ärztlicher Kommentar: Wenn Knöchel leicht umknicken, ist das eher eine Folge zu schwacher Beinmuskulatur als einer »Bindegewebsschwäche«, weshalb Sie hier mit regelmäßigen Spaziergängen oder Joggen viel bewirken können.

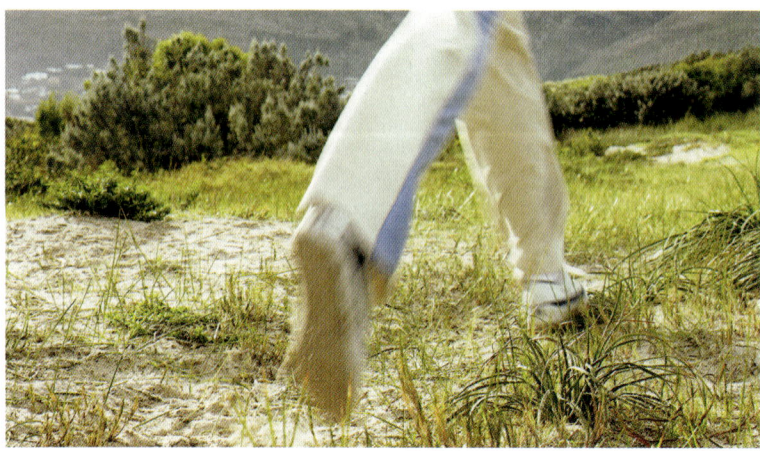

◀ Eine kräftige Beinmuskulatur schützt vor dem Umknicken.

V: Verbrennung bis Vergesslichkeit

Verbrennung

- Erstmaßnahme: Cantharis
- Bei heller Rötung, Anschwellen der Haut und brennendem Schmerz: Urtica urens
- Bei heller Röte, Anschwellen der Haut und stechendem Schmerz: Apis
- Bei dunkler Röte und anhaltenden Schmerzen: Hypericum
- Bei schlechtem Abheilen, mit rohem Fleisch: Causticum

Ärztlicher Kommentar: Sobald die Haut eröffnet ist, sollte sie vom Arzt mit einem sterilen Verband abgedeckt werden, um Infektionen zu vermeiden.

Vergesslichkeit

- Bei Studenten, vom vielen Lernen: Agaricus
- Durch Aufregung vor Prüfungen: Argentum nitricum
- Durch allgemeinen Abbau, auch körperlich: Helleborus
- Durch Überarbeitung: Natrium muriaticum
- Durch Hektik: Nux vomica
- Durch Alkoholmissbrauch: Sulfuricum acidum
- Durch geistige Überforderung: Phosphor

Ärztlicher Kommentar: Vergesslichkeit ist natürliche Folge der heutigen Überfrachtung mit meist nutzlosem Detailwissen. Ob Ihre Vergesslichkeit über das übliche Maß hinausgeht, können Sie beim Neurologen mithilfe eines standardisierten Merktests überprüfen lassen.

Verstopfung *siehe Stuhlgangsbeschwerden, Seite 100*

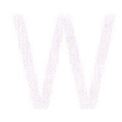

W: Wachstumsstörungen bis Wurmbefall

Wachstumsstörungen

- Kleinwuchs bei rundlichen, langsamen Kindern, die am Kopf schwitzen: Calcium carbonicum
- Kleinwuchs bei rundlichen, langsamen Kindern, die älter wirken als sie sind: Barium carbonicum
- Kleinwuchs bei mageren Kindern mit großem Kopf und vorstehendem Bauch: Silicea

- Hochwuchs bei mageren, sportlichen, launenhaften Kindern: Calcium phosphoricum
- Hochwuchs bei mageren, gebückten, liebenswürdigen Kindern: Phosphorus

Ärztlicher Kommentar: Sollte ein auffallender Kleinwuchs vorliegen, muss der Kinderarzt überprüfen, ob ein Hormonmangel vorliegt.

Wadenkrämpfe

- Mittel der ersten Wahl: Magnesium phosphoricum
- Mittel der zweiten Wahl: Cuprum

Ärztlicher Kommentar: Wadenkrämpfe nach Sport sind meist Ausdruck eines Elektrolytmangels. Entsprechende Mineralsalztabletten zum Auflösen oder Fertigelektrolytlösungen sind in der Apotheke rezeptfrei erhältlich.

Warzen

- Hart und hornig: Causticum
- Weich und am ganzen Körper, vor allem im Genitalbereich: Thuja
- Vor allem an Fingern und Fußsohlen: Sulfur
- Auffallend groß: Nitricum acidum

- Warzen an den Händen bei Jugendlichen: Natrium muriaticum

Ärztlicher Kommentar: Der Erfolg der Warzentherapie stellt sich meist erst nach einiger Zeit heraus, wenn sie einfach abfallen.

Wechseljahresbeschwerden

▮ Dauernd aufgeregt und sehr emotional: Cimicifuga

▮ Mit Neigung, viel zu reden und dabei abzulästern: Lachesis

▮ Mit starker Empfindlichkeit und Neigung, nachtragend zu sein: Natrium muriaticum

▮ Mit der Neigung, aus geringstem Anlass zu weinen: Pulsatilla

▮ Mit Rastlosigkeit, Ungeduld und Überlastetsein: Sepia

▮ Mit innerlichem Hitzestau, es ist Ihnen immer zu warm: Sulfur

Ärztlicher Kommentar: In Asien sind Wechseljahresbeschwerden fast unbekannt. Man vermutet einen Zusammenhang mit der dortigen Ernährungsweise, vor allem mit den sogenannten Phytohormonen in Sojaprodukten.

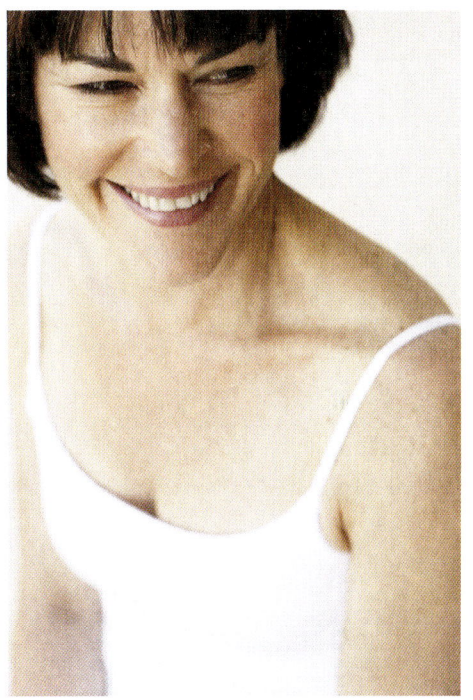

▲ Wechseljahre sind natürlich und müssen kein Problem sein.

Wirbelsäulenbeschwerden

▮ Empfindlichkeit der Wirbelsäule auf Berührung und Druck: Agaricus

▮ Hexenschuss mit Ausstrahlung der Schmerzen ins Bein: Colocynthis

▮ Hexenschuss als stechender Schmerz, in Ruhe kaum spürbar: Bryonia

▮ Hexenschuss durch Überheben, mit Steifigkeit und einem lahmen Gefühl: Rhus toxicodendron

▮ Hexenschuss durch Ärger und Hast: Nux vomica

▮ Rückenschmerzen durch Erschöpfung: Phosphorus

▮ Rückenschmerzen durch Unterleibsbeschwerden: Sepia

Ärztlicher Kommentar: Laut Statistik klagen 90% der Erwachsenen hin und wieder über Schmerzen im Rücken. Erstmalige Beschwerden sollten orthopädisch abgeklärt werden.

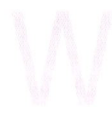

Wochenbettbeschwerden

Schlüsselhinweis auf ▶ Lac caninum (Seite 198): Hassgefühle auf das Kind und den Ehemann, mit Ruhelosigkeit und Waschzwang

▮ Unsicher, launisch und redselig, mit Neigung zum Weinen: Phytolacca
▮ Tiefe Traurigkeit mit Sehnsucht nach Trost: Pulsatilla

Ärztlicher Kommentar: Der sogenannte Baby-Blues ist eine Kombination aus Hormonumstellung und unsicheren Lebensbedingungen für die junge Mutter. Hier kann der Partner durch Ruhe und Fürsorge beruhigend wirken.

Wunde

▮ Frische Platzwunde: Arnica
▮ Frische Schnittwunde: Staphisagria
▮ Frische Stichwunde: Ledum
▮ Verunreinigte Wunde: Silicea
▮ Starke Schmerzen der Wunde: Hypericum
▮ Prickeln und Taubheit: Hypericum
▮ Dunkelrote Verfärbung: Hypericum
▮ Blaurote Verfärbung: Lachesis
▮ Pochende Schmerzen der Wunde: Belladonna
▮ Bluten aus der Wunde: Arnica

▮ Jucken während der Heilung: Urtica
▮ Narbe eitert oder ist wulstig: Silicea

Ärztlicher Kommentar: Größere Wunden gehören in die Hände des Chirurgen, der dann beurteilt, ob sie gereinigt oder genäht werden müssen.

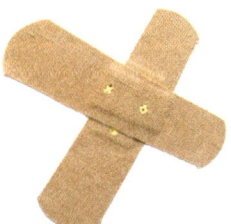

Wurmbefall

Schlüsselhinweis auf ▶ Cina (Seite 162): heftige Unruhe, Schielen der Augen

▮ Nabelkolik durch die Würmer: Spigelia

Ärztlicher Kommentar: Wenn Sie Wurmbefall vermuten, sollten Sie beim Hausarzt eine Stuhlprobe untersuchen lassen. In der Regel wirkt die Gabe eines schulmedizinischen Wurmmittels schnell und effektiv.

Z: Zähne bis Zucken

Zähne

- Zahnschmerzen, aufgetreten durch Zugluft oder kalten Wind: Aconitum
- Pulsierende Zahnschmerzen, mit Gesichtsrötung: Belladonna
- Blitzartig einschießende Zahnschmerzen: Magnesium carbonicum
- Zahnschmerzen, durch Kränkung und Demütigung entstanden: Staphisagria
- Zahnschmerzen, durch Stress und Überlastung entstanden: Nux vomica
- Zahnfistel: Silicea

- Zähneknirschen bei Menschen mit roten Wangen: Belladonna
- Zähneknirschen bei blassen Menschen: Hyoscyamus
- Zähneknirschen bei Menschen mit unruhigen Beinen: Zincum
- Zähneknirschen bei Menschen mit Wurmbefall: Cina

Ärztlicher Kommentar: Zahnschmerzen sollten vom Zahnarzt abgeklärt werden.

Zucken

- Nervös, besser im Schlaf: Agaricus
- Verbunden mit Nervosität, tagsüber: Zincum

Ärztlicher Kommentar: Zucken ist das häufigste Symptom von chronischem Schlafmangel.

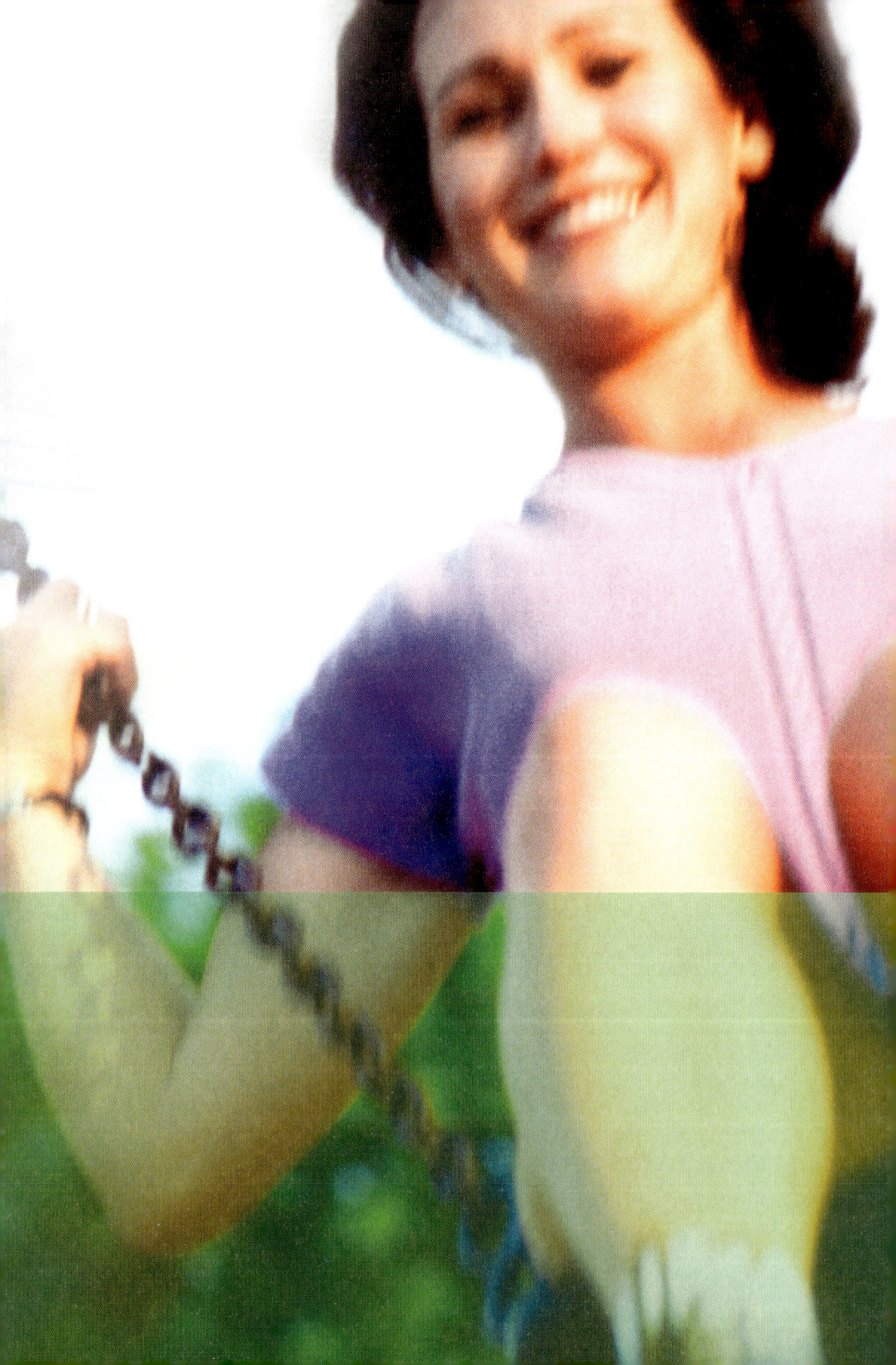

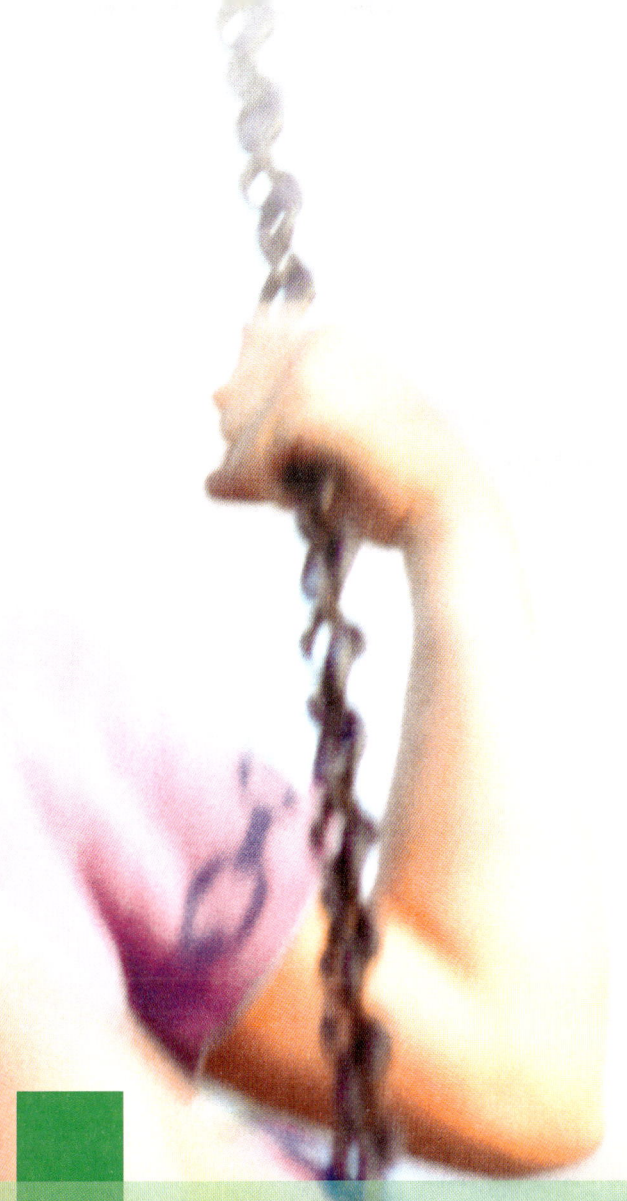

3 Konstitutionsmittel

In diesem Kapitel werden Sie Ihr ganz persönliches Heilmittel finden. Entweder Sie lesen die Beschreibungen hintereinander durch und können sich besonders stark mit einem Mittel identifizieren oder ein Schlüsselhinweis aus dem vorigen Kapitel hat Sie zu diesem Mittel geführt.

Der Weg zum richtigen Mittel

Typische Verhaltensweisen eines Menschen oder charakteristische Beschwerden kann man dazu nutzen, verschiedene Arzneien auszuschließen und so erste Hinweise zu erhalten, die einen zum richtigen homöopathischen Mittel führen. Kreuzen Sie im folgenden Fragebogen an, in welchem Ausmaß die jeweiligen Aussagen auf Sie zutreffen. Auf Seite 115 erfahren Sie, ob Ihr Beschwerdebild am ehesten den Einsatz eines mineralischen, eines pflanzlichen oder eines tierischen Mittels verlangt. Ausgespart sind in diesem Test Nosoden, die aus menschlichen Krankheitsprodukten hergestellt werden. Von diesen Homöopathika existieren noch zu wenige Arzneimittelprüfungen und Behandlungserfahrungen, um ihr Gruppenbild ausreichend klar definieren zu können.

	Stimmt genau!	Kommt drauf an	Stimmt nicht!
Sie sind aus Prinzip pünktlich, manchmal auf die Minute.	🔵	🟢	🔴
Ihre Beschwerden wechseln sehr häufig den Ort sowie die Ausprägung und können von Tag zu Tag völlig anderen Beschwerden Platz machen.	🟢	🔴	🔵
Die Welt ist für Sie ein Ort, an dem das Gesetz gilt: fressen und gefressen werden.	🔴	🟢	🔵
Bei Auseinandersetzungen mit anderen Menschen fällt Ihnen auf, dass Sie stark schwitzen.	🔴	🟢	🔵
Sie sind sehr empfindsam und empfindlich.	🟢	🔴	🔵
Ihre Beschwerden treten immer zu denselben Zeiten auf.	🔵	🟢	🔴
Sie haben das Gefühl, sich bei Menschen auf nichts verlassen zu können.	🔴	🟢	🔵

	Stimmt genau!	Kommt drauf an	Stimmt nicht!
Sie tragen gerne farbenprächtige Kleidung und bunten Schmuck.	🟢	🔴	🔵
Sie sind mitfühlend und weinen und lachen gern mit anderen.	🟢	🔴	🔵
Wenn Sie in Ihrem Ehrgefühl verletzt werden, entwickeln Sie körperliche Beschwerden.	🟢	🔴	🔵
In angespannten Situationen reagieren sie eher vernunftbetont.	🔵	🔴	🟢
Ihr Gesicht ist eher blass, Sie erröten fast nie.	🔵	🟢	🔴
Sie werden mitunter von unerklärlichen Ängsten gequält, und das auch an Tagen ohne besondere Belastungssituationen.	🔴	🟢	🔵
Sie haben körperliche Beschwerden von heftigem Charakter, die nach einer Weile wieder vollständig verschwinden.	🔴	🟢	🔵
Ihre Beschwerden sind sehr stark von der Jahreszeit und ihren klimatischen Bedingungen abhängig.	🟢	🔵	🔴
Sie machen Ihr eigenes Verhalten davon abhängig, wie sich geliebte Personen in Ihrer Umgebung verhalten.	🟢	🔴	🔵
Sie treten fast jedem Menschen mit dem Gefühl entgegen, damit einen Wettstreit einzugehen.	🔴	🟢	🔵
Wenn Sie verletzt werden, kann das in Ihnen Hass bis zum Vernichtungswillen hervorrufen, und Sie können durchaus auch tätlich Rache üben.	🔴	🟢	🔵

	Stimmt genau!	Kommt drauf an	Stimmt nicht!
Sie neigen dazu, die Handlungen von Menschen zu analysieren und Fehlgriffe zu erklären und können dabei auch Ihre Frustrationsgefühle abbauen.	🔵	🔴	🟢
Sie sprechen deutlich und stellen Ihre Gedanken klar und strukturiert dar.	🔵	🔴	🟢
Sie nehmen schon beim Betreten eines Raums sehr feinfühlig «Schwingungen» zwischen den Menschen wahr und können gut darauf eingehen.	🟢	🔵	🔴
Es fällt Ihnen schwer, auf die Gefühle anderer Menschen Rücksicht zu nehmen.	🔴	🟢	🔵
Als Autofahrer sind Sie eher schnell und mitunter riskant unterwegs.	🔴	🔵	🟢
Wenn Sie mit anderen streiten, werden Sie schnell laut und manchmal sogar handgreiflich.	🔴	🟢	🔵
Sie leben vor allem für Ihren Beruf und Ihre Karriere, die Sie mit Geduld und Bedacht vorantreiben.	🔵	🟢	🔴
Manche Menschen werfen Ihnen vor, launisch zu sein und zu sehr in den Tag hinein zu leben.	🟢	🔴	🔵
Sie bevorzugen Sportarten, die man allein betreiben kann, und streben dabei nicht nach Höchstleistungen, sondern nach Fitness.	🔵	🟢	🔴
Sie empfinden das Gefühl, zu gewinnen, als sehr aufregend.	🔴	🟢	🔵

	Stimmt genau!	Kommt drauf an	Stimmt nicht!
Sie bevorzugen lange Partnerschaften, idealerweise eine früh eingegangene Ehe, die bis zum Tod hält.	🔵	🟢	🔴
Sexualität ist für Sie oft wichtiger als Pflichtgefühl.	🔴	🟢	🔵
Sie sind leidenschaftlich in der Liebe und rachsüchtig, wenn Sie betrogen werden.	🔴	🟢	🔵
Es fällt Ihnen schwer, sich in einer Stadt zu orientieren, selbst wenn Ihnen viele Elemente schon vertraut sein sollten.	🟢	🔴	🔵
Am Arbeitsplatz wirft man Ihnen vor, mehr am Erringen von Machtpositionen als an Leistung interessiert zu sein.	🔴	🔵	🟢
In Ihrem Leben stehen Pflichten und die Erfüllung Ihrer sozialen Rolle im Vordergrund.	🔵	🔴	🟢
Ihnen wird öfters der Vorwurf gemacht, unverlässlich zu sein.	🟢	🔴	🔵
Ihr Körpergewicht schwankt sehr stark.	🟢	🔴	🔵
Sie wechseln häufig den Arbeitsplatz, vor allem, weil Sie sich schnell langweilen.	🔴	🟢	🔵
Sie können aus einer Gefühlsaufwallung heraus etwas Wertvolles zerstören, das Sie in mühevoller Arbeit aufgebaut haben.	🔴	🟢	🔵
Sie sind kreativ aus einem Grundbedürfnis heraus, selbst wenn Sie dabei nie künstlerischen Erfolg haben sollten.	🟢	🔴	🔵
Sie könnten ohne den regelmäßigen Aufenthalt in der freien Natur nicht leben.	🟢	🔴	🔵

113

	Stimmt genau!	Kommt drauf an	Stimmt nicht!
Wenn Sie eine Sprache lernen, ist es Ihnen wichtig, sie erst grammatikalisch gut zu beherrschen, bevor Sie überhaupt zu sprechen beginnen	🔵	🔴	🟢
Eine Partnerschaft ist für Sie vor allem eine Vertrauensgemeinschaft, in der jeder seine Pflichten und Aufgaben hat.	🔵	🟢	🔴
Sie haben sich schon häufiger durch unbedachtes Verhalten selbst geschadet.	🔴	🟢	🔵
Sie pflegen einen weitläufigen Freundeskreis.	🔵	🟢	🔴
Zu arbeiten und dabei Leistung zu erbringen ist für Sie ein Wert an sich und kann auch zum Selbstzweck werden.	🔵	🔴	🟢
Es fällt Ihnen schwer, wirklich autonom zu handeln – zu allererst nehmen Sie Rücksicht auf andere.	🔵	🟢	🔴
Sie haben das Gefühl, dauernd um Ihr Leben kämpfen zu müssen, und spüren mitunter Todesnähe.	🔴	🟢	🔵
Sie bemühen sich um ein gutes Verhältnis zu Ihren Eltern und kümmern sich auch um deren Belange.	🔵	🟢	🔴
Sie halten Traditionen für wichtig und pflegen sie auch.	🔵	🔴	🟢
Man hat Ihnen schon öfter Taktlosigkeit vorgeworfen.	🔴	🟢	🔵

Auswertung:

Bei welcher Farbe haben Sie die meisten Punkte erhalten? In dieser Gruppe finden Sie mit hoher Wahrscheinlichkeit das von Ihnen benötigte Mittel. Wenn Sie in jeder Gruppe fast die gleiche Punktzahl haben, ist dies ein Hinweis darauf, dass Sie so ausgeglichen sind, dass Sie keine Therapie brauchen. Je größer das Ungleichgewicht der Punkte, desto klarer ergibt sich die Notwendigkeit einer homöopathischen Therapie.

● Mineralische Mittel

Menschen, die homöopathisch zubereitete mineralische Mittel brauchen – Salze, Metalle und andere anorganische Verbindungen –, führen ein strukturiertes Leben. Sie haben in der Regel einen klaren Tagesablauf mit Aufgaben und Pflichten, die sie gerne erfüllen. Manchmal vergessen sie dabei ihre körperlichen Bedürfnisse, auch Emotionales, Spaß und Spiel kommen dann zu kurz. Diese Menschen bilden das Rückgrat jeder organisierten Gesellschaft, in der sie wichtige Funktionen übernehmen und über viele Jahre ausüben.

● Pflanzliche Mittel

Menschen, bei denen pflanzliche Homöopathika zur Anwendung kommen, zeichnen sich durch Emotionalität aus, die insbesondere bei den Giftpflanzen stark ausgeprägt sein kann. Sie legen großen Wert auf ihr Äußeres, wollen anerkannt und geliebt werden, können diese Ziele aber selten über eine längere Strecke verfolgen. Sie sind stark beeinflusst von den Zyklen der Natur – vor allem Jahreszeiten und Wetterlage –, aber auch von den hormonellen Zyklen des Körpers. Krank werden sie vor allem durch unerwünschtes Verhalten von anderen. Meist sind es schöne, kreative und musisch begabte Menschen, die von homöopathisch aufbereiteten Pflanzen profitieren.

● Tierische Mittel

In diese Gruppe gehören unter anderem Gifte, die zur Bekämpfung von anderen Tieren im Überlebenskampf eingesetzt werden. Homöopathika aus Tierbestandteilen helfen vor allem Menschen, die den Kampf, die Auseinandersetzung mit anderen zum Erringen von gesellschaftlicher Anerkennung und Macht suchen. Es sind Menschen, die vor allem dann krank werden, wenn sie diese Kämpfe verlieren. Sie sind »aggressiver« als Menschen aus den anderen Arzneimittelgruppen und haben auch weit heftigere Beschwerden.

Was genau ist ein Konstitutionsmittel?

Wenn ein Gesunder eine Arznei einnimmt und in den folgenden Tagen und Wochen jedes neue und ungewöhnliche Symptom notiert, von dem er annimmt, dass es eine Wirkung der Arznei ist, erhält er eine Sammlung von Beschwerden, die man das »Arzneimittelbild« nennt. Manche Menschen klagen über eine Summe von Beschwerden, die in wesentlichen Teilen mit dem Arzneimittelbild X identisch ist, ohne dass sie je mit dieser Arznei in Kontakt gekommen sind. In diesem Fall ist die Verfasstheit oder Konstitution, die diese Beschwerden hervorgebracht hat, »von selbst« entstanden ist. Hat man so einen Fall vorliegen, den man auch Konstitutionstyp nennt, ist anzunehmen, dass er mit der Arznei X homöopathisch geheilt werden kann, die dadurch zu seinem Konstitutionsmittel wird.

Einnahmehinweise zu den Konstitutionsmitteln

▌ Wenn Sie sich nun in einem der folgenden Mittel besonders stark wiederfinden, wäre das eine gute Gelegenheit, es über einige Tage in der Potenz D12 auszuprobieren.

Lassen Sie jeweils 5 Globuli abends vor dem Schlafengehen im Mund zergehen. Achten Sie darauf, dass Sie die Globuli nur einnehmen, wenn kein anderer Geschmack im Mund ist. Besonders ätherische Öle können die Wirkung homöopathischer Arzneien stören.

▌ Hat dieses Vorgehen Verbesserungen gewisser Beschwerden gebracht, können Sie das Mittel in der Potenz C30 probieren.

Man tut dies einmalig und wartet dann wenigstens eine Woche ab, um zu sehen, was sich tut.

▌ Haben Sie mit der C30 Erfolg gehabt, können Sie nach einigen Wochen die einmalige Dosis einer C200 des Mittels versuchen, um noch tiefere Wirkungen zu erzielen.

Im Allgemeinen kann die D12 körperliche Beschwerden lösen und die C30 im Gefühlsbereich große Wirkung erzielen. Die C200 ist dazu angetan, eine tiefgehende Neuorientierungen im geistig-seelischen Bereich auszulösen.

Mineralische Arzneien

Struktur und Ordnung sind charakteristische Stichworte für Menschen, die Mineralien zugeordnet werden können. Sie stehen auf dem »Boden der Tatsachen«, haben klare Ziele, denken nüchtern und bodenständig, handeln geordnet und sind pünktlich und beharrlich. Bei einigen mineralischen Substanzen zeigen sich charakteristische Gemeinsamkeiten:

Kaliumsalze (Kalium bichromium bis sulfuricum): Das Hauptthema dieser Menschen ist die Einhaltung von Recht und Ordnung. Was die anderen denken, bestimmt ihr Leben. Um sich einen untadeligen Ruf zu erhalten, sind sie bereit, alles zu geben. Viele von ihnen verschreiben sich einer Ideologie, der sie ihr ganzes Leben widmen. Einen ähnlichen Einsatz fordern sie auch von ihrer Umgebung. Nachdem das Leben bunt und unberechenbar ist, zeigen sich Krankheitszeichen bei diesen Menschen immer dann, wenn sie ihre Vorstellung von richtig und falsch nicht umsetzen können. Dann zeigen sich meist zwanghafte Störungen.

Kalziumsalze (Calcium carbonicum, Calcium phosphoricum, Calcium fluoratum): Hier steht das Thema Sicherheit im Vordergrund. Es sind häusliche Menschen, die sich nicht gern im Freien aufhalten oder reisen, weshalb sie im fortgeschrittenen Alter häufig zu Leibesfülle neigen. Es sind gute Eltern und warmherzige Partner, die manchmal ein bisschen zu weich und widerstandslos agieren und um des lieben Friedens willen auch falsche Kompromisse eingehen. Sie erkranken immer dann, wenn Sicherheit in ihrem Leben wegbricht – durch existenzielle Not oder den Tod einer geliebten Person.

Metalle (Alumina, Argentum, Aurum, Cuprum, Ferrum, Mercurius, Platinum, Plumbum, Zincum): Allen gemeinsam ist Härte und Entschiedenheit im Auftreten, ein ausgeprägter Sinn für Macht und Besitztum und die Fähigkeit, als Anführer aufzutreten. Metall-Typen sind immer etwas »außerge-

▼ Calcium fluoratum

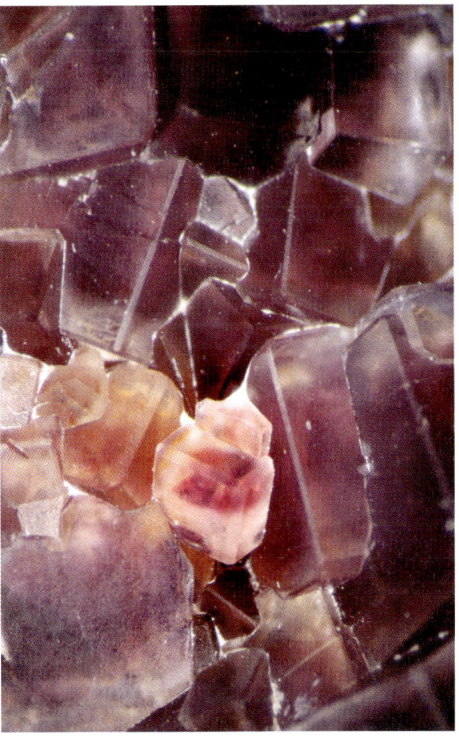

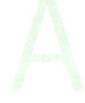

wöhnlich« und finden sich deshalb häufig in gehobener Stellung, wo sie durch ein würdevolles Äußeres oder Wortgewandtheit beeindrucken.

Natriumsalze (Natrium carbonicum bis sulfuricum): Diese Menschen fühlen sich nur dann wohl, wenn sie sich durch Einsatz und Leistung im Beruf oder in der Freizeit beweisen können. Sie leben dann auf, wenn sie für ihr Geschick gelobt werden. Es sind pragmatisch veranlagte Naturen, bei denen nur das Resultat zählt, nicht, wie man es erreicht. Musisch veranlagt, auf Harmonie bedacht und einfühlsam im Gespräch gehören sie zu den recht angenehmen Zeitgenossen.

Säuren (Arsenicum album, Fluoricum acidum, Nitricum acidum, Phosphoricum acidum, Sulfuricum acidum). Alle diese Mittelbilder entstehen als Resultat eines lang anhaltenden, krank machenden Prozesses und helfen in homöopathischer Aufbereitung bei Schwäche, Mutlosigkeit und Kälteempfindlichkeit. Sehr häufig hilft bei einem früheren Phosphor-Typ die Gabe von Phosphoricum acidum und bei einem früheren Sulfur-Typ die Gabe von Sulfuricum acidum. Ähnliche Verwandtschaftsverhältnisse findet man bei Fluoricum acidum und Calcium fluoratum sowie bei Nitricum acidum und Kalium nitricum.

Alumina (Tonerde) *Die zarte Verwirrte*

Eine Aluminiumvergiftung lähmt das Denkvermögen – und ebenso geht es Menschen, die Aluminium als homöopathische Arznei brauchen. Sie verlieren das Gefühl dafür, wer sie sind, und haben ihre Individualität verloren. Wenn man sie fragt: »Was willst du eigentlich?« Sind sie ratlos. Es sind Menschen mit Ängsten bis hin zu Panikattacken depressive Menschen, die gerne sagen: Ich bin niemand. Aus Verzweiflung können sie sich selbst, aber auch anderen Gewalt antun. Diese Störung befällt fast nur Frauen und dort die Zarten, Nachgiebigen, die durch Einsamkeit und Enttäuschungen mutlos werden. Körperliche Hinweise sind trockene Schleimhäute, die Neigung zu hochgradiger Verstopfung bei relativ weichem Stuhlgang und morgendlicher Schwindel, der sich beim Schließen der Augen verstärkt.

- Wodurch diese Konstitution entsteht: frühe Einsamkeit und soziale Verwahrlosung
- Typische Merkmale: magere, vertrorene Menschen ohne Lebenswärme
- Stärken: sensibel, rücksichtsvoll
- Schwächen: leicht erschöpfbar, unbeständig
- Bevorzugte Tätigkeiten: einfache Tätigkeiten als Landwirt oder Gärtner
- Bevorzugte Partner: starke Menschen mit Eigeninitiative, durch die sie sich beschützt fühlen
- Im gesunden Zustand: liebevolle, nachsichtige Menschen, die sehr heimatverbunden sind
- Achillesferse: Gehirn und Darm
- Erkrankt leicht an: Demenz, Verstopfung
- Verwandte Mittel: Barium carbonicum, Conium, Bryonia

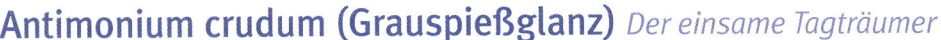
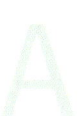

Antimonium crudum (Grauspießglanz) *Der einsame Tagträumer*

Dieses Mineral bildet lange, spitze Stacheln – ebenso, wie die Menschen, die es als homöopathische Arznei brauchen: Sie zeichnen sich aus durch Härte, Unerbittlichkeit und die Neigung, sich abzugrenzen. Sie sind von der Realität enttäuscht, schotten sich ab und errichten sich eine eigene, ideale Welt, in der sie gegen alle Widerstände leben. Sie führen häufig unglückliche Liebesbeziehungen, da sie unrealistische, überhöhte Ansprüche an den Partner stellen. Seelische Konflikte legen sich vornehmlich auf den Magen oder den Darm. Häufig sind Erbrechen und Magenschleimhautentzündung, wobei hier auch die Neigung mitspielt, sich durch überreichliches Essen eine Linderung zu verschaffen. Auffallend häufig finden sich auch Verhornungsstörungen der Haut.

▍ Wodurch diese Konstitution entsteht: frühes Ausgestoßenwerden und Abgelehntsein von den Menschen

▍ Typische Merkmale: weiß belegte Zunge, Zorn bei Berührung, erträgt es nicht, angesehen zu werden
▍ Stärken: gefühlig, romantisch, sinnlich
▍ Schwächen: sentimental, pessimistisch, grob
▍ Bevorzugte Tätigkeiten: Berufssoldat, Mönch
▍ Bevorzugte Partner: schöne, begabte Menschen, die sich idealisieren lassen
▍ Im gesunden Zustand: fleißige, belastbare Menschen, die im Beruf ihren Mann/ ihre Frau stehen
▍ Achillesferse: Magen und Darm, Haut
▍ Erkrankt leicht an: Magenschmerzen, Aufstoßen und Übelkeit, Dornwarzen, Hühneraugen, dicke, eingerissene Fingerspitzen und Fingernägel
▍ Verwandte Mittel: Bryonia, Pulsatilla, Lycopodium, Sulfur

Argentum nitricum (Höllenstein) *Die gebrochene Gallionsfigur*

Silber ist ein Edelmetall, hart, glänzend und wertvoll. Menschen, die von homöopathischem Silber und seinen Salzen gestärkt werden, fallen im Alltag dadurch auf, dass sie ihren Weg unbeirrt gehen und dabei Besonderes leisten und Eindruck machen. Es sind Klassenbeste und Schulsprecher, die ihre Berufsausbildung mit Auszeichnung abschließen und danach in ihrem Fach zu den Besten gehören. Wenn nun diese Anlagen vorhanden sind, die Realität jedoch hinter diesem Anspruch hinterherhinkt, dann kann es zur Ausbildung der Argentum-nitricum-Konstitution kommen, die sehr stark von Ängsten geprägt ist. Hinweise darauf, dass dieses Mittel gebraucht wird, sind Erkrankungen im Bereich der Darstellungsorgane, also Kehlkopf, Zunge, Lippen, Gesicht, Arme sowie die Sorge, dass diese sich als zu schwach erweisen könnten, beispielsweise ein Sänger, der jeden Gedanken daran verwendet, wie er durch

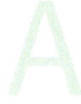

Schlafrhythmus, Raumtemperatur und Luftfeuchtigkeit den Klang seiner Stimme erhalten kann. Seelische Belastungen erzeugen Kehlkopfschmerzen oder Heiserkeit, vor allem aber Ängste: Lampenfieber, Prüfungsangst, Aberglaube, Platzangst, Höhenangst, Angst vor dem Alleinsein. Typisch ist auch die Neigung zu dunkler Kleidung und kräftigem Metallschmuck.

- Wodurch diese Konstitution entsteht: Klassenbewusstsein der Eltern, die überhöhte Erwartungen an ihr Kind stellen
- Typische Merkmale: Lampenfieber, Ängste vor Menschenmassen, engen Aufzügen, hoch gelegenen Aussichtspunkten.
- Stärken: wortgewandt, phantasievoll

- Schwächen: ängstlich, exzentrische Ideen, verantwortungsscheu
- Bevorzugte Tätigkeiten: Schauspieler, Moderator, Rechtsanwalt
- Bevorzugte Partner: starke, verlässliche Menschen, die ihnen im Alltag zur Seite stehen
- Im gesunden Zustand: heiter, herzlich, kontaktfreudig
- Achillesferse: Kehlkopf, Darm
- Erkrankt leicht an: Heiserkeit mit Stimmverlust, Bindehautentzündung, Blähungen mit Auftreibung des Bauchs, Depressionen
- Verwandte Mittel: Lycopodium, Pulsatilla, China

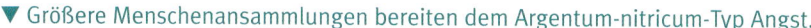

▼ Größere Menschenansammlungen bereiten dem Argentum-nitricum-Typ Angst.

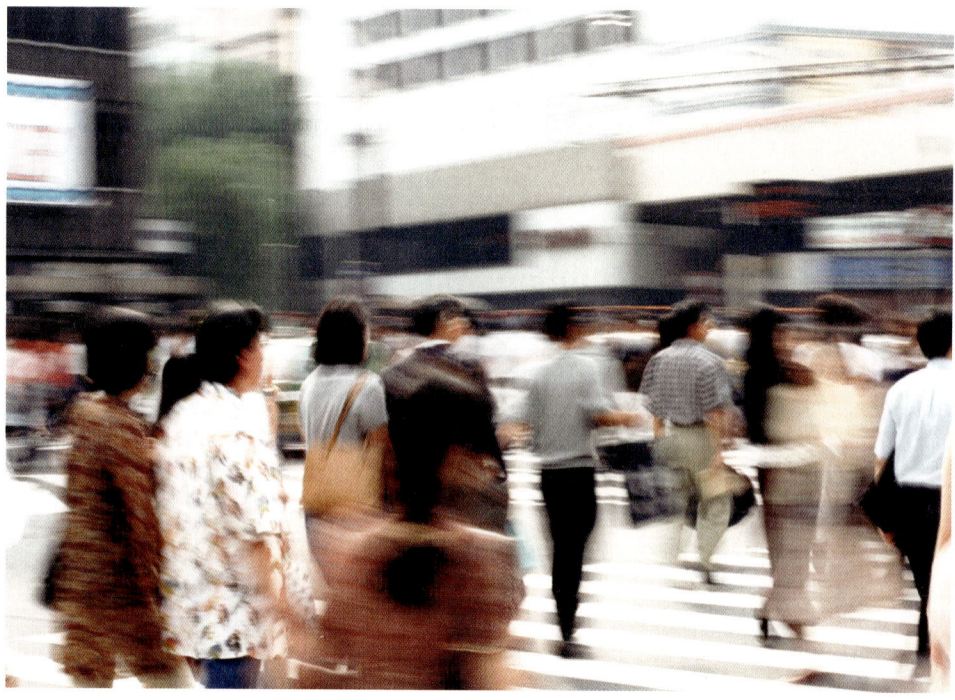

Arsenicum album (Weißes Arsenik) *Der misstrauische Experte*

Von Arsen ist allgemein bekannt, dass es sich dabei um ein geschmackloses und geruchloses Gift handelt, das in hoher Dosis tödlich wirkt. Im Mittelalter verabreichte man es Pferden, die darauf feuriger auftraten und ein glänzendes Fell bekamen. Auf dieser Tradition fußt wahrscheinlich auch der in manchen Balkanländern geübte Brauch, Arsenik als Aufputschmittel zu gebrauchen. Die Wirkung erinnert etwas an die euphorisierende Kraft von Kokain.

▌ Wie alle Säuren dient auch Weißes Arsenik in homöopathischer Aufbereitung als Mittel gegen Schwäche, Mutlosigkeit und Kälteempfindlichkeit.

Das Besondere an Arsen sind die starken Angstgefühle dieser Menschen und ihre Neigung, brennende Beschwerden zu entwickeln, die sich paradoxerweise durch Wärmeanwendungen lindern lassen. Als Persönlichkeitstyp sind es sorgfältige Menschen, mitunter genau bis zur Pingeligkeit, die keine Bedenken haben, anderen Menschen ihren Lebensstil aufzuzwingen. Als Arzt erkennt man den Arsenicum-album-Typ daran, dass er schon beim ersten Besuch ganz klar und mit einer gewissen liebenswürdigen Strenge sein Missfallen über die Praxisausstattung, den Reinlichkeitsgrad oder den Umgangston des Personals äußert. Die Kritik, die er anbringt, ist allerdings meist zutreffend und ein Beispiel für den Sinn für Realität und Qualität, der diese Menschen auszeichnet, weshalb man sie sehr häufig als Kenner oder Fachmänner zu Rate zieht. Sie tragen saubere, gut geschnittene Kleidung, doch da sie sehr sparsam sind, kann diese durchaus etwas abgewetzt sein, wird aber mit Würde getragen. Durch ihre Ängstlichkeit sind Arsenicum-album-Typen gelegentlich recht argwöhnisch. Es fehlt ihnen das Urvertrauen, sie rechnen mit Missgeschicken und fürchten alles Neue, da sie hier Chancen und Risiken noch nicht richtig abschätzen können. Wenn sie unter Druck stehen, werden die Ängste so quälend, dass sie rastlos auf und ab gehen und die kleinste Änderung des Körpers für ein Krebssymptom halten.

▌ Wodurch diese Konstitution entsteht: strenge Erziehung in Armut mit erhöhten Erwartungen der Eltern
▌ Typische Merkmale: ständige Furcht vor Einsamkeit, Dieben und Mördern, quälende Furcht vor Krankheit und Tod
▌ Stärken: geschäftstüchtig, Begabung zu analytischem Denken
▌ Schwächen: sparsam bis zum Geiz, ängstlich bis zur Hypochondrie
▌ Bevorzugte Tätigkeiten: Steuerberater, Jurist, Buchhalter
▌ Bevorzugte Partner: häusliche, warme Naturen, die alles nicht so wichtig nehmen
▌ Im gesunden Zustand: geschäftstüchtig, fleißig, verlässlich und großzügig
▌ Achillesferse: Bronchien und Lunge
▌ Erkrankt leicht an: Asthma, Lungenentzündung, Magenschleimhautentzündung, Kopfschmerzen
▌ Verwandte Mittel: Sulfuricum acidum, Veratrum album

121

B

Aurum metallicum (Gold) *Der gewissenhafte Herrscher*

Die Seelen der Menschen, die homöopathisches Gold brauchen, sind mit diesem Edelmetall in jeder Hinsicht verbunden. Sie haben »ein Herz aus Gold«, sind gewissenhaft und verlässlich bis zur Selbstaufgabe. Sie sind geschäftstüchtig, da sie den Wert des Geldes kennen, und äußerst fleißig. Sie haben im Beruf einen klaren Blick für Qualität und erreichen dabei jene Perfektion, die man nicht zu Unrecht Goldstandard nennt. Sie sind mehr als sie scheinen, das macht ihren Adel aus. Körperlich eher gedrungen, dunkle Haare, ein dunkelrotes, strenges Gesicht mit unnahbaren Zügen, ein kerniges Temperament – das ist eine häufige Erscheinungsform dieses Konstitutionstyps. Er neigt zu Herz- und Gefäßkrankheiten sowie hohem Blutdruck, was früher oder später in verstopften Herzkranzgefäßen mit Herzinfarkt mündet. Überhaupt sind die Krankheiten, die ein Aurum-Typ entwickelt eher von zerstörerischer Art. Seelisch kann eine Depression auftreten, die, sobald der Lebenssinn verlorengegangen ist, nicht selten in Selbstmord endet.

▌ Wodurch diese Konstitution entsteht: frühe Übernahme von Verantwortung für die Familie, meist durch den Tod des Vaters oder den wirtschaftlichen Zusammenbruch des Familienbetriebs

▌ Typische Merkmale: Knollennase, Bluthochdruck, Knochenschmerzen

▌ Stärken: fleißig, tüchtig, gewissenhaft, verantwortungsvoll

▌ Schwächen: strenge, Ernsthaftigkeit, Alkoholismus, Depression

▌ Bevorzugte Tätigkeiten: Führungspositionen wie Chefkellner, Spitzenmanager oder Firmengründer

▌ Bevorzugte Partner: liebevolle, fleißige Menschen, die ihnen eine Stütze in Familie und Beruf sein können

▌ Im gesunden Zustand: strahlend, einfühlsam, liebevoll konsequent

▌ Achillesferse: Herz und Gefäße

▌ Erkrankt leicht an: Bluthochdruck, Herzinfarkt, Schlaganfall

▌ Verwandte Mittel: Mercurius, Natrium muriaticum, Nux vomica

Barium carbonicum (Kohlensaure Schwererde) *Der gutmütige Nachzügler*

Typisch für Menschen, die dieses Mittel brauchen, ist eine Entwicklungshemmung auf mehreren Ebenen. Sie können körperlich, geistig oder seelisch im Wachstum zurückgeblieben sein und befinden sich deshalb nicht selten lebenslang in der Abhängigkeit von anderen. Da ist immer jemand, der für sie die meisten Aufgaben übernimmt, ihnen sagt, was sie zu tun haben und ihre Ängste und Unsicherheiten beschwichtigt. Grundlagen hierfür sind Unreife, das Gefühl, dem Leben nicht gewachsen zu sein, aber auch Verschlossenheit. Sie scheinen einen schweren Panzer zu tragen, durch den Ereignisse nur wenig durchdringen. Dass sie im Lernen zurückbleiben, hat aber auch mit ihrer großen Scham zu tun. Für sie gibt es keine größere Angst, als bei

Missgeschicken ausgelacht zu werden. Es sind gutmütige Menschen, die nie einen Streit anfangen würden. Äußerlich erinnern sie im Erwachsenenalter oft noch an Teenager, haben Akne und neigen zu Schwellungen der Lymphknoten im Bereich des Halses. Typisch sind häufig wiederkehrende Atemwegserkrankungen, früher Verlust der Kopfhaare bei Männern, Fettgewebsgeschwülste sowie das sehr zögerliche Heilen von Wunden.

▌ Wodurch diese Konstitution entsteht: Folgen einer schweren Geburt, mangelnde Bildungsmöglichkeiten, Bevormundung durch Eltern und Partner
▌ Typische Merkmale: kurze Finger und Zehen, kurzer Hals, dicke Lippen

▌ Stärken: liebenswürdig, fügsam, heimatverbunden
▌ Schwächen: schüchtern, voller Scham, wenig Selbstvertrauen
▌ Bevorzugte Tätigkeiten: Bauer, Gärtner, Masseur
▌ Bevorzugte Partner: Menschen, die eine mütterliche bzw. väterliche Rolle übernehmen und geschäftstüchtig sind
▌ Im gesunden Zustand: ruhige, häusliche Menschen, die sich bevorzugt im Familienkreis aufhalten
▌ Achillesferse: Kopfbereich, Nasennebenhöhlen, Lymphsystem
▌ Erkrankt leicht an: Ohnmachten, Erkältungen, Haarausfall, Arteriosklerose
▌ Verwandte Mittel: Kalium phosphoricum, Lycopodium, Pulsatilla, Silicea

Calcium carbonicum (Kalziumkarbonat aus Austernschalen) *Der hartnäckige Sesshafte*

Kalzium ist jene Substanz, mit der sich Tiere in Form von Schneckenhäusern oder Panzern gegen Angreifer wappnen können, die aber auch bei Geweihträgern sowohl als Statussymbol als auch gefährliche Waffe dienen. Menschen nutzen kalziumhaltige Steine, um sich Häuser oder Schutzwälle zu bauen und sich gegen Gefahren abzuschotten. Es ist der Stoff, der Menschen sesshaft gemacht und Heimat geschaffen hat. Calcium carbonicum als wichtigstes homöopathisches Kalziumsalz vermag wie keine andere Arznei Sicherheit, Stabilität und Heimatgefühl zu vermitteln. Es eignet sich besonders für Menschen, die von Ängsten geplagt werden, die von einem Mangel an diesen Werten herrühren. Kalzium härtet im Körper Knochen und Bindegewebe, und es scheint fast, als hätten diese Menschen eine Kalziumverwertungsstörung. Sie leiden schnell an Knochenerweichung, haben weiches Binde-

▼ Austernschalen

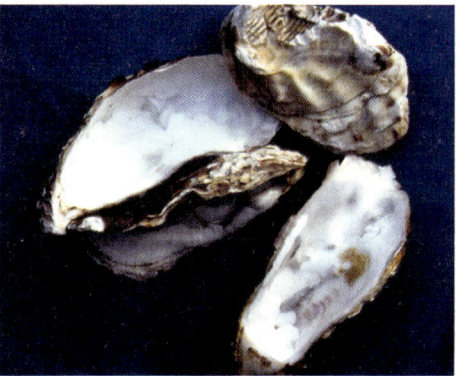

gewebe und schaffen sich früh einen Schutzpanzer aus Fettgewebe, um dieses Manko wettzumachen. Typische Beschwerden sind Übergewicht mit Atemnot, stechende Kopfschmerzen rechts bis zur Migräne, sauer riechender Schweiß, Neigung zu Schwindel und leichte Erschöpfbarkeit.

- Wodurch diese Konstitution entsteht: eine behütete Kindheit mit viel Wärme
- Typische Merkmale: feuchtkalte Hände, leichtes Umknicken der Fußknöchel, chronisch verstopfte Nase
- Stärken: menschliche Wärme, Verlässlichkeit, Fleiß
- Schwächen: Ängste, mangelnde Belastbarkeit, Trägheit
- Bevorzugte Tätigkeiten: Koch, Bäcker, Gastwirt
- Bevorzugte Partner: Menschen, die ebenfalls heimatverbunden und eher häuslich sind
- Im gesunden Zustand: ein Fels in der Brandung
- Achillesferse: Gehirn, Bindegewebe
- Erkrankt leicht an: Schlaflosigkeit, Bluthochdruck, Arteriosklerose, Übergewicht
- Verwandte Mittel: Barium carbonicum, Graphites

Calcium fluoratum (Flußspat) *Die zierliche Schutzbedürftige*

Der Zahnschmelz des Menschen ist durch die stabile Verbindung von Kalzium und Fluor die härteste Substanz im Körper. Homöopathisch setzt man Calcium fluoratum bei Menschen ein, die alle Zeichen eines Calcium-carbonicum-Typs haben, aber gar nicht so aussehen. Im Gegensatz zum Calcium-carbonicum-Typ, der im kranken Zustand ein bisschen an eine Schnecke ohne Panzer erinnert, ist der Calcium-fluoratum-Typ sehr zart gebaut mit schlaffem Bindegewebe, Neigung zu Krampfadern und einer auffallenden Querfältelung der Unterlider der Augen am inneren Lidwinkel. Es scheint fast so, als könnten diese Menschen ihr Bedürfnis nach Schutz und Sicherheit nicht dadurch lösen, indem sie Gewicht zunehmen. Auch im Körper findet sich eine auffallende Schutzlosigkeit des Bindegewebes mit Neigung zu Leisten- oder Nabelbrüchen oder Bandscheibenvorfällen. Sie finden es auch schwierig, mit dem Alltag und seinen Anforderungen zurechtzukommen und können schon bei der Aufgabe, eine Banküberweisung zu tätigen, verzweifeln. Deshalb stehen existenzielle Ängste im Vordergrund ihrer Gedanken, und das selbst bei großem Wohlstand.

- Wodurch diese Konstitution entsteht: plötzlicher Verlust von Schutz und Sicherheit
- Typische Merkmale: dunkle Ringe unter den Augen, blasse Haut
- Stärken: mitfühlend, zärtlich, anschmiegsam
- Schwächen: ängstlich, pessimistisch, wenig belastbar
- Bevorzugte Tätigkeiten: Verwaltungsangestellte, Verkäuferin
- Bevorzugte Partner: kräftige, durchsetzungsfähige Naturen mit einem sicheren Job

- Im gesunden Zustand: anmutig, herzlich, ein richtiger Familienmensch
- Achillesferse: Bindegewebe, Rücken
- Erkrankt leicht an: Schlaffheit der Haut, Narbenbrüchen, Bandscheibenbeschwerden
- Verwandte Mittel: China, Carbo animalis, Graphites

Calcium phosphoricum
(Phosphorsaurer Kalk) *Die liebevolle Schutzbedürftige*

Calcium phosphoricum wird gerne gegeben bei jungen Menschen und Frauen – schlanken Personen mit blasser Haut und hellem Haar, die gerne Sport treiben und zu körperlicher Unruhe und Gefühlsausbrüchen neigen. Calciumphosphat ist jene Substanz, die die Knochen härtet und dem Körper Stabilität verleiht, und gerade eine erhöhte seelische Empfindlichkeit in Verbindung mit Schutzbedürfnis ist das typische Erscheinungsbild einer Störung, bei der diese Arznei angebracht ist.

- Viele Kinder mit Unruhe, Rastlosigkeit und Aufmerksamkeitsstörung, besonders nach Wachstumsschüben, profitieren von der Gabe von Calcium phosphoricum.

Ebenso aber auch jüngere, sehr gefühlsbetonte Frauen, die um die Menstruationsblutung herum über Kopfschmerzen und Übelkeit klagen. Auch hier findet sich die charakteristische Kombination von sportlich, emotional und familienbetont. Im höheren Alter führt eine unbehandelte Calciumphosphoricum-Störung zur Osteoporose mit Ausbildung eines Rundrückens und Rückgang der Körpergröße um mehr als 4 cm. Diese Menschen sind dann immer noch schlank, viel in Bewegung und mitfühlend, weshalb man sie vor allem im karitativen Bereich findet. Ein typisches Symptom in diesem Alter sind eingeschlafene Arme beim Aufwachen morgens, mit Ameisenlaufen in den Händen sowie Herzrhythmusstörungen.

- Wodurch diese Konstitution entsteht: eine ruhige, beschützte Kindheit, ein goldener Käfig, in dem sich diese Menschen als Erwachsene nicht mehr wohl fühlen und dem sie doch nicht zu entfliehen wagen, weil sie diesen Schutzmantel brauchen.
- Typische Merkmale: mag Gewürztes und Geräuchertes, weiße Tüpfel auf den Fingernägeln
- Stärken: kontaktfreudig, mitfühlend, dynamisch
- Schwächen: launisch, eifersüchtig, neidisch
- Bevorzugte Tätigkeiten: soziale Arbeit, Hausfrau und Mutter
- Bevorzugte Partner: starke, ruhige Familienmenschen
- Im gesunden Zustand: die Seele der Familie und des Freundeskreises, immer gut gelaunt und nett
- Achillesferse: Knochen, Herz
- Erkrankt leicht an: Osteoporose, Herzrhythmusstörungen
- Verwandte Mittel: Ferrum phosphoricum, Carbo animalis, China

Calcium sulfuricum (Gips) *Der Vereinsmeier*

Menschen, die schon als Kind in der Familie die erste Geige spielen wollen und sich dann als Erwachsene rasch im näheren sozialen Umfeld Führungsaufgaben suchen, brauchen häufig dieses Mittel, das sich durch die Kombination von Heimatverbundenheit und Geltungsdrang auszeichnet. Es bewährt sich häufig bei der Behandlung hartnäckiger eitriger Infekte, die nicht ausheilen wollen und die man besonders bei diesem Arzneimitteltyp findet. Akne in der Pubertät, die nie wirklich verschwindet, zum Teil mit kleinen Hautfisteln, die Neigung zu Abszessen in der Haut, geschwollene Lymphknoten, chronische Nasennebenhöhlenentzündungen – all das sind typische Hinweise auf einen Bedarf an dieser Arznei. Er möchte anderen Menschen wichtig sein und spüren, dass sie von ihm abhängen. Anfangs buhlt er um Anerkennung in der Familie und verwickelt sich dabei in heftigen Streit mit Geschwistern, später ist er umtriebig in verschiedenen Vereinen und Clubs oder in der Lokalpolitik, um dort möglichst rasch eine einflussreiche Stellung einzunehmen. Wenn diese Menschen erkranken, dann meist an entzündlichen Prozessen, die akut insbesondere die Gallenblase oder das Nierenbecken betreffen können. Neben eitrigen Hauterscheinungen finden sich auch Ekzeme oder Pilzinfektionen. Im Winter typisch sind Risse in den Kuppen der Zehen oder an der Ferse.

▼ Calcium sulfuricum

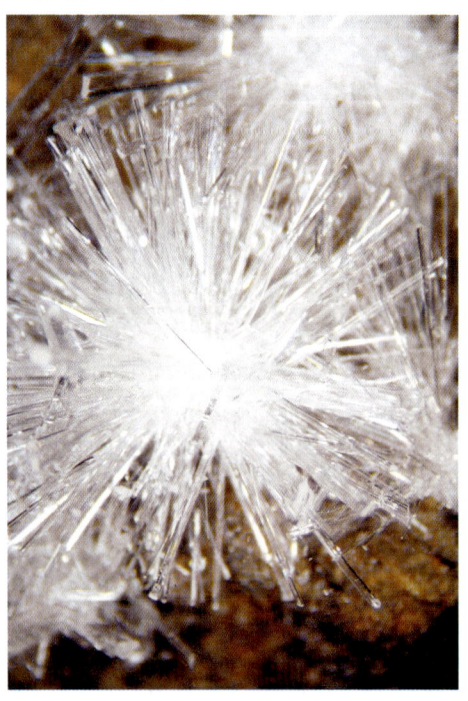

- Wodurch diese Konstitution entsteht: eine Kindheit in kinderreichen Familien mit viel Wärme, in der man das bevorzugte Kind der Eltern war
- Typische Merkmale: dickköpfig, jammern, man werde nicht ausreichend anerkannt
- Stärken: durchsetzungsfähig, charmant, Führungsqualitäten
- Schwächen: streitsüchtig, neidisch, rücksichtslos im Umgang mit Konkurrenten
- Bevorzugte Tätigkeiten: Lokalpolitiker, Landwirt, Leiter eines Familienbetriebs
- Bevorzugte Partner: liebevolle, wirtschaftlich abhängige Partner, die ihn bewundern und sich von ihm führen lassen
- Im gesunden Zustand: fleißig, kreativ und ungewöhnlich leistungsfähig im Beruf
- Achillesferse: Haut und Schleimhäute
- Erkrankt leicht an: eitrigen Entzündungen
- Verwandte Mittel: Hepar sulfuris, Silicea

Carbo vegetabilis (Holzkohle) *Der kraftlose Ausgebrannte*

Dieses Mittel besteht chemisch gesehen aus Kohlenstoff und wird homöopathisch vor allem dann gebraucht, wenn der Körper durch CO_2 (Kohlendioxid) überlastet ist. Ursächlich sind meist eine Herzschwäche oder eine nicht mehr funktionstüchtige Lunge. Man kann sich das so vorstellen, dass die Gabe von Carbo vegetabilis dem Körper energetisierte Kohlenstoffmoleküle zuführt, wodurch die Abgabe von CO_2 erleichtert wird. Für Carbo vegetabilis typisch sind Kraftlosigkeit und große körperliche Schwäche als Folgereaktion auf viele Enttäuschungen, weshalb man dieses Mittel meist erst im mittleren oder hohen Alter braucht. Manchmal kann eine schwere Krankheit, ein Unfall oder ein seelischer Schock diesen Zustand auslösen. Das Lebensfeuer scheint erstickt zu sein und hat auch im seelischen Bereich eine Verarmung zurückgelassen. Man kann sich nicht mehr freuen und interessiert sich für nichts mehr richtig, außer vielleicht für das Essen, das aber leider sehr schlecht vertragen wird, vor allem schwere, fette Speisen. Durch die zahlreichen körperlichen Beschwerden – dazu gehören auch Blähungen mit Aufstoßen, Lufthunger, Ohnmachtsneigung – sind sie so geschwächt, dass nur mehr sehr wenig Zeit für die Aktivitäten des Alltags bleibt.

▮ Wodurch diese Konstitution entsteht: lang anhaltende seelische Erschöpfung
▮ Typische Merkmale: blass-bläuliche Haut, aufgeschwemmt, gebeugte Haltung
▮ Stärken: vernünftig, geradlinig, geduldig
▮ Schwächen: körperlich kaum belastbar, gleichgültig
▮ Bevorzugte Tätigkeiten: Rentner im Altersheim
▮ Bevorzugte Partner: geduldige, umsorgende Naturen, die an das Leben keine großen Ansprüche stellen
▮ Im gesunden Zustand: nach Gabe von Carbo vegetabilis werden diese Menschen wieder leistungsfähiger und wacher
▮ Achillesferse: Magen und Darm
▮ Erkrankt leicht an: Verdauungsstörungen, Blutungen, Herzmuskelschwäche, Krampfadern
▮ Verwandte Mittel: Ammonium carbonicum, Graphites, Colchicum

Causticum (Ätzkalk) *Die ausgelaugte Weltverbesserin*

Diese Arznei hat Hahnemann aus den Versuchsanleitungen der Alchemisten übernommen, die im Mittelalter und der frühen Neuzeit den Stein der Weisen suchten. Auch heute noch wird Causticum nach dieser alten Gebrauchsanweisung hergestellt, denn es ist bislang nicht gelungen, laborchemisch Ersatz zu schaffen. Causticum eignet sich meist für ältere Menschen, die den Kern einer Familie bilden. Sie sind engagiert und fürsorglich und setzen sich mit Leib und Seele für andere ein. Hinter dem sanften und liebevollen großmütterlichen Wesen aber erkennt man bald Strenge und einen stählernen Willen, der keinen Widerstand duldet. Causticum-Menschen verlangen ihrer Umwelt ab, was sie selbst leisten, und kämpfen selbstlos gegen die Folgen von Stumpfsinn, Trägheit und Gefühlskälte. Wenn sie erkranken, entwickeln sie eine Reihe von charakteristischen Beschwerden. Dazu gehören eine allgemeine Trockenheit der Schleimhäute, eine Schwäche des Blasenschließmuskels mit Abgehen weniger Tropfen Harn beim Husten sowie die Empfindung, die Sehnen des Körpers würden sich immer stärker verkürzen. Tatsächlich ist es so, dass mit den Jahren die Austrocknung von Bindegewebe so weit gehen kann, dass sich Gelenke nicht mehr strecken und die Beine nicht mehr durchdrücken lassen.

- Wodurch diese Konstitution entsteht: lang anhaltender Kummer bei mitfühlenden Menschen
- Typische Merkmale: steife Gelenke, verkürzte Sehnen, trockene Schleimhäute
- Stärken: engagiert sich für andere Menschen, ist verlässlich und tüchtig
- Schwächen: ungeduldig und unnachgiebig
- Bevorzugte Tätigkeiten: Krankenpfleger, Tierschützer, Priester
- Bevorzugte Partner: Menschen, die ihre ideologischen Vorstellungen teilen
- Im gesunden Zustand: kreativ, intellektuell, mitfühlend
- Achillesferse: Sehnen, Gelenke und Schließmuskel
- Erkrankt leicht an: Warzen an den Fingern und im Gesicht, Blasenschwäche
- Verwandte Mittel: Kalium bichromicum, Rhus toxicodendron, Sepia

Cuprum metallicum (Kupfer) *Der letzte Samurai*

Dieses Edelmetall hilft besonders Menschen, die als Kämpfer durch das Leben gehen und dabei dazu neigen, die Muskulatur des Körpers zu verkrampfen. Man erkennt sie schon am gedrungenen Körperbau, der durch die geschwollene Muskulatur hervorgerufen wird. Es sind ruhige, tatkräftige Naturen, denen man nicht in die Quere kommen sollte, wenn sie zornig werden, denn sie können leicht handgreiflich werden und dabei ordentlich zuschlagen. Es gab einmal eine Zeit, in der Waffen und Gebrauchsgegenstände aus Kupfer gemacht wurden. Das ist schon mehrere tausend Jahre her. Auch in der Elektronik sind die Spulen mit den Kupferdrähten längst obsolet geworden, und ähnlich aus der Zeit gefallen ist der Cuprum-Typ, der wie das Überbleibsel einer vergangenen, raueren Welt erscheint. Im Vergleich zum Eisen-Typ scheint homöopathisches Kupfer von Einzelkämpfern gebraucht zu werden, für die der Kampf Selbstzweck ist, und bei denen ein ganz eigener Verhaltenskodex vorherrscht. Typisch scheint auch zu sein, dass man in der Vorstellung lebt, auserwählt zu sein.

- Wodurch diese Konstitution entsteht: eine Kindheit, in der man sich im täglichen Überlebenskampf mit Tätlichkeiten behaupten musste
- Typische Merkmale: Muskelkrämpfe, schwere Hustenanfälle
- Stärken: leistungsstark, gewissenhaft, verlässlich

- Schwächen: aufbrausend, tätlich, unbeirrbar
- Bevorzugte Tätigkeiten: Berufssoldat, Ringer, Kampfsportler
- Bevorzugte Partner: nachgiebige, liebevolle Menschen
- Im gesunden Zustand: beherrscht, etwas unnahbar, rücksichtsvoll
- Achillesferse: Muskelgewebe, vor allem die Skelettmuskulatur, aber auch glatte Muskeln der Atemwege oder des Darms
- Erkrankt leicht an: Krämpfen und Krampfanfällen
- Verwandte Mittel: Veratrum album, Ferrum metallicum

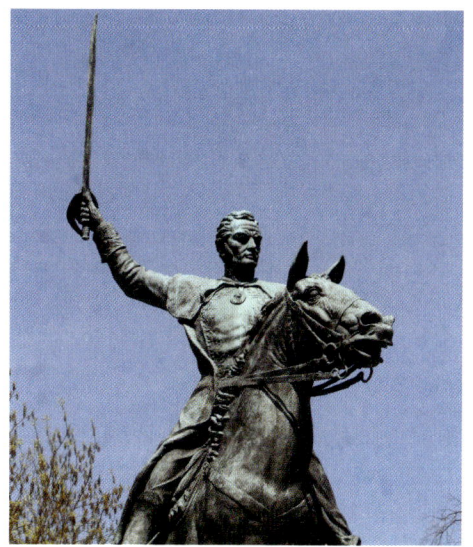

▲ Metalltypen wie Kupfer und Eisen sind oft geborene Anführer und »Vorkämpfer«.

Ferrum phosphoricum
(Eisenphosphat) *Der charismatische Kämpfer*

Eisen nimmt Sauerstoff auf – so konnte das im Meer entstandene Leben auch das Land erobern, da Eisen es den Lebewesen ermöglichte, Luftatmer zu werden. Dadurch leistet dieses Element einen wichtigen Beitrag zur Entwicklungsgeschichte und gibt bereits einen Hinweis auf den natürlichen Führungsanspruch, den auch Ferrum-Typen haben. Bei Ferrum phosphoricum vermischen sich Härte und Durchsetzungsfähigkeit mit Gefühlsreichtum, was diesen Menschen Starqualitäten verleiht. Allerdings hat Ferrum das Problem, immer etwas zu hart aufzutreten. Es macht sich Feinde, und diese verhindern dann auch die ganz große Karriere. Vielleicht glänzt man auch zu wenig, obwohl man doch Metall ist, ist eher ein Kämpfer, der sich auf dem Schlachtfeld seine Sporen verdient, seinen

Sieg aber am Verhandlungstisch wieder abgeben muss. Als Partner dominiert man den anderen klar. Er hat sich zu fügen, widerspruchslos. Dafür zieht man ihn auch durch alle Missliebigkeiten des Lebens. Typische Beschwerden für Ferrum-phosphoricum-Typen sind Blutarmut und Infektneigung bei seelischen Krisen oder eine Magenschleimhautentzündung mit Erbrechen unverdauter Nahrung, diffuse Kopfschmerzen und Konzentrationsstörungen.

- Wodurch diese Konstitution entsteht: eine von körperlicher Gewalt geprägte Kindheit
- Typische Merkmale: Eisenmangel, rote Wangen mit der Neigung, zu erröten
- Stärken: durchsetzungsfähig, leistungsfähig

F

- Schwächen: wenig kompromissbereit, im Streit brutal
- Bevorzugte Tätigkeiten: Profifußballer, Elitesoldat, Eisenbahner
- Bevorzugte Partner: Menschen, die sie umsorgen und sich um die Belange des täglichen Lebens kümmern
- Im gesunden Zustand: eindrucksvoll und strahlend meist durch eine sportliche Leistung, zum Beispiel ein Mittelstürmer, der viele Tore schießt
- Achillesferse: Blut und Immunsystem
- Erkrankt leicht an: Blutarmut, Kopfschmerzen
- Verwandte Mittel: Cuprum metallicum, Gelsemium

Fluoricum acidum (Flußsäure) *Hans Dampf in allen Betten*

Die Flusssäure ist unverdünnt eine ausgesprochen aggressive Substanz, die Haut und Schleimhäute durchdringt und auflöst und sich bis in die Knochen vorfrisst. Vergänglichkeit und Zerstörung sind die Hauptthemen dieses Persönlichkeitstyps, der heiter und lebhaft ist, aber bei dem alles flüchtig bleibt. Diese Menschen finden es manchmal schwierig, eine regelmäßige Arbeit auszuüben. Sie sind äußerst kontaktfreudig, dabei auch lebhaft und charmant, aber ohne wirklichen Tiefgang. Wenn sie eine Familie gegründet haben, können sie mitunter völlig gleichgültig und verantwortungslos gegen ihre Liebsten handeln. Sie haben deshalb auch viele Bekannte, aber keine Freunde. Auch ihre Liebesbeziehungen sind eher flüchtig und beschränken sich manchmal nur auf Intimkontakte, denn Sexualität ist die Triebfeder ihres Lebens. Menschen, die dieses Mittel brauchen, erscheinen schon als junge Erwachsene vorzeitig gealtert. Männer entwickeln früh eine hohe Stirn oder Glatze. Es sind sehr hitzige Menschen, die gerne kalt baden. Das erklärt vielleicht, dass sie häufig Entzündungen, Hautunreinheiten und Geschwüre ent-wickeln. Typisch sind außerdem Sonnenallergien an den Unterarmen und am Halsausschnitt, Blasen an den Händen und den Füßen sowie Pilzbefall.

- Wodurch diese Konstitution entsteht: ein sehr dominantes Elternhaus, gefolgt von einem dominanten Ehepartner, dem man entfliehen möchte
- Typische Merkmale: Gleichgültigkeit gegenüber der Familie und dem Beruf, lüsterne Gedanken
- Stärken: offen gegenüber Neuerungen, charmant im Umgang mit Fremden
- Schwächen: zu wenig Tiefgang in Beziehungen
- Bevorzugte Tätigkeiten: Handelsvertreter, Künstler
- Bevorzugte Partner: junge, sinnliche, gefügige Menschen
- Im gesunden Zustand: ein netter, witziger Gesellschafter
- Achillesferse: Haut und Schleimhäute
- Erkrankt leicht an: Rissen in der Zunge, Geschwüren, Haarausfall
- Verwandte Mittel: Calcium sulfuricum, Sulfuricum acidum

Graphites (Kohlenstoff) *Das rührselige Muttertier*

Kohlenstoff gehört zu den Grundbausteinen des Lebens und wird homöopathisch immer dann gebraucht, wenn man Krankheitsbeschwerden auf ein Stoffwechselproblem, meist durch einseitige Ernährung, zurückführt. Im weiteren Sinne eignet es sich aber auch dafür, dem Geist und der Seele Spannkraft zurückzugeben. Es steigert die Aktivität des Menschen und seine Fähigkeit, zu empfinden. Körperlich kann es chronische Erkältungen verbessern, gelbeitrige Sekretbildungen lindern, die Verdauung verbessern und erhebliche Gewichtsverluste herbeiführen. Der Graphites-Typ ist am häufigsten bei Frauen zu finden, die im Zentrum einer Familie stehen. Sie kümmern sich um alles, werden dabei hektisch und reagieren auf Krisen häufig mit Weinen und fassen dabei schnell wieder Mut. Sie nehmen intensiv Anteil am Leben ihrer Lieben, aber auch am Leben fremder Menschen, die sie rasch zu umsorgen beginnen. Körperlich sind Graphites-Typen füllig und weich. Ihre Haut neigt zu Rissen im Winter und kann hartnäckige Hautausschläge mit dicken, honiggelben Absonde-rungen entwickeln. Frauen dieses Typs leiden häufig unter Ausfluss.

- Wodurch diese Konstitution entsteht: häufig in kinderreichen Familien mit chronischem Geldmangel
- Typische Merkmale: Einrisse der Haut, langsame Wundheilung, Übergewicht
- Stärken: mitfühlend, gutmütig, bescheiden, sachlich
- Schwächen: ängstlich, langsam, ungeschickt
- Bevorzugte Tätigkeiten: Krankenschwester, Sozialarbeiter
- Bevorzugte Partner: Menschen, die sie umsorgen können und die Stabilität bieten
- Im gesunden Zustand: die Seele ihres Wirkbereichs, die sich um alles kümmert
- Achillesferse: Haut, Geschlechtsorgane
- Erkrankt leicht an: Essstörungen mit Übergewicht, trägem Stuhlgang, unregelmäßiger Menstruation mit starker Schwellung der Brust
- Verwandte Mittel: Calcium fluoratum, Pulsatilla

Hepar sulfuris calcareum
(Schwefelkalkleber) *Der gewaltbereite Empfindliche*

Es sind dies meist untersetzte oder sogar dickliche, reizbare Menschen, die Kälte und Luftzug schlecht vertragen und dann auch häufig eitrige Entzündungen von Haut oder Schleimhäuten entwickeln. Sie haben große Angst, allein zu leben, empfinden ihre Partner oder Mitarbeiter aber schnell als unterdrückend und sind deshalb oft mürrisch und wirken unnahbar. Das Auffallende am Hepar-sulfuris-Typ ist seine Gewaltbereitschaft. Der geringste Anlass kann ihn zu einer zerstörerischen Reaktion veranlassen. Ein falsch adressierter Brief wird zerrissen, ein misslungenes Gericht gegen die

Wand geschleudert, ein widersprechendes Kind geohrfeigt. Dass dieses Mittel gebraucht wird, erkennt man auch an einer Reihe körperlicher Symptome. Dazu gehören die Neigung zu schmerzhafter Eiterbildung im Bereich der Haut, meist in Form von Abszessen, Empfindlichkeit gegen Luftzug und Lärm, häufig auftretende Schmerzen, die wie von Splittern sind, und die Vorliebe für fette und stark gewürzte Speisen.

▮ Wodurch diese Konstitution entsteht: eine soziale Umgebung, in der nicht über Gefühle gesprochen wird
▮ Typische Merkmale: Beschwerden treten beim Heranziehen kalt-feuchten Wetters

auf und bessern sich, wenn der Regen fällt.
▮ Stärken: pflichtbewusst, treu
▮ Schwächen: Reizbarkeit, Überempfindlichkeit
▮ Bevorzugte Tätigkeiten: Feuerwehrmann, Polizist
▮ Bevorzugte Partner: milde Personen, die sich ihm liebevoll unterstellen
▮ Im gesunden Zustand: ruhig und diplomatisch, gewissenhaft und verlässlich
▮ Achillesferse: allgemeine Kälteempfindlichkeit
▮ Erkrankt leicht an: Erkältung, eitrigen Infekten, Geschwüren in den Mundwinkeln, Nasennebenhöhlenentzündung
▮ Verwandte Mittel: Mercurius, Silicea

Iodum (Jod) *Die rastlose Hitzige*

Jod ist unverzichtbarer Bestandteil der Schilddrüsenhormone, die den Stoffwechsel anfeuern. Eine Überfunktion der Schilddrüse ruft Herzklopfen, Blutdruckanstieg, Durchfall, Harndrang und Angstgefühle hervor. An Jod als homöopathische Arznei denkt man bei sehr sensiblen Menschen, die durch Enttäuschung in einen Nervenschock geraten sind und darauf mit einer innerlichen Überhitzung reagieren. Sie schwitzen stark und sind auch sehr durstig und heißhungrig. Es sind unruhige Menschen und immer in Bewegung. Sie reagieren auf alles seelisch äußerst empfindlich und werden davon geschwächt. Man hat das Gefühl, als würde ihr Leben eine Kerze sein, die an beiden Enden brennt. Körperlich sind es schlanke Menschen, die essen können, was sie wollen – sie nehmen nicht zu. Im Laufe der Jahre verhärten sich die Lymphdrüsen, die Haut wird gelb und fahl und wirkt alt.

▮ Wodurch diese Konstitution entsteht: ein schweres seelisches Leid, das nicht überwunden werden kann
▮ Typische Merkmale: innere Unruhe, Zittern, Reizbarkeit, Gewichtsverlust
▮ Stärken: fleißig, engagiert, einfühlsam
▮ Schwächen: rastlos, ungeduldig
▮ Bevorzugte Tätigkeiten: Fremdenführer, politischer Aktivist
▮ Bevorzugte Partner: Menschen, die ebenfalls schweres Leid erduldet haben
▮ Im gesunden Zustand: ansteckend fröhlich, dynamisch
▮ Achillesferse: große Wärmeempfindlichkeit
▮ Erkrankt leicht an: Diabetes, Gewichtsverlust
▮ Verwandte Mittel: Arsenicum album, Spongia

Kalium bichromicum
(Kaliumdichromat) *Hüterin der perfekten Fassade*

Dieses Mittel passt gut bei großen, kräftigen Menschen, die auffallend kälte- und hitzeempfindlich sind und dann Verkühlungen mit Bildung zähen, dicken, Fäden ziehenden Sekrets bekommen. Die Nasennebenhöhlen sind chronisch entzündet, vor allem im Vorfrühling und im Spätherbst. Wenn man bedenkt, dass Chrom dazu verwendet wird, Metalloberflächen schön und glänzend zu machen, wundert es uns nicht, zu hören, dass der Kalium-bichromicum-Typ viel auf den schönen Schein gibt. Er verbringt einen Großteil seines Lebens damit, Ehe, Kinder und berufliches Ansehen nach außen hin als perfekt und zur Nachahmung empfohlen darzustellen. Es sind sehr genaue Menschen, die auf eine strenge Ordnung achten, dies aber mit Pfiff. In Italien sagt man »fare una bella figura« – was immer sie beginnen, sie wollen es gut machen und für jeden, der sie dabei beobachtet, einen glänzenden Eindruck abgeben.

▮ Wodurch diese Konstitution entsteht: in einer Umgebung, in der mehr Wert auf den schönen Schein gelegt wird als auf moralische Werte.
▮ Typische Merkmale: zähes Nasensekret
▮ Stärken: Geschmack, Eleganz, Ordnungssinn

▮ Schwächen: mangelndes Einfühlungsvermögen, Weitschweifigkeit, Intoleranz gegen Außenstehende
▮ Bevorzugte Tätigkeiten: Chefsekretärin, Beraterin in einem Kosmetikladen
▮ Bevorzugte Partner: Menschen, die gesellschaftlich etwas darstellen
▮ Im gesunden Zustand: die perfekte Partnerin, die sich um alles kümmert und alles kann
▮ Achillesferse: erhöhte Temperaturempfindlichkeit der Schleimhäute
▮ Erkrankt leicht an: Nasennebenhöhlenentzündung, Kopfschmerzen
▮ Verwandte Mittel: Kalium carbonicum, Phytolacca

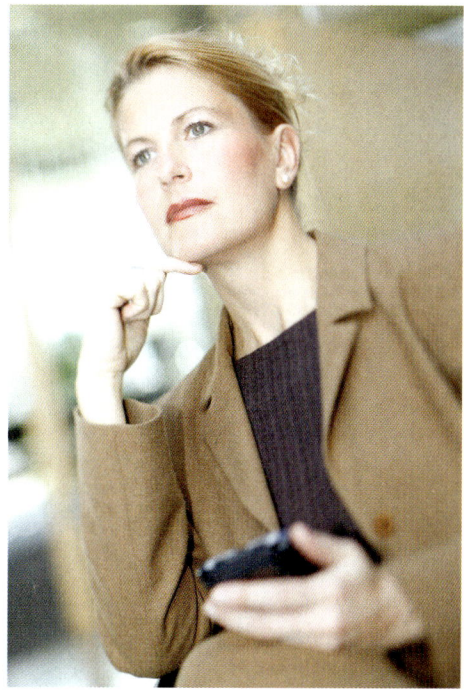

Macht nach außen stets ▶
einen perfekten Eindruck:
Kalium bichromicum.

K

Kalium bromatum
(Kaliumbromid) *Der rastlose Ordnungsmensch*

Dieses Mittel passt auf ängstliche, unruhige Menschen, deren Gliedmaßen ständig in Bewegung sind. Sie trommeln auf den Tisch, zappeln und haben Konzentrationsstörungen. Es wird sehr häufig bei Kindern mit Schulschwierigkeiten gebraucht, die außerdem die für dieses Mittel typische Akne aufweisen – dicke, zusammenlaufende Eiterbläschen, vor allem an den Wangen. Erwachsene Kalium-bromatum-Typen sind ausgesprochen prinzipientreu und fleißig. Sie erfüllen ihre Aufgaben perfekt, sind dabei aber etwas wortkarg und wirken verschlossen. Die Religion spielt bei diesen Menschen eine wichtige Rolle. Wenn sie mit Gott einig sind, geht ihnen alles gut von der Hand. Ein schwerer Schicksalsschlag aber kann sie am Glauben zweifeln lassen, was sie seelisch völlig aus der Bahn werfen kann. Sie werden dann schlaflos und sind selbstmordgefährdet. Sie hadern mit Gott, fühlen sich schuldig und neigen dann zu Kurzschlussreaktionen. In dieser Situation tritt die körperliche Unruhe ganz stark in den Vordergrund mit einer Ruhelosigkeit von Armen und Beinen, die sie zuletzt gar nicht mehr unterdrücken können.

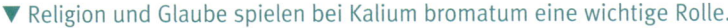
▼ Religion und Glaube spielen bei Kalium bromatum eine wichtige Rolle.

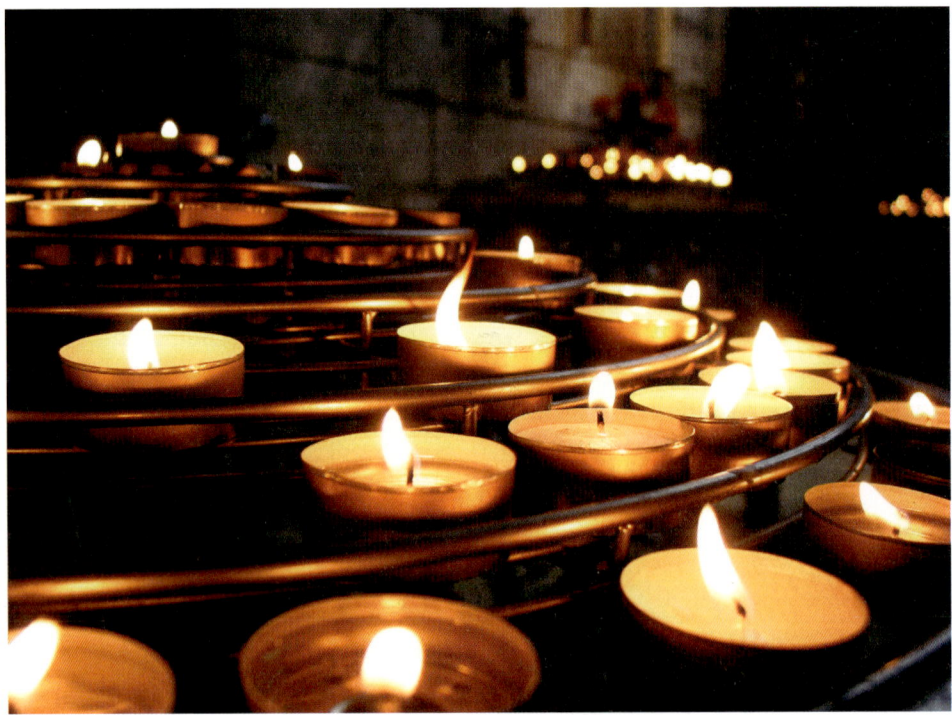

- Wodurch diese Konstitution entsteht: eine strenge Erziehung in einem konservativen Elternhaus mit hohen Erwartungen
- Typische Merkmale: Rastlosigkeit, Akne
- Stärken: Prinzipienfestigkeit, Verlässlichkeit
- Schwächen: Ängste, Unruhe, mangelnde seelische Schwingungsfähigkeit
- Bevorzugte Tätigkeiten: Priester, Ordensmann

- Bevorzugte Partner: bescheidene, fleißige, spirituelle Menschen
- Im gesunden Zustand: ruhig, selbstsicher und bestimmt auftretend
- Achillesferse: Haut und Gehirn
- Erkrankt leicht an: Akne, Reizhusten, Schlafstörungen
- Verwandte Mittel: Conium, Stramonium

Kalium carbonicum
(Kaliumkarbonat) *Der strenge Gesetzgeber*

Es handelt sich hier in der Regel um blasse, eher magere Menschen mit einem schmalen Kopf, die Ordnung und Anstand über alles lieben und auch bereit sind, ihr Leben in den Dienst dieser Prinzipien zu stellen. Sie sind pünktlich, genau und gewissenhaft und werden ungeduldig, wenn ihre Mitmenschen diesen Ansprüchen nicht genügen. Ein wichtiges Prinzip ist auch die Gemeinschaft und gemeinsame Werte. Man sieht Kalium-carbonicum-Typen selten allein, es sind keine Einzelgänger, sondern Menschen, die in Gruppen auftreten und dort gerne die Regeln des Umgangs miteinander vorgeben und Verstöße ahnden. Körperlich gesehen sind vor allem der Magen und das Herz Schwachpunkte. Unter seelischer Anspannung können diese Menschen nichts essen und verlieren an Gewicht. Magenschleimhautentzündungen oder -geschwüre sind nicht selten. Auch drückende Empfindungen im Bereich des Herzens oder hartnäckige Rhythmusstörungen kommen häufig vor. Ein weiteres typisches Zeichen sind Durchschlafstörungen.

- Wodurch diese Konstitution entsteht: eine Kindheit in einem eher ungeordneten Umfeld, das schon früh Eigeninitiative und Vernunft forderte.
- Typische Merkmale: bestimmendes Auftreten, Neigung, andere schon aus Prinzip zu bestrafen
- Stärken: Willensstärke, klare geistige Struktur, Prinzipienfestigkeit
- Schwächen: Unerbittlichkeit bei Regelverletzungen, Dominanz in der Partnerschaft
- Bevorzugte Tätigkeiten: Ingenieur, Polizist, Butler
- Bevorzugte Partner: Menschen, die möglichst genau ihrem Weltbild entsprechen
- Im gesunden Zustand: kümmert sich vorbildlich um alle Familienbelange
- Achillesferse: Magen, Herz
- Erkrankt leicht an: Magengeschwüren, stechenden Rückenschmerzen mit Schwäche, übermäßigem Schwitzen im Gesicht und am Hals
- Verwandte Mittel: Arsenicum album, Lycopodium

K

Kalium jodatum (Kaliumjodid) *Der enttäuschte Familienmensch*

Dieser Persönlichkeitstyp entsteht bei prinzipientreuen Gemeinschaftsmenschen, die innerhalb ihrer Familie eine große Enttäuschung erlebt haben. Sie waren nie anspruchsvoll, haben Eigeninteressen immer zurückgestellt für die Menschen, die sie lieben, und werden nun völlig aus der Bahn geworfen, weil sie von diesen hintergangen wurden. Manchmal geschieht das in einer Ehe, wenn einen der Partner betrogen hat, oder ein Kind, auf das man alle Hoffnung gesetzt hat, feindselig und zerstörerisch reagiert. Im verzweifelten Versuch, die Bruchstellen zu kitten, werden diese Menschen körperlich unruhig, entwickeln innere Unruhe und Hitzegefühle, Herzklopfen, Bluthochdruck und Schlaflosigkeit. Typisch ist das Gefühl einer heißen Angst, die einen dazu bringt, sich an der frischen Luft rasch zu bewegen, um den Druck abzubauen. Unbehandelt entstehen bei Kalium-jodatum-Typen oft Schilddrüsenüberfunktion mit deutlicher Knotenbildung der Schilddrüse, seltener Diabetes oder schwere Gelenkserkrankungen. Typisch für dieses Mittel ist auch ein gelbes, zähes, wund machendes Nasensekret mit einem heftigen Schmerz an der Nasenwurzel.

- ▮ Wodurch diese Konstitution entsteht: durch Verrat in Liebesdingen
- ▮ Typische Merkmale: innere Hitze, Unruhe
- ▮ Stärken: treu bis zur Aufopferung, pflichtbewusst
- ▮ Schwächen: unter Druck Reizbarkeit, Härte und Brutalität
- ▮ Bevorzugte Tätigkeiten: soziale Berufe
- ▮ Bevorzugte Partner: ideologisch standfeste, sozial engagierte Menschen
- ▮ Im gesunden Zustand: hilfsbereit, fröhlich, gesprächig, witzig
- ▮ Achillesferse: Schilddrüse
- ▮ Erkrankt leicht an: Gewichtsverlust, Haarausfall, Schilddrüsenüberfunktion
- ▮ Verwandte Mittel: Iodium, Syphilinum

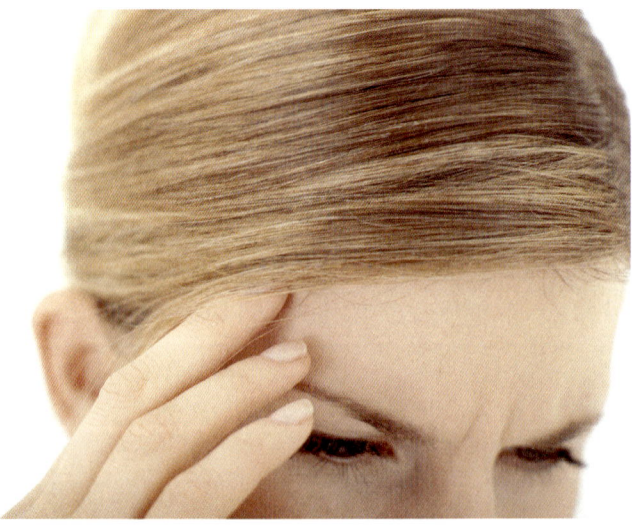

◀ Druckgefühle und innere Unruhe sind häufige Symptome.

Kalium sulfuricum (Kaliumsulfat) *Der strenge Ehrgeizige*

Kaliumsulfat befindet sich in den Oberhautzellen und Muskeln meist in Verbindung mit Eisen. Mangelzustände führen zur Abstoßung von Zellen und Haut.

▌ Kaliumsulfat ist in der Naturheilkunde das Heilmittel für das dritte Entzündungsstadium und wird eingesetzt bei Katarrhen mit gelblich-schleimiger Absonderung, vor allem schwer heilenden Bronchialinfekten mit zähem, gelbem Sekret, das nur schlecht ausgehustet werden kann.

Der Kalium-sulfuricum-Typ ist ein prinzipienfester, strenger Mensch, der seine Hauptanstrengung darauf verwendet, im Beruf aufzusteigen. Dafür ist auch ein vorbildliches Leben hilfreich mit Ehefrau, Familie, Eigenheim und einem gepflegten Freundeskreis, zu dem auch Mentoren und andere Förderer gehören. So verbringt dieser Charaktertyp den Großteil seiner Tage damit, sein Ansehen zu steigern und das, was man landläufig als vorbildliches Leben auffasst, auch tagtäglich zu verkörpern – und zwar nicht als Selbstzweck, sondern um daraus für die Karriere Nutzen zu ziehen. Als Mitarbeiter wirkt er immer auf dem Sprung, hört nicht gern zu, überzeugt aber durch Ideen und Tatkraft. Unter Druck entwickelt dieser Typus seine charakteristische »Beratungsresistenz«, wird nervös und hastig und verspricht sich auffallend häufig.

▌ Wodurch diese Konstitution entsteht: große Erwartungshaltung seitens der Eltern und des Partners
▌ Typische Merkmale: gelbliche eitrige Absonderungen, gelblich belegte Zunge, Abneigung gegen Wärme
▌ Stärken: verlässlich, treu, erfolgreich im Beruf
▌ Schwächen: unnachsichtig und uneinsichtig, selbstbezogen
▌ Bevorzugte Tätigkeiten: Politiker, hochrangige Verwaltungsangestellte
▌ Bevorzugte Partner: »Vorzeige«menschen, die für die Karriere förderlich sein könnten
▌ Im gesunden Zustand: strebsam, ehrgeizig und tüchtig
▌ Achillesferse: Schleimhäute, Gehirn
▌ Erkrankt leicht an: eitrigen Entzündungen in Nase und Bronchien, Schlaflosigkeit
▌ Verwandte Mittel: Pulsatilla, Tuberculinum

Magnesium carbonicum (Bittersalzerde) *Das schutzbedürftige Waisenkind*

Man hat den Magnesium-carbonicum-Typen das Waisenkind der Homöopathie genannt, denn er leidet unter dem Gefühl, allein nicht stark genug zu sein. Egal wie alt er ist, er braucht immer noch die »Mutter«, die ihn unterstützt und ihn begleitet. Wenn er beispielsweise neue Geschäftspartner trifft, nimmt er am liebsten seinen (Ehe-) Partner mit, da er sich allein als zu schwach und unfähig empfindet.

▪ Magnesium carbonicum ist das wichtigste Mittel bei Panikattacken, eine Erkrankung, die unsere Gesellschaft in den letzten Jahren sintflutartig überschwemmt hat.

Panikattacken entstammen einer tiefgehenden Verunsicherung, einer Entwurzelung – es gibt kein sicherndes, stärkendes Element mehr im Leben, es wurde so viel Unterstützung weggenommen, dass man den Boden unter den Füßen verliert und einfach wegkippt. Körperlich sind es eher blasse, hagere Menschen, die verschlossen wirken und bei Ärger leicht gereizt reagieren.

▪ Wodurch diese Konstitution entsteht: frühe Entwurzelung
▪ Typische Merkmale: nascht gern Süßes, bekommt Durchfall auf Milch
▪ Stärken: anhänglich, treu und liebevoll
▪ Schwächen: ängstlich, unselbstständig
▪ Bevorzugte Tätigkeiten: Spezialistentätigkeiten am Computer, Bürotätigkeiten
▪ Bevorzugte Partner: starke, liebevolle Menschen, die eine Beschützerrolle übernehmen können
▪ Im gesunden Zustand: bedürfnislos, wirkt selbstständig, umsorgt andere
▪ Achillesferse: Alleinsein
▪ Erkrankt leicht an: Panikattacken, Durchfälle auf Milch, Schlafstörungen
▪ Verwandte Mittel: Rheum, Natrium muriaticum

Magnesium phosphoricum (Magnesiumphosphat) *Der verkrampfte Kindliche*

Dieses Mittel wird am häufigsten von lebhaften Kindern mit roten Backen gebraucht, wenn sie schlecht einschlafen können oder Bauchweh haben. Es eignet sich als Heilmittel bei allen Verkrampfungen oder Koliken. Auch Erwachsene, die gerade erst in das Berufsleben eingetreten sind und dabei aus Unsicherheit Kopf- oder Rückenschmerzen durch Verkrampfung der unwillkürlichen Muskulatur der Wirbelsäule entwickeln, sind mit dieser Arznei gut bedient. Der Magnesium-phosphoricum-Typ ist ein gefühlvoller, noch unselbstständiger Mensch, der seine Stärken und Schwächen noch nicht gut einschätzen kann und einen meist älteren, reiferen Partner braucht, um ganz zur Form auflaufen zu können. Wenn er sich wohl fühlt, spricht er gerne mit kindlicher Stimme und hat auch eine Vorliebe für Buntes und Kindliches. Seelische Verstimmungen verarbeitet er meist als Schmerz durch Muskelverkrampfung und neigt zu Bauch- oder Nierenkoliken. Weitere körperliche Hinweise, dass dieses Mittel gebraucht wird, sind Einschlafstörungen, Schluckauf und Krämpfe während der Periode.

▪ Wodurch diese Konstitution entsteht: ein starker Elternteil, der bis ins Erwachsenenalter alle Entscheidungen abgenommen hat
▪ Typische Merkmale: Verkrampfung im seelischen und körperlichen Bereich, blitzartig einschießende Schmerzen
▪ Stärken: anhänglich, fröhlich und unbeschwert, liebevoll

- Schwächen: unselbstständig, ängstlich bei Entscheidungen
- Bevorzugte Tätigkeiten: Assistenzberufe wie Zahnarzthelferin oder Sekretärin
- Bevorzugte Partner: erfolgreiche Menschen, die ihnen Entscheidungen abnehmen

- Im gesunden Zustand: ruhig und gelassen im Gefühl, beim Partner gut aufgehoben zu sein
- Achillesferse: alle Arten von Muskeln
- Erkrankt leicht an: Wadenkrampf, Regelbeschwerden, Einschlafstörung
- Verwandte Mittel: Colocynthis, Dioscorea

Mercurius (Quecksilber) *Der unberechenbare Machtmensch*

Quecksilber ist undurchsichtig und glänzt wie Metall, ist aber in seiner reinen Form bei Zimmertemperatur flüssig. Es kommt im menschlichen Körper in Spuren vor und hat offenbar eine entzündungshemmende Wirkung, in größeren Mengen wirkt es jedoch giftig und greift vor allem das Gehirn und die Nieren an. Heute dient es in Form von Zinnober, dem Quecksilbersulfid, vor allem als Farbstoff. Im Englischen gibt es den Begriff »mercurial« für einen Charakter, der sich durch plötzliche Stimmungsumschwünge und Undurchsichtigkeit auszeichnet – und so müssen wir uns auch den Mercurius-Typ vorstellen. Man kann von ihm starrsinnige, unerbittliche Auftritte mit eisiger Kälte erleben, denen plötzlich weinerliche Nachgiebigkeit folgen kann. Im Vordergrund steht aber ein Machtanspruch mit ungewöhnlicher Arroganz. Merkur empfindet sich als Ausnahmemensch, als Erlöser, der über den Gesetzen steht und in seinen Handlungen nur einer höheren Bestimmung gegenüber verpflichtet ist. Dabei zeigt er in seinen Handlungen die Eigenschaften, die man auch der Gottheit Merkur zugeschrieben hat: Redegewandtheit, Emotionslosigkeit, Schläue und die Fähigkeit, rasch zu handeln und dabei auf Gesetz oder Konvention keine Rücksicht zu nehmen.

Körperliche Hinweise auf diesen Konstitutionstyp sind Mundgeruch mit Mundfäule, übelriechender Durchfall oder Schweiß und eitrige Fisteln der Haut oder Schleimhaut.

- Wodurch diese Konstitution entsteht: große Entbehrungen in der Kindheit
- Typische Merkmale: eine Ausnahmenatur mit hoher Begabung, die sich an keine Regeln hält
- Stärken: witzig, eloquent, kreativ
- Schwächen: misstrauisch, ungeduldig, mitleidslos
- Bevorzugte Tätigkeiten: Händler, Quacksalber, Betrüger
- Bevorzugte Partner: Menschen, die sie bewundern und fördern
- Im gesunden Zustand: unterhaltsam, gewitzt, mit schillernder Ausstrahlung
- Achillesferse: Schleimhäute
- Erkrankt leicht an: Schleimhautgeschwüren, stechenden Schmerzen
- Verwandte Mittel: Kalium jodatum, Syphilinum

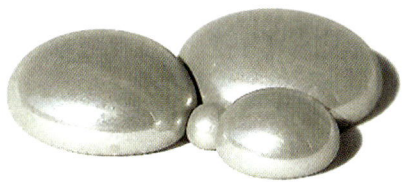

Natrium carbonicum (Natron, Soda) *Die stille Ausgestoßene*

Natron, das Backtriebmittel, war früher ein beliebtes Hausmittel bei Sodbrennen und zeigt auch in homöopathischer Zubereitung Hilfe bei Magen- oder Bauchspeicheldrüsenleiden, vor allem, wenn Milchunverträglichkeit mit Durchfallneigung besteht. Interessanterweise liegen auch die Beschwerden, die Natrium-carbonicum-Typen entwickeln, sehr häufig im Bereich des Oberbauchs, vor allem in Form einer Verdauungsschwäche. Diese tritt dann auf, wenn sie sich von dem wichtigsten Menschen in ihrem Leben vernachlässigt fühlen und sich dann gern als ausgestoßen bezeichnen. Als Kind kann das die Mutter sein, die einen zurückgewiesen hat, später wird es der Partner. Es sind scheue Menschen, die nur schwer einen Partner finden, doch wenn sie ihn haben, wird die Beziehung sehr intensiv und entscheidet fortan über Wohl und Wehe. Ein alleinstehender Natrium-carbonicum-Typ ist blass, etwas unscheinbar und arbeitsam. Er wirkt immer leicht verfroren und bekommt bei zu starker Sonneneinstrahlung schnell Kopfschmerzen, vor allem im Bereich der Schläfen.

▌ Wodurch diese Konstitution entsteht: Kombination aus starker Empfindsamkeit und Vernachlässigung

▌ Typische Merkmale: eisige Kälte in Händen, schwere Augenlider, Kopfweh bei Sonneneinstrahlung

▌ Stärken: genügsam, loyal, arbeitsam

▌ Schwächen: wortkarg, zurückhaltend, ängstlich

▌ Bevorzugte Tätigkeiten: Büroarbeit

▌ Bevorzugte Partner: geduldige, bindungswillige Menschen

▌ Im gesunden Zustand: mit einem passenden Partner unternehmungslustig und fröhlich

▌ Achillesferse: Partnerschaftskonflikte

▌ Erkrankt leicht an: Sodbrennen, Überlastung des Magens mit Angstgefühlen

▌ Verwandte Mittel: Natrium muriaticum, Lycopodium

Natrium muriaticum *Nedrium Chloradium*
(Kochsalz) *Der rückwärtsgewandte Leistungsmensch*

Von Lots Frau heißt es in der Bibel, dass sie sich – die Warnungen der rettenden Engel missachtend – auf der Flucht umdrehte und dabei zur Salzsäule erstarrte. Diese Stelle ist für Homöopathen besonders interessant, denn die Salzsäule besteht aus Natriumchlorid, also Natrium muriaticum.

▌ Natrium muriaticum ist die in der Praxis am häufigsten gebrauchte Arznei, wenn über lang zurückliegende Ereignisse immer noch Gram und Bitterkeit empfunden wird.

Wie Natrium muriaticum heilen kann, wird im Märchen von »Dornröschen« berichtet. Die Prinzessin stach sich am Spinnrad und versank in hundertjährigen Schlaf. So reagieren auch Natrium-muriaticum-Typen. Sie flüchten gerne vor dem Schmerz der

Welt in den Schlaf oder in die Gleichgültigkeit. Sie klagen zuerst über eine unglückliche Kindheit und später über Schicksalsschläge. Zugrunde liegt ihre große Empfindsamkeit, die sie zu guten Zuhörern macht und häufig therapeutische Berufe ergreifen lässt. So wie Dornröschen durch den Kuss des Prinzen geweckt werden konnte, kann Natrium muriaticum das im Schmerz zu Kristall erstarrte Blut wieder in einen Lebenssaft verwandeln, von dem dieser abgemagerte, blasse Mensch wieder rote Wangen und glänzende Augen bekommt. Natriumchlorid kommt in allen Körperflüssigkeiten und Geweben vor. Es reguliert die Wasseraufnahme und Wasserabgabe der Zellen. Natrium-muriaticum-Typen definieren sich über die Leistung, die sie in der Arbeitswelt bringen, und streben im Urlaub ans Meer, das für sie Freiheit bedeutet, fast so, als suchten sie instinktiv das in der Meeresbrandung verwirbelte, »homöopathisch zubereitete« Salz als Arznei. Meist kommt es in den ersten Tagen dann auch zu einer »Erstreaktion« mit einem Atemwegsinfekt, bevor Erholung eintritt. Störungen des Natriumhaushaltes zeigen sich durch Kältegefühle längs des Rückgrates, an Händen und Füßen und ein wässriges, gedunsenes Gesicht, wobei ein Gelatineglanz das Gesicht zu überziehen scheint. An der Gesichtshaut fallen einem die großen Poren auf. Dieser Typus kann schlecht helles Sonnenlicht oder Hitze vertragen. Im fortgeschrittenen Lebensalter drohen Bluthochdruck und Diabetes, Herzinfarkt und Hirnschlag.

▌ Wodurch diese Konstitution entsteht: große Empfindsamkeit
▌ Typische Merkmale: Heuschnupfen, Lippenbläschen, Verstopfung, Diabetes
▌ Stärken: einfühlsam, künstlerisch begabt, fleißig, tüchtig
▌ Schwächen: nachtragend, wortkarg
▌ Bevorzugte Tätigkeiten: Psychotherapeut, Barkeeper, Schriftsteller
▌ Bevorzugte Partner: Menschen, die jene Qualitäten haben, die er in der Kindheit von seiner wichtigsten Bezugsperson vermisste
▌ Im gesunden Zustand: unermüdlich, fleißig in der Arbeit und kunstsinnig in der Freizeit
▌ Achillesferse: Herz-Kreislauf-System
▌ Erkrankt leicht an: Wassereinlagerungen, Blasenstörungen, Bluthochdruck
▌ Verwandte Mittel: Magnesium muriaticum, Natrium sulfuricum

Natrium phosphoricum
(Natriumphosphat) *Der liebesbedürftige Leistungsmensch*

Natrium phosphoricum kommt in Blutkörperchen, Muskeln, Nerven- und Gehirnzellen sowie in der Gewebsflüssigkeit vor. Das Salz hat Bedeutung beim Kohlensäureaustausch des Blutes in den Lungen, bei der Lösung der Harnsäure im Blut, bei der Verseifung der Fettsäuren nach Fettgenuss und bei übermäßiger Milchsäurebildung. Natrium-phosphoricum-Typen leiden bei seelischen Konflikten schnell unter Sodbrennen, und ihr Stuhl und ihr Schweiß riechen dann säuerlich. Es ist die Situation des Teenagers, der nirgends richtig hingehört und seinen Platz im Leben erst finden muss.

N

- Natrium phosphoricum wird häufig in der Pubertät gebraucht, wo es Akne bessert.

Seinen Platz im Leben findet Natrium phosphoricum vor allem durch Arbeit und Leistung, die für diesen Typ zentrale Bedeutung haben. Sie wollen am Arbeitsplatz geliebt werden und suchen oft auch dort ihren Liebespartner.

- Wodurch diese Konstitution entsteht: wenn man seinen Platz im Leben noch nicht gefunden hat
- Typische Merkmale: Harmoniebedürfnis, stilles Arbeiten
- Stärken: Fleiß und Strebsamkeit, Einfühlsamkeit
- Schwächen: Empfindlichkeit, leicht zu verunsichern
- Bevorzugte Tätigkeiten: alle Berufe, in denen Leistung zählt und Anerkennung hervorruft
- Bevorzugte Partner: bewunderte Vorgesetzte im Arbeitsumfeld
- Im gesunden Zustand: ruhig, verständig, hoch motiviert
- Achillesferse: Magen und Haut
- Erkrankt leicht an: fettglänzender Akne, säuerlichem Körpergeruch, Sodbrennen
- Verwandte Mittel: Kalium sulfuricum, Kreosotum

Natrium sulfuricum
(Glaubersalz) *Der ehrgeizige Leistungsmensch*

Das Glaubersalz ist nach einem Alchemisten der Renaissancezeit benannt, der es als »Wundersalz« für Magen-Darm-Beschwerden verkaufte, und tatsächlich wirkt ein Esslöffel morgens in Wasser gut abführend und reguliert den Stuhl. Dieser Konstitutionstyp ist in unserer Gesellschaft recht häufig geworden. Er zeichnet sich durch Leistungsbereitschaft und Ehrgeiz aus und ist der geborene Manager. Er kann ausgleichend wirken, Anstöße geben und versteht etwas vom Geschäft, das schnell seinen Lebensinhalt bildet. Bei geschäftlichen Misserfolgen stellen wir Funktionsstörungen von Natriumsulfat im Körper fest, das dort, ähnlich wie Natriumchlorid, dafür verantwortlich ist, den Wasserhaushalt der Gewebe zu regulieren. Zuerst stellt man Gewichtszunahme fest, schwere Beine bei längerem Sitzen sowie Tränensäcke unter den Augen. Der Bauch ist ständig aufgetrieben mit stinkenden Blähungen, der Stuhlgang unregelmäßig mit morgendlichem Durchfall. Die Bronchien entzünden sich in der kühl-feuchten Jahreszeit und bilden gelbes

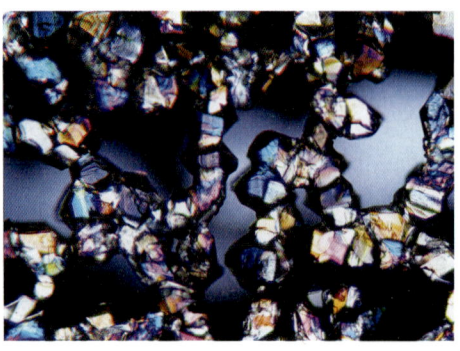

◀ Natrium sulfuricum unter dem Mikroskop.

Sekret. Häufige Erkrankungen nach der Lebensmitte sind Herzinfarkt mit Bluthochdruck und Herzschwäche.

▌ Wodurch diese Konstitution entsteht: eine Jugend mit Entbehrungen, in der man gelernt hat, dass Leistung zählt
▌ Typische Merkmale: Entschlusskraft, dynamisches Auftreten
▌ Stärken: sachlich, kompetent in allem, was er beginnt
▌ Schwächen: reizbar, ungeduldig, eitel

▌ Bevorzugte Tätigkeiten: Manager, Politiker, Unternehmer
▌ Bevorzugte Partner: ansehnliche, meist jüngere Personen, mit denen man gesellschaftlich renommieren kann
▌ Im gesunden Zustand: selbstsicher, gelassen und tüchtig im Beruf
▌ Achillesferse: Bronchien, Darm, Kreislauf
▌ Erkrankt leicht an: eitriger Bronchitis, Wassereinlagerungen, Bluthochdruck
▌ Verwandte Mittel: Aurum muriaticum natronatum, Nux vomica, Medorrhinum

Nitricum acidum
(Salpetersäure) *Der hemmungslose Genussmensch*

Diese Säure kann unverdünnt übel riechende Schleimhautgeschwüre erzeugen, deren Schmerzen die typische Empfindung hervorrufen, als würde sich ein Holzsplitter in eine Wunde bohren. Diese Aggressivität der Substanz kann man auch bei Nitricum-acidum-Typen feststellen, die zu heftigen Wutanfällen mit lautem Fluchen neigen. Es sind Genussmenschen, kontaktfreudig, sinnlich und dem Leben zugewandt. Sie sind meist geschäftstüchtig oder werden in ihrem Beruf gut bezahlt, und geben ihr Geld auch gerne wieder aus. Sie spielen gern und setzen dabei alles auf eine Karte, können aber ganz schlecht verlieren. Wenn sie in eine Krise geraten, entwickeln sie starke Ängste und versuchen dann mit allen Mitteln, ihr Versagen abzuwenden, und scheuen dabei auch nicht vor Gewalt oder Rechtsbrüchen zurück. Auf körperlicher Ebene findet man vor allem Haut- und Schleimhautentzündungen, die geschwürig werden, eiternde Wunden, Entzündungen der Scheide und eine auffallende Neigung

zu Einrissen der Haut, vor allem im Bereich der Mundwinkel oder am After.

▌ Wodurch diese Konstitution entsteht: Diese Menschen werden oft schon im Luxus geboren und halten einen aufwendigen Lebensstil für selbstverständlich.
▌ Typische Merkmale: Angst um Gesundheit, misstrauisch, stechender Blick
▌ Stärken: freizügig, spontan, kontaktfreudig
▌ Schwächen: ich-bezogen, reizbar, mitleidlos
▌ Bevorzugte Tätigkeiten: Geschäftsmann
▌ Bevorzugte Partner: schöne Menschen für sinnliche Stunden
▌ Im gesunden Zustand: verführerisch, charmant, dynamisch im Auftreten
▌ Achillesferse: Haut und Schleimhäute
▌ Erkrankt leicht an: Schmerzen wie von einem Splitter, mag Fettes, Neigung zu Geschwüren
▌ Verwandte Mittel: Kreosotum, Mercurius, Arsenicum album

P

Petroleum (Erdöl) *»Benzin im Blut«*

Der Petroleum-Typ bezieht sein Selbstwertgefühl sehr stark aus den Maschinen, die er besitzt, und darunter besonders jene, die mit Erdölprodukten angetrieben werden. Wenn Sie jemanden kennen, der mehrere Autos besitzt, gern schnell fährt und gerne bekannt gibt, »Benzin im Blut« zu haben, besteht schon ein sehr starker Hinweis auf dieses Mittel. Es sind Menschen, die am liebsten mit dem Wagen verreisen und diesen auch ungern verlassen, denn ohne ihre Besitztümer fühlen sich Petroleum-Typen schwach und unsicher, wie außerhalb ihres Elements. Deshalb haben sie auch kein Interesse an Themen wie Umweltverschmutzung oder Probleme unterentwickelter, nichtindustrieller Erdteile, da für sie das Ablegen des westlichen Lebensstils gleichbedeutend mit dem Tod wäre. Menschen, die dieses Mittel brauchen, können interessanterweise Erdölprodukte allgemein eher schlecht vertragen. Das beginnt mit der Unverträglichkeit von Benzin und Motorölen bis hin zu Kunststoffgeweben auf Erdölbasis. Körperliche Schwachpunkte sind vor allem Haut und Schleimhäute. Es besteht eine Neigung zu Übelkeit mit Erbrechen, Hautekzemen und Schuppenflechte im Winter, Magen- und Darmkatarrhen mit schleimigen Durchfällen sowie wiederkehrenden Blasenentzündungen mit Nachtröpfeln beim Urinieren und schneidenden Schmerzen.

- Wodurch diese Konstitution entsteht: früher Kontakt mit Konsumgütern
- Typische Merkmale: verstandesbetont, fährt gern schnell, fragt stets nach dem Profit, den er aus einer Sache ziehen kann
- Stärken: sachlich, zielorientiert, durchsetzungsfähig
- Schwächen: kopflastig, rücksichtslos, gefühlsarm
- Bevorzugte Tätigkeiten: Konzernmanager, Rennfahrer
- Bevorzugte Partner: Menschen, die man wie »Trophäen« präsentieren kann
- Im gesunden Zustand: korrekt, höflich, tüchtig im Beruf
- Achillesferse: Haut und Schleimhäute
- Erkrankt leicht an: Schrunden an Händen, trockenen Ekzemen, Frostbeulen, Hautjucken
- Verwandte Mittel: Graphites, Carbo animalis, Sepia

Phosphoricum acidum
(Phosphorsäure) *Von Enttäuschungen geschwächt*

Diese Arznei wird von eher jungen, durch Liebeskummer, Kränkungen und Einsamkeit geschwächten, zarten, gefühlsbetonten Menschen gebraucht. Sie fühlen sich matt, sind unkonzentriert, teilnahmslos und vertragen auch nicht die geringste Belastung, vor allem kein grelles Licht oder lärmende Musik. Nachts liegen sie wach und schwitzen. Diese Konstitution tritt dann in Erscheinung, wenn eine Serie von emotionalen Enttäuschungen Schwäche und Mutlosigkeit hervorgerufen hat.

- Bei Liebeskummer kommt neben Ignatia auch Phosphoricum acidum zur Anwendung, insbesondere, wenn die Enttäuschung zu einem betäubten, stumpfen Zustand geführt hat.

Typisches körperliches Zeichen ist Schwitzen, das vor allem nachts im Bett auftritt, wenn sie sich in Gedanken an ihr Unglück schlaflos herumwälzen. Wärme bessert alle Beschwerden.

- Wodurch diese Konstitution entsteht: meist lang anhaltenden Liebeskummer
- Typische Merkmale: Schwäche und Schweißneigung
- Stärken: mitfühlend, verständnisvoll, von zarter Gesinnung
- Schwächen: kraft- und antriebslos
- Bevorzugte Tätigkeiten: Berufe, die wenig Anstrengung und Ehrgeiz erfordern
- Bevorzugte Partner: starke Menschen, an die man sich anlehnen kann
- Im gesunden Zustand: liebevoll und liebenswürdig
- Achillesferse: Beziehungsstress

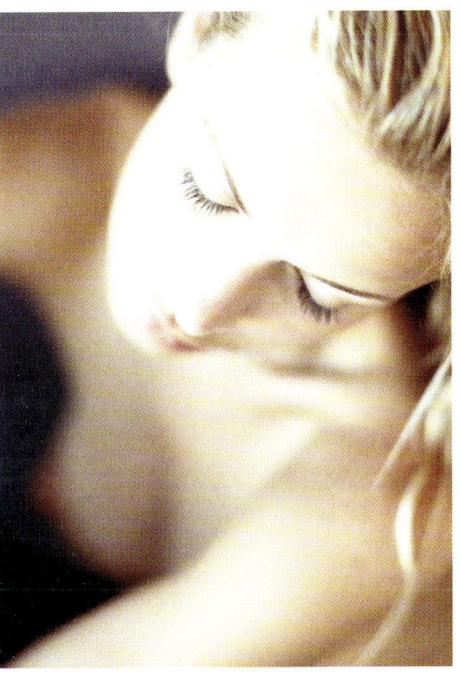

▲ Phosphoricum acidum hilft bei Liebeskummer.

- Erkrankt leicht an: Depressionen, Diabetes mellitus, Haarausfall im Bereich der Augenbrauen
- Verwandte Mittel: Gelsemium, Phosphor

Phosphorus (Phosphor) *Die Liebesbedürftige*

Diese Arznei hilft zarten, begeisterungsfähigen Menschen, wenn sie über Schwäche, Magenschmerzen oder Blutungen infolge seelischer Verletzung klagen. Und das kommt öfters vor, denn sie sind erstens sehr empfindsam, zweitens leben sie fast nur im Gefühl, sind einer Kerze vergleichbar, die für Mitmenschen entbrennt und sich dabei aufzehren kann. Wenn es so weit gekommen ist, drückt sich das vor allem durch körperliche Kraftlosigkeit verbunden mit Schlaflosigkeit aus. Häufig kommen Magenbrennen mit Appetitlosigkeit und Gewichtsverlust hinzu. Überhaupt sollten brennende Empfindungen bei Krankheiten an dieses Mittel denken lassen. Phosphorus-Typen haben nur ein großes Bedürfnis im Leben: Sie wollen geliebt werden, und das von jedem und um jeden Preis. Meist sind es schlanke, anmutige Menschen, die

P

gut gekleidet sind und einen angenehmen Eindruck hervorrufen. Sie treten einem lächelnd entgegen, und versuchen, auf jeden Eindruck zu machen, wobei sie weniger Wert auf Nachhaltigkeit legen. Da sie anderen Menschen so sehr entgegenkommen, sind sie zwar beliebt, werden aber auch von manchen wie Bittsteller belächelt oder als etwas unseriös angesehen.

▌ Wodurch diese Konstitution entsteht: Menschen, die schon als Kind ein Wechselbad von Gefühlen durch die Eltern kennengelernt haben und sich Liebesbeweise erarbeiten mussten.

▌ Typische Merkmale: gesellig, gefühlsbetont

▌ Stärken: kontaktfreudig, mitfühlend, warmherzig

▌ Schwächen: bei Schwierigkeiten oder Kränkungen schnell entmutigt

▌ Bevorzugte Tätigkeiten: Schauspielerin, Masseur, Verkäuferin

▌ Bevorzugte Partner: Menschen, die ihnen regelmäßig Liebesbeweise geben

▌ Im gesunden Zustand: strahlend, hinreißend fröhlich, beschwingt

▌ Achillesferse: Magen, Herz, Augen

▌ Erkrankt leicht an: Magengeschwüren, Herzrhythmusstörungen, Netzhautblutungen

▌ Verwandte Mittel: Bryonia, Causticum, Pulsatilla

Platinum (Platin) *Die Gebieterin*

Dieses Edelmetall steht im Periodensystem der Elemente neben Gold und hat mit diesem aus homöopathischer Sicht einiges gemeinsam. Menschen, die Platin brauchen, haben ein gutes Gespür für Qualität und einen guten Geschmack. Sie neigen dazu, andere Menschen beherrschen zu wollen, weil sie sich ihnen überlegen fühlen. Hilfe suchen sie erst dann, wenn es fast schon zu spät ist. Als Arzt findet man einen ersten Hinweis auf Platin, wenn eine neue Patientin mit äußerstem Nachdruck außerhalb der Sprechzeiten einen Termin erzwingt und einem dann herablassend und fast verächtlich begegnet. Diese Menschen haben die Empfindung, jemand ganz Außergewöhnliches zu sein, um den sich die Welt drehen muss – wie eine Operndiva oder ein Popstar. Das geht so weit, dass sie selbst als Kleinwüchsige den Eindruck vermitteln, körperlich viel größer zu sein. Oder sie haben das Gefühl, adelig zu sein. Auf körperlicher Ebene treten häufig Störungen im sexuellen Bereich auf. Die Palette reicht von exzessiver Masturbation über Exhibitionismus bis Sadomasochismus. In jedem Lehrbuch der Homöopathie findet man einen Hinweis auf übertriebene sexuelle Handlungen, die sich mit den Begriffen »erotische Manie« und »stolz und sinnlich« zusammenfassen lassen. Offenbar dient ihnen die Sexualität dazu, ein übersteigertes Selbstgefühl auszuleben und sich – ohne erworbene praktische Kenntnisse – zumindest im Intimbereich als »Königin« durchsetzen zu können.

- Wodurch diese Konstitution entsteht: wenn Eltern ihre Kinder vergöttern und ihnen damit ein überhöhtes Selbstbild vermitteln.
- Typische Merkmale: herrisches Auftreten, starke Sexualität
- Stärken: kraftvoll, selbstsicher, sinnliche Ausstrahlung
- Schwächen: überheblich, gefühlskalt
- Bevorzugte Tätigkeiten: Chefsekretärin, Escort-Service-Begleiterin, Mitglied des Jetset
- Bevorzugte Partner: Menschen, die gesellschaftlich etwas darstellen
- Im gesunden Zustand: eine eindrucksvolle Persönlichkeit, die alle Aufmerksamkeit auf sich zieht
- Achillesferse: Geschlechtsorgane
- Erkrankt leicht an: Taubheitsgefühle bei Erregung, Erkrankungen der Eierstöcke oder der Gebärmutter
- Verwandte Mittel: Cuprum, Plumbum, Stannum

Plumbum metallicum (Blei) *Der erschöpfte Herrscher*

Eine Bleivergiftung drückt sich vor allem als Lähmung einzelner Nerven aus – und das Gefühl der Lähmung im geistig-seelischen Bereich ist typisch für Menschen, die diese homöopathische Arznei brauchen. Sie empfinden das Leben als Überlebenskampf und glauben überall Mitmenschen zu erkennen, die sie hintergehen und ihnen schaden wollen. Sich selbst empfinden sie als jemand, der aus dem Durchschnitt herausgehoben ist und dem Macht und Einfluss zustehen. Da ihnen das Leben in der Regel die Bedeutung verwehrt, auf die sie Anspruch erheben, fühlen sie sich wie gelähmt und können dann tatsächlich Nervenschäden mit Gewebszerstörung und Kraftverlust in den Gliedern erleiden. Diese Menschen sehen elend aus. Sie sind blass, mager und meist misslaunig. Die Schleimhäute sind trocken.

- Wodurch diese Konstitution entsteht: alter Adel oder große Besitztümer in der Familie seit Generationen
- Typische Merkmale: schreckhaft, Gliederschwäche, elendes Aussehen
- Stärken: Fachkompetenz, Geradlinigkeit, hohes Selbstwertgefühl
- Schwächen: dauernde Furcht vor Bedrohungen, quälendes Misstrauen
- Bevorzugte Tätigkeiten: Privatier, Großgrundbesitzer, Verwalter von Miethäusern
- Bevorzugte Partner: loyale Menschen, die sich unterordnen
- Im gesunden Zustand: ruhig, zurückhaltend und höflich
- Achillesferse: Gehirn, Muskeln, Leber, Nieren
- Erkrankt leicht an: Bauchschmerzen, Verstopfung, Lähmungen
- Verwandte Mittel: Opium

S

Silicea (Bergkristall) *Die sanfte Unbeirrbare*

Silicea bildet eindrucksvolle Edelsteine, wie Chalzedon oder Onyx. Die Kieselsäurekristalle in Getreidehalmen verleihen der Pflanze eine Steifheit, die ihr ein gerades, himmelwärts strebendes Wachstum ermöglichen. Zugleich widersteht der Halm aufgrund der hohen Elastizität auch den stärksten Winden. Erst wenn die Halme vertrocknen, werden sie brüchig. Wenn Sie eine selbstständige Frau mit einem zarten Körper treffen, die eher ruhig und scheu auftritt, klar strukturiert denkt, geistige Interessen und einen schnörkellosen, eher unauffälligen Stil pflegt, denken Sie als erstes an Silicea.

▮ Silicea ist eines der am häufigsten gebrauchten homöopathischen Arzneien.

Typische Phänomene sind Prüfungsangst und Entschlussschwäche. In Prüfungssituationen setzt sich Silicea unter Druck und errötet dabei. Bei einem Schachspiel überlegt sie zwischen den Zügen so lange, dass man fast einschläft. Ganz anders bei den Dingen, zu denen sie sich eine klare Meinung gebildet hat. Man kann einen Streit mit Silicea nicht gewinnen, sie entgleitet einem durch ihr scheinbares Nachgeben, bleibt aber kompromisslos bis halsstarrig bei ihrer Meinung.

▮ Wodurch diese Konstitution entsteht: eine Erziehung, in der früh Selbstständigkeit gefordert wurde.
▮ Typische Merkmale: zierliche Gestalt, Lachfältchen bis zu den Wangen, Verfärbung der Zähne
▮ Stärken: loyal, genau, fleißig
▮ Schwächen: zweifelnd, grüblerisch, unflexibel
▮ Bevorzugte Tätigkeiten: Programmierer, Schmuckladenbesitzerin
▮ Bevorzugte Partner: Menschen, die keine zu großen Ansprüche an sie stellen und sie nicht ändern wollen
▮ Im gesunden Zustand: offen, freundlich und um ihre Mitmenschen bemüht, eine »Perle«
▮ Achillesferse: Erkältungsneigung
▮ Erkrankt leicht an: Schleimhautkatarrhen, Skoliose, Fußpilz
▮ Verwandte Mittel: Kalium phosphoricum, Calcium fluoratum

Sulfur (Schwefel) *Der kreative Egoist*

Das Hauptmerkmal von Menschen, die dieses Mittel brauchen, ist Selbstüberschätzung. Sie halten sich für intelligenter, begabter und kreativer als andere Menschen – und oft sind sie das sogar. Wenn sie ihre Ziele erreichen, geht es ihnen gut. Dann sind sie fröhlich, fleißig, gut organisiert und schlank. Stockt ihr Leben, nehmen sie rasch an Gewicht zu, vernachlässigen ihr Äußeres, werden mürrisch und verschlossen. In diesen Krisen finden sie selten Menschen, die ihnen helfen, denn sie denken im Zweifelsfall immer zuerst an sich und ihre eigenen Interessen. Es brennt das »Feuer des Ich« in ihrem Inneren – das kann dazu führen, dass sie sich wie hemmungslose Egoisten gebärden, aber auch, dass sie der Menschheit etwas wahrlich Originäres oder zumindest Originelles schenken. Auch die Krankheiten dieser Menschen scheinen wie von einem Übermaß des Elementes Feuer bedingt: Sie leiden an einem allgemeinen Hitzegefühl, haben häufig Entzündungen der Haut oder Schleimhäute und klagen dabei über starken Juckreiz.

▌ Wodurch diese Konstitution entsteht: eine freie Erziehung mit äußerst wohlwollenden Eltern, die sie für etwas ganz Besonderes halten.

▌ Typische Merkmale: feurig, hitzig, hastig
▌ Stärken: praktisch veranlagt, geistig rege, ehrgeizig, tüchtig
▌ Schwächen: ungeduldig, reizbar, egoistisch
▌ Bevorzugte Tätigkeiten: Forscher, ewiger Student, Trödelhändler
▌ Bevorzugte Partner: Menschen, die ihnen die Sorge um Alltagsdinge abnehmen
▌ Im gesunden Zustand: witzig, geistreich, aktiv
▌ Achillesferse: Magen, Darm
▌ Erkrankt leicht an: Magenschleimhautentzündung, Sodbrennen, Durchfall, Blähungen
▌ Verwandte Mittel: Graphites, Syphilinum, Psorinum

Sulfuricum acidum (Schwefelsäure) *Der Ausgebrannte*

Bei einer Verätzung mit Schwefelsäure kann es zu Blutungen kommen, und Blutungen sind auch ein wichtiger Hinweis darauf, dass homöopathische Schwefelsäure angewandt werden sollte. Es sind Menschen, die früher hitzige und hektische Naturen waren und jetzt wie ausgebrannt wirken. Sie machen alles schnell und hastig, denn sie treibt die Angst, ihr Tagespensum nicht abarbeiten zu können. Nicht selten suchen sie Trost im Alkohol. Diese Menschen waren früher häufig Sulfur-Typen, haben viel aufgebaut, dabei aber auch viele Fehler durch Hast oder Nachlässigkeit gemacht, und nun droht alles wieder zusammenzustürzen. In dieser Situation ist Sulfuricum acidum ihr Konstitutionsmittel geworden. Ihre Haut ist blass, fast gelb

und welk geworden. Sie klagen öfters über juckende Ekzeme und haben gerötete Augen.

▌ Wodurch diese Konstitution entsteht: geschäftliche Misserfolge, nachlassende Kräfte im Alter
▌ Typische Merkmale: Hast und Eile in allem, was sie tun
▌ Stärken: fleißig, um ihre Aufgaben bemüht
▌ Schwächen: Hast, die zu Schlampigkeiten führt, Gefühlsarmut
▌ Bevorzugte Tätigkeiten: Unternehmer, Geschäftsinhaber
▌ Bevorzugte Partner: Familienmenschen, die sich bedingungslos an ihre Seite stellen

Z

- Im gesunden Zustand: witzig, energie-geladen
- Achillesferse: Haut, Schleimhäute

- Erkrankt leicht an: Hautekzemen, Schleimhautentzündungen
- Verwandte Mittel: Arsenicum album, Lachesis

Zincum metallicum (Zink) *Der gehemmte Zappelphilipp*

- Dieses Mittel wird häufig bei zappeligen Kindern gebraucht, die nicht still sitzen können.

Diese Kinder haben eine auffallende Affinität für den Computer und können dort bei Spielen rasend schnell reagieren. Auch bei erwachsenen Zincum-Typen fällt die nervöse Unruhe auf, vor allem in den Beinen, mit Zucken der Schenkel nachts im Bett, manchmal auch im Schlaf. Ihre Schwachstelle ist das Gehirn. Sehr häufig sind Ängste, Schlafstörungen, Schlafwandeln, Krampfanfälle und in späteren Jahren die Schüttellähmung (Morbus Parkinson). Die treibende Kraft dieser Beschwerden ist Angst vor anderen Menschen, wobei hier auffallend auch Schuldgefühle bestehen. Zincum-metallicum-Typen sind in der Regel geistig rege bis intellektuell und eher gefühlsarm. Sie streben höhere gesellschaftliche Positionen an und erreichen mitunter auch ein gewisses Ansehen. Ihre Ängste werden dann wach, wenn dieses Anse-hen durch verschiedene Umstände in Gefahr gerät. Dann haben sie sehr rasch das Gefühl, man sei hinter ihnen her und wolle sie einsperren.

- Wodurch diese Konstitution entsteht: erhöhter Erfolgsdruck vonseiten der Familie
- Typische Merkmale: Muskelzucken, Zittern
- Stärken: Schnelligkeit, Gedankenschärfe
- Schwächen: Hast, Schreckhaftigkeit
- Bevorzugte Tätigkeiten: Arbeit am Computer, Drucker
- Bevorzugte Partner: ruhige Menschen, die Kraft vermitteln
- Im gesunden Zustand: fleißig und strebsam, eher zurückgezogen und zurückhaltend im Umgang
- Achillesferse: Gehirn
- Erkrankt leicht an: Krampfanfällen, brennenden Schmerzen, Parkinson, Diabetes mellitus
- Verwandte Mittel: Picricum acidum, Lachesis

Pflanzliche Arzneien

Menschen, die pflanzlichen Arzneien zugeordnet werden können, sind eher gefühlsbetont und verletzlich. Charakteristisch ist, dass ihre Ziele und Handlungen starken jahreszeitlichen Schwankungen unterliegen. Außerdem haben sie einen guten Geschmack und ausgesprochenen Sinn für Schönheit. Im Krankheitsfall zeigen sich bei giftigen Pflanzen heftige, bei ungiftigen Pflanzen eher milde Symptome schwankender Ausprägung, die häufig mit anderen Beschwerden abwechseln. Typisch ist auch ein zyklischer Verlauf, beispielsweise, wenn ein Atemwegsinfekt in der Nase beginnt, dann über den Kehlkopf bis in die Bronchien absteigt und dabei anfangs eine Trockenheit der Schleimhaut, dann die Bildung von klarem, dann gelblichem, dann grünlichem Schleim bewirkt, der wieder in festen, weißen Schleim übergeht. Wie bei den mineralischen Arzneien treten auch bei einigen pflanzlichen Substanzen charakteristische Gemeinsamkeiten auf:

Hahnenfußgewächse (Aconitum, Cimicifuga, Helleborus, Pulsatilla, Staphisagria): Allen gemeinsam ist ein Trauma, das die Krankheit auslöst, beispielsweise Schock, Schreck, eine Geburt, der Verlust des Partners oder ein Todesfall in der Familie. Alle kommen in Fällen zur Anwendung, in denen man die Fasson verliert: Man ist außer sich, was sich durch scharfe, stechende, brennende Schmerzen ausdrückt, als würden die Nerven blank liegen. Kränkung oder Demütigung führen zu körperlichen Beschwerden.

Hamamelidae: (Urtica urens, Cannabis): Mittel für Freiheitsliebende.

Kaffee-Verwandte (China, Coffea, Ipecacuanha): Gemeinsam ist das Gefühl, nur dann wirklich zu leben, wenn man durch eine Idee oder eine Emotion stimuliert wird.

Korbblütengewächse (Arnica, Bellis, Calendula, Cina): Werden in vielen Kulturen traditionell bei Verletzungen angewandt. Charakteristisch ist das Gefühl, seelisch verletzt worden zu sein, und die Angst, wieder verletzt zu werden.

Liliengewächse (Convallaria, Crocus, Lilium tigrinum, Sabadilla): Allen diesen Arzneien gemeinsam ist die überschießende Durchblutung der Gewebe im Krankheitsfall, drückende, pressende Schmerzen und im seelischen Bereich die Freiheitsliebe, die nichts mehr fürchtet als Bedrängtwerden und Unterdrückung. Gefühle werden als ein Drängen, Hervordrängen, Zusammendrücken oder Pressen empfunden – bei guter Stimmung drängen sie in alle Richtungen, bedrängen den Partner und wollen, dass sich etwas bewegt, nach Kränkungen fühlen sie sich bedrückt, niedergedrückt oder unterdrückt. Der seelische Kernkonflikt ist das Verlangen nach Freiheit und Ungebundenheit. Die kühlere Jahreszeit wird generell als bekömmlicher empfunden als die warme.

Magnoliengewächse (Camphora, Nux moschata): Helfen in den Fällen, in denen län-

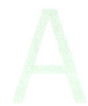

gere seelische Belastungssituationen Verwirrtheit, Denkstörungen, Gedächtnisverlust, Verunsicherung, Benebelung, Ohnmachtsneigung sowie Schläfrigkeit verursachen. Man lebt in seiner kleinen eigenen Welt, Eingriffe von außen bringen aus dem Rhythmus.

Mohngewächse (Chelidonium, Opium, Sanguinaria): Diese Arzneien werden bei Menschen eingesetzt, die in einer unangenehmen Umgebung leben und sich innerlich gegen Grausamkeit, Gefühlskälte und Brutalität abschotten, indem sie innerlich »überwintern« und ihre Gefühle abtöten. Es sind alles Arzneien, die die Leber entlasten und vor allem in der Schmerztherapie eingesetzt werden.

Nachtschattengewächse (Belladonna, Capsicum, Dulcamara, Hyoscyamus, Stramonium): Helfen bei körperlichen Beschwerden von sehr heftigem, reißendem, krampfendem, pulsierendem, platzendem Charakter.

Strychnosgewächse (Gelsemium, Ignatia, Nux vomica): Kommen zum Einsatz bei krampfartigen Schmerzen, heftigen Gefühlsreaktionen (Ungeduld, Zorn), krampfhafter Suche nach Erfolg und/oder Liebe, Erwartungsspannung, Prüfungsangst.

Violales (Bryonia, Colocynthis, Viola tricolor): Alle drei sind wichtige Schmerzmittel der Homöopathie bei schneidenden, stechenden, scharfen, durchspießenden Beschwerden in Verbindung mit einer verdrossenen Stimmungslage.

Aconitum napellus (Eisenhut) *Zu Tode erschrocken*

Der Sturmhut ist eine fast mannsgroße Pflanze mit violettblauen Blüten, die über eines der tödlichsten Gifte verfügt. Im Altertum hieß es, dieses Hahnenfußgewächs sei aus dem Speichel des Höllenhundes Cerberus hervorgegangen, der auf die Erde tropfte, als ihn Herkules aus dem Schattenreich entführte.

▌ Schock, Schreck und Nahtoderlebnisse rufen diese Form der Todesangst hervor, die durch homöopathisches Aconitum eindrucksvoll behoben werden kann.

Das Mittel eignet sich außerdem für alle heftigen Beschwerden, die durch kalten Wind hervorgerufen wurden. Der Aconitum-Typ

mag für seine Mitmenschen krankhaft empfindlich, verdrießlich und auf jede Lappalie aufbrausend reagieren, aber er hat dafür auch einen Grund, nämlich ein schockartiges Erlebnis, das ihm Ängste beschert hat, die bei geringstem Anlass wieder auflodern. Zwischendurch wirkt er stumpf und unfähig, auf schöne Erlebnisse zu reagieren.

▌ Wodurch diese Konstitution entsteht: großer Schreck, beispielsweise ein Nahtoderlebnis
▌ Typische Merkmale: Gesichtsröte, Hitze, Todesängste
▌ Stärken: erhöhte Empfindsamkeit, gefühlvoll, kann in entspannten Situationen sehr lustig sein

- Schwächen: ängstlich durch geringste Störungen, durch Erregbarkeit dann auch gewalttätig
- Bevorzugte Tätigkeiten: Feuerwehrmann, Rettungssanitäter
- Bevorzugte Partner: ruhige, gleichmütige Naturen, die Stabilität verleihen
- Im gesunden Zustand: kontaktfreudig, überschwänglich
- Achillesferse: alles, das sie an den Tod erinnert
- Erkrankt leicht an: Asthma, Herzklopfen, Schlaganfall
- Verwandte Mittel: Belladonna, Coffea

Agaricus muscarius (Fliegenpilz) *Der Klassenkasper*

Der giftige Fliegenpilz ist in Osteuropa in Verbindung mit Alkohol ein beliebtes Rauschmittel, das in hoher Dosierung Muskelkrämpfe erzeugen kann. In Milch aufgekocht zieht es Ungeziefer an und tötet dieses durch Nervenlähmung. Als homöopathisches Mittel ist es sehr beliebt bei nervösen, unkonzentrierten Studenten, die es als »Hirnfutter« einnehmen. Es passt sehr gut auf ein Entwicklungsstadium des Menschen, bei dem häufig Euphorie und Lebensgenuss mit Langeweile und Trägheit abwechseln. Typisch sind Tics wie das Augenblinzeln oder das Schneiden von Grimassen. Agaricus findet man vor allem in der Kindheit und Jugend. Es sind gutmütige und heitere Kinder, die körperlich unruhig sind, gerne spielen und singen und sich nur schwer mit den Anforderungen der Schule zurechtfinden. Viele »Klassenkasper« brauchen Agaricus. Eine strenge Hand ruft hier eher das Gegenteil des gewünschten Effektes hervor, nämlich Gewalttätigkeit bis hin zur Tobsucht. Bei Erwachsenen, die dieses Mittel brauchen, besteht häufig Alkohol- oder Drogenmissbrauch und große Angst vor schweren Krankheiten sowie davor, bloßgestellt zu werden.

- Wodurch diese Konstitution entsteht: Empfindung, nirgends richtig dazuzugehören
- Typische Merkmale: Bettnässen, lernt spät Sprechen und Gehen, Krämpfe, Zittern und Zuckungen bei Tadel
- Stärken: Naturverbundenheit, Ausgelassenheit, Kontaktfreudigkeit
- Schwächen: Konzentrationsstörungen, Unbeherrschtheit
- Bevorzugte Tätigkeiten: Varietékünstler, Schamane
- Bevorzugte Partner: sinnesfreudige Menschen, die auch mal kindisch sein können
- Im gesunden Zustand: gutmütig und heiter, sprachbegabt, musikalisch
- Achillesferse: langweilt sich schnell
- Erkrankt leicht an: Krämpfen, Zuckungen, Karpaltunnelsyndrom, Blähungen
- Verwandte Mittel: Physostigma, Tuberculinum

Fliegenpilz ▶

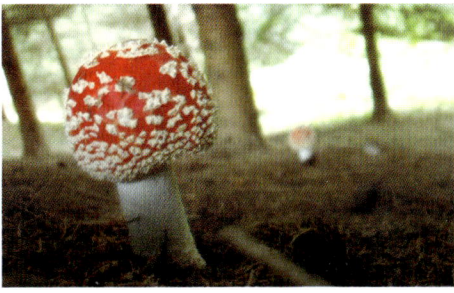

153

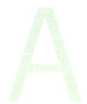

Anacardium orientale
(Ostindische Elefantenlausnuss) *Der Engel, der ein Teufel war*

Dieses Sumachgewächs wird traditionell in vielen Kulturen angewandt, um Magengeschwüre zu heilen. Im geistig-seelischen Bereich entfaltet es seine Wirkung bei Menschen, die unberechenbar erscheinen – einmal leidenschaftlich, dann wieder kaltherzig, einmal bösartig und dann wieder ungemein mitfühlend. Dieser fast schizophrene Wechsel zwischen Dr. Jekyll und Mr. Hyde, diese Zwiespältigkeit der Seele entsteht meist durch eine schwere, durch Missbrauch gekennzeichnete Kindheit, die auch im Erwachsenenalter nur schwer überwunden werden kann und eine tiefe Skepsis über Gut und Böse im Wesen des Menschen hinterlassen hat. Auch die körperlichen Beschwerden passen zur Empfindung von Anacardium-Menschen, gefangen zu sein und in einer Situation festzustecken. Ihre Reaktion darauf ist eine Steifigkeit, vor allem im Bereich der Wirbelsäule, die bis zu Krampfzuständen gehen kann. Sie halten es auf keinem Platz lange aus, längeres Sitzen verschlechtert vorhandene Beschwerden. Sie machen auf ihre Umgebung einen rastlosen Eindruck, zu Hause fühlen Sie sich unwohl, wie eingesperrt, und sind gern an der frischen Luft.

▌ Wodurch diese Konstitution entsteht: starke Unterdrückung oder Missbrauch in der Kindheit
▌ Typische Merkmale: die Empfindung, innerlich gespalten zu sein, Wutausbrüche, Selbsthass
▌ Stärken: leistungsstark, beharrlich, leidenschaftlich
▌ Schwächen: Ungeduld, Entscheidungsschwäche, Ängste
▌ Bevorzugte Tätigkeiten: helfende Berufe wie Krankenschwester
▌ Bevorzugte Partner: Erfolgstypen mit großem Selbstvertrauen
▌ Im gesunden Zustand: liebevoll besorgt um alle Schutzbefohlenen
▌ Achillesferse: Gehirn, Magen, Haut
▌ Erkrankt leicht an: Demenz, Magenschleimhaut- oder Zwölffingerdarmgeschwüren, juckenden, brennenden Hautausschlägen
▌ Verwandte Mittel: Medorrhinum, Nux vomica

Arnica montana (Bergwohlverleih) *Der verletzte Naturbursche*

Arnica-Typen sind Menschen, die von Traumata geprägt und verstört wurden. Wenn eine neue Störung hinzutritt, wollen sie vor allem in Ruhe gelassen werden, irren rastlos umher, sind ängstlich und argwöhnisch und fühlen sich am ganzen Körper zerschlagen. Körperlich sind es eher robuste, muskulöse, sportliche Menschen mit dunklem Gesicht, die dann, wenn sie krank werden, vor allem Beschwerden im Bereich des Bewegungsapparates wie Rheuma oder Gicht entwickeln, was sie dann daran hindert, weiter ihren geliebten Sport zu betreiben.

- Arnica wird in der Medizin seit Jahrhunderten bei Verletzungen angewendet.

Unter den Sportarten mögen sie vor allem solche, die eine erhöhte Verletzungsgefahr mit sich bringen, wie Bergsteigen, Snowboarden oder Drachenfliegen, wo sie durch besondere Verwegenheit bis hin zum Leichtsinn auffallen.

- Wodurch diese Konstitution entsteht: durch zahlreiche Verletzungen, die sich risikofreudige Menschen im Laufe der Jahre zumuten.
- Typische Merkmale: die Empfindung, nach Verletzungen zerschlagen und zerschunden zu sein, mit Angst vor Berührung und Ablehnung von Hilfe
- Stärken: Gutmütigkeit, Liebe für die Natur, sanftes Wesen
- Schwächen: nach Trauma aus der Bahn geworfen, nervlich nicht mehr belastbar. Leichtsinn, der zu neuen Verletzungen führt
- Bevorzugte Tätigkeiten: Waldarbeiter, Bergbauer, Arzt
- Bevorzugte Partner: sportliche Menschen, mit denen sie durch dick und dünn gehen können

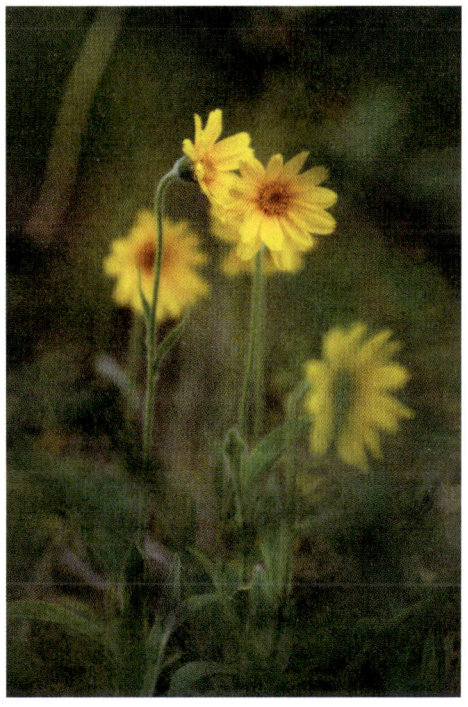

▲ Arnica hilft bei Verletzungen.

- Im gesunden Zustand: lustig, unbedacht, fröhlich und gutmütig
- Achillesferse: Verletzungen
- Erkrankt leicht an: Bluthochdruck, Gefäßverkalkung, Krampfadern
- Verwandte Mittel: Bellis perennis, Staphisagria

Belladonna (Tollkirsche) *Das pralle Leben*

- Diese Pflanze gehört zu den Nachtschattengewächsen, die in der Homöopathie vor allem im Jugendalter mit seiner Neigung zu extremen Gefühlsschwankungen Einsatz finden.

Belladonna-Typen sind körperlich kräftig gebaut, haben eine rote Gesichtsfarbe und entwickeln im Krankheitsfall äußerst heftige, krampfartige Beschwerden, die sich durch Dehnen und Rückwärtsbeugen lindern lassen. Sie können hoch fiebern und dabei heftig schwitzen und Entzündungen entwickeln, die pochen und ungewöhnlich heiß werden. Es sind Menschen, die gerne lachen, während sie sprechen und zu Versteckspielen neigen. Es gibt fast nichts Schöneres für sie, als ein süßes Geheimnis zu bewahren. Es sind energievolle, zupackende Naturen, die Großes leisten können, dabei aber oft unbedacht sind, denn es fällt ihnen schwer, strategisch zu denken. Sie sind meist wohlansehnlich und mit einem vitalen Charme ausgestattet und machen sich im Beruf wegen ihrer Tüchtigkeit schnell beliebt. Wenn Sie sich allerdings in etwas verrannt haben, sind sie oft unbelehrbar, neigen zu Kurzschlussreaktionen und können dann auch gewalttätig werden. Es sind Nachtmenschen, die gerne feiern, tanzen, gut essen und trinken und morgens nur schwer aus dem Bett kommen.

- Wodurch diese Konstitution entsteht: ein liebevolles Elternhaus, das im Kind Selbstbewusstsein fördert.
- Typische Merkmale: Gesichtsröte, Röte erkrankter Organe, klopfende Schmerzen, große Pupillen
- Stärken: lebenstüchtig, leistungsstark
- Schwächen: ungeduldig, wenig einfühlsam
- Bevorzugte Tätigkeiten: Magier, Feuerwehrmann, Apotheker
- Bevorzugte Partner: erfolgreiche, hübsche Menschen
- Im gesunden Zustand: quirlig, fröhlich, humorvoll
- Achillesferse: Übermaß an Selbstvertrauen
- Erkrankt leicht an: Bluthochdruck, Fieber, Entzündungen
- Verwandte Mittel: Glonoinum, Hyoscyamus, Stramonium

Bellis perennis (Gänseblümchen) *Das Stehaufmännchen*

Korbblütengewächse, zu denen das Gänseblümchen gehört, werden in vielen Kulturen traditionell bei Verletzungen angewandt. Bellis hat in England den Stellenwert, den Arnica in den Alpen und die Ringelblume im Mittelmeerraum hat, und findet vor allem bei Prellungen und Quetschungen Anwendung. In der Homöopathie hilft Bellis perennis in Fällen, in denen sich der ganze Körper abgeschlagen und wund anfühlt, die Verletzung aber zeitlich schon länger zurückliegt, manchmal schon so lange, dass man sich gar nicht mehr an diese erinnert. Abkühlung, beispielsweise eine kalte Dusche, verschlimmert die Schmerzen. Viele berichten über ein Druckgefühl in der Milzgegend. Ein weiterer Name für diese Pflanze ist »Maßliebchen«, aus dem Homöopathen gerne den seelischen Kernkonflikt dieses Persönlichkeitstyps ableiten, der darin besteht, in der Liebe und in Beziehungen kein rechtes Maß zu finden. Diese Menschen geben zu schnell zu viel, und erleiden dabei leicht seelische Blessuren, die sich vor allem im körperlichen Symptom der Zerschlagenheit manifestieren. Gänseblümchen sind dafür bekannt, dass sie sich wenige Stunden, nachdem ihnen Schuhabsätze übel mitgespielt haben, wieder aufrichten und der Sonne zuwenden. Diese Unverwüstlichkeit zeichnet auch Bellis-perennis-Menschen aus, die nach großen Schicksalsschlägen am Boden zerstört erscheinen, aber bald wieder fidel sind.

- Wodurch diese Konstitution entsteht: mitfühlende Grundveranlagung und zahlreiche Schicksalsschläge
- Typische Merkmale: Gefühl der Zerschlagenheit, Quaddeln auf der Haut, herabdrängende Schmerzen in der Gebärmutter
- Stärken: Verlässlichkeit, Fürsorglichkeit
- Schwächen: Naivität bis zur Vertrauensseligkeit
- Bevorzugte Tätigkeiten: Mutter, die ihre bereits erwachsenen Kinder noch rundum versorgt

- Bevorzugte Partner: Menschen, um die sie sich kümmern und denen sie helfen können, durchs Leben zu kommen
- Im gesunden Zustand: Herzstück der Familie, natürliche Anlaufstelle bei allen Sorgen
- Achillesferse: Neigung, sich zu überfordern
- Erkrankt leicht an: Schwindel, Akne, Krampfadern, Ausfluss mit Unterleibsschmerzen
- Verwandte Mittel: Arnica, Staphisagria

Berberis vulgaris (Sauerdorn) *Der gequälte Genießer*

Berberis eignet sich besonders in Fällen, in denen das Hauptcharakteristikum der Krankheit ständige plötzliche und intensive Veränderung seelischer oder körperlicher Beschwerden ist: Mal schmerzt die Hüfte, dann die Schulter, dann wieder die Fingergelenke, dann der Bauch. Dafür verantwortlich ist nach Ansicht von Naturheilkundlern eine Schwäche der Entgiftungsorgane Leber und Niere.

- Berberis kann Hautekzeme zum Verschwinden bringen, die aufgrund ungesunder Ernährung entstanden sind.

Der Berberis-Typ fällt dadurch auf, dass er gern über Unverträglichkeiten klagt. Es sind Genießer, oft recht beleibt, die es sich gerne gut gehen lassen, danach aber oft über Beschwerden klagen. Magen und Darm sind aufgebläht, das Stechen im Bereich der Leber strahlt meist bis ins linke Schulterblatt

aus. Im Laufe der Jahre stellen sich Gallenkoliken mit der Gefahr der Gelbsucht ein.

▼ Berberis-Typen genießen das Leben und essen gerne.

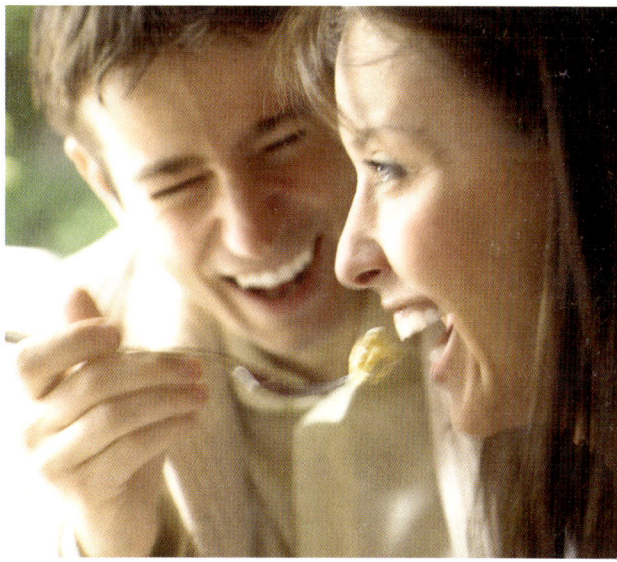

B

- Wodurch diese Konstitution entsteht: großer Appetit auf Leben und Zuneigung, der durch Nahrungsaufnahme gedeckt wird
- Typische Merkmale: Frösteln und Fieber im Wechsel, stechende Schmerzen
- Stärken: Lebenslust, ein Kavalier, einfühlsam
- Schwächen: kann schlecht Maß halten, hypochondrisch
- Bevorzugte Tätigkeiten: Restaurateur, Schauspieler
- Bevorzugte Partner: fürsorgliche, fröhliche Menschen
- Im gesunden Zustand: Gourmet und Gourmand
- Achillesferse: Leber, Niere
- Erkrankt leicht an: Gelbsucht, Blasenentzündungen mit stechenden Schmerzen, Rückenschmerzen mit wunden, lahmen Beinen
- Verwandte Mittel: Benzoicum acidum, Coccus cacti

Bryonia alba
(Weiße Zaunrübe) *Der Unglücksrabe in Finanzdingen*

Diese Menschen sind eher klein gewachsen und untersetzt. Sie neigen zu Wutausbrüchen, die mit Rückenschmerzen oder Gallenbeschwerden einhergehen und unerträglich werden können, sodass der Betroffene zuletzt nur noch ruhig daliegt, da ihn die geringste Bewegung quält. Typisch im körperlichen Bereich sind Gewebsschwellungen, vor allem von Gelenken, was mit stechenden Empfindungen einhergeht, sowie die Neigung zur Bildung von Ergüssen, vor allem im Bereich des Brustkorbs. Der seelische Kernkonflikt des Bryonia-Typs ist die Empfindung eines Verlustes, der rasch wieder gutgemacht werden muss. Meist bezieht sich das auf geschäftliche Dinge, denn finanzieller Erfolg ist die Triebfeder für diese Menschen. Dennoch bleibt dieser ihnen unglücklicherweise oft versagt, obwohl sie fleißig, fast fieberhaft, daran arbeiten. Daneben hat ein wirkliches Privatleben fast keinen Platz und selbst bei einer schweren Krankheit reden diese Menschen nicht über ihre Beschwerden, sondern darüber, was der Krankenstand für ihr Geschäft bedeutet.

- Wodurch diese Konstitution entsteht: ein soziales Umfeld, in dem nur Leistung und Wohlstand zählt
- Typische Merkmale: Schmerzen, die sich in Ruhe bessern, Gewebsschwellungen
- Stärken: fleißig, strebsam, bescheiden
- Schwächen: wenig einfühlsam, leicht reizbar
- Bevorzugte Tätigkeiten: Buchhalter, Pförtner, kleiner Geschäftsmann
- Bevorzugte Partner: Menschen, die in der Beziehung das Heft in die Hand nehmen
- Im gesunden Zustand: freundlich, kooperativ, gute Umgangsformen
- Achillesferse: Gelenke, Brustfell
- Erkrankt leicht an: Rücken- und Gelenksschmerzen, Lungenentzündung
- Verwandte Mittel: Phytolacca, Rhus toxicodendron

Camphora (Kampfer) *Die Abgekapselte*

Früher wurde gefühlvollen Damen, die der Ohnmacht anheimfielen, ein Riechfläschchen mit Kampfer unter die Nase gehalten. Kampfer regt den Kreislauf an und beugt Erkältungen vor und ist auch heute noch in Hausarztpraxen im Gebrauch. Homöopathisch eignet sich Kampfer für verfrorene, verunsicherte Menschen, die sich in eine eigene Gefühlswelt zurückgezogen haben und dort auch allein gelassen werden wollen. Es sind meist eher dünne, blonde Personen, die in Gesellschaft unsicher sind, sich oft auch »merkwürdig« verhalten und von Neuerungen leicht verwirrt werden. Kampfer gehört zu den Magnoliengewächsen, ebenso wie Nux moschata, ein Mittel, das ebenfalls gerne bei Ohnmachten eingesetzt wird. Typisch für Camphora ist das Gefühl, verwirrt und benebelt zu sein, weshalb diese Menschen es meist vorziehen, in ihrer kleinen Welt von vertrauten Dingen zu leben. In Krisensituationen droht entweder Ohnmacht oder ein Krampfanfall mit Entblößen der Zähne und großer äußerlicher Kälte bei innerer Hitze.

▌ Wodurch diese Konstitution entsteht: Selbstzweifel durch eine Jugend, in der einem Selbstvertrauen genommen wurde

▌ Typische Merkmale: eisige Kälte der Gliedmaßen, die sich durch Abdecken bessert, während Erwärmung die Beschwerden verschlimmert

▌ Stärken: Gefühlvoll, einfühlsam, liebenswert »verhuscht«

▌ Schwächen: »lebensuntüchtig«, sehr ängstlich und unpraktisch

▌ Bevorzugte Tätigkeiten: Schmuckherstellung in Eigenregie, Sachbearbeiterin

▌ Bevorzugte Partner: selbstbewusste Menschen, die den Alltag problemlos bewältigen

▌ Im gesunden Zustand: stellt sich als unabhängig und stark dar, hat viele »verstiegene« Ansichten

▌ Achillesferse: Kreislaufsystem

▌ Erkrankt leicht an: Krämpfen, Erkältungen, heftigen Blasenentzündungen

▌ Verwandte Mittel: Carbo vegetabilis, Secale, Nux moschata

Capsicum (Cayennepfeffer) *Die überempfindliche Nostalgikerin*

Wer schon einmal an einer Chilischote gekaut hat, weiß, dass Schleimhäute wie Feuer brennen können. Der Capsicum-Typ kann bei Infekten sehr rasch eine brennende Rötung, meist im Bereich des Gesichts entwickeln.

▌ Jede Entzündung, die mit Blutungen und brennenden Schmerzen einhergeht, wird durch homöopathisches Capsicum gebessert.

Es sind in der Regel mollige, etwas langsame Menschen, die eher ungeschickt sind und bei Schwierigkeiten mürrisch und störrisch werden. Man kann sie sehr schnell beleidigen und sie verlieren auch schnell den Mut. Sie erweisen sich als eher wenig lebenstüchtig und geraten meist in Beziehungen, in denen sie

C

bevormundet werden. Dann leisten sie passiven Widerstand. Auffallende seelische Kennzeichen sind Nostalgie – sie schwärmen immer wieder von ihrer Kindheit – sowie Heimweh auf Reisen. Capsicum gehört in die Gruppe der Nachtschattengewächse, ebenso wie Belladonna, Dulcamara, Hyoscyamus und Stramonium, und hat mit diesen gemeinsam, dass körperliche Beschwerden meist sehr heftig sind und mit reißenden Schmerzen einhergehen.

▮ Wodurch diese Konstitution entsteht: eine schöne, aber überbehütete Kindheit
▮ Typische Merkmale: Rötung der Haut, Kälteempfindlichkeit, Schreckhaftigkeit

▮ Stärken: zärtlich, umarmen und küssen gern
▮ Schwächen: schnell beleidigt, Furcht vor Kritik
▮ Bevorzugte Tätigkeiten: ein kleine, überschaubare Aufgabe in einer Stellung, in der es viel Zuspruch gibt
▮ Bevorzugte Partner: starke, lebenstüchtige Menschen
▮ Im gesunden Zustand: liebevoll, gefühlvoll
▮ Achillesferse: Haut, Schleimhäute
▮ Erkrankt leicht an: Geschwüren im Mund, Heiserkeit, Angina, aufgesprungenen Lippen
▮ Verwandte Mittel: Cantharis, Sanguinaria

Chamomilla (Kamille) *Die reizbare Ungeduldige*

Kamille hat in vielen Kulturen einen hohen Stellenwert bei der Behandlung entzündlicher Krankheiten. Homöopathisch gesehen hilft sie Menschen, die die Empfindung haben, verletzt worden zu sein. Das kann sowohl die seelische als auch die körperli-

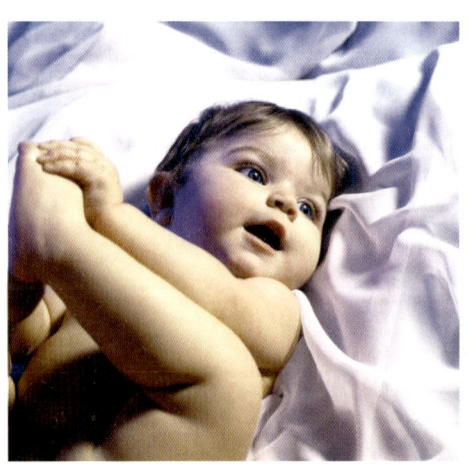

che Ebene betreffen. Ein Gefühl des Gequältwerdens vermiest die Stimmung, man fühlt sich gefoltert und wird ungeduldig und aufgebracht. Chamomilla-Typen geben ihr Genervtsein an ihre Mitmenschen weiter. Sie fordern und sind zugleich unwirsch und abweisend. Wenn man ihnen helfen soll, dann schnell, am besten augenblicklich.

▮ Kamille hilft Säuglingen, die unter Zahnungsbeschwerden leiden.

Im Kern ist es das Gefühl, ungeschützt zu sein und die Bemutterung zu brauchen. In der Arztpraxis erkennt man diesen Typ dadurch, dass er heftig klagt und augenblicklich eine Lösung erwartet.

◀ Chamomilla macht Babys froh.

- Wodurch diese Konstitution entsteht: durch einen schon länger bestehenden, quälenden Seelenschmerz
- Typische Merkmale: körperliche Beschwerden durch Zorn, die im Laufe des Tages immer mehr zunehmen
- Stärken: durchsetzungsfähig, beziehungsfähig
- Schwächen: ungeduldig, zornig
- Bevorzugte Tätigkeiten: alles, was schnell erledigt werden kann
- Bevorzugte Partner: verständnisvolle, geduldige Menschen
- Im gesunden Zustand: fröhlich, etwas ungeduldig, fordernd
- Achillesferse: Gallenblase, Darm
- Erkrankt leicht an: Gallenkolik, Mittelohrentzündung, Bauchkrämpfen mit schleimig-grünlichem Durchfall
- Verwandte Mittel: Nux vomica, Staphisagria

China officinalis (Chinarinde) *Der abgehobene Tüftler*

Der China-Baum gehört wie auch Coffea cruda und Ipecacuanha in die Gruppe der Kaffee-Verwandten. Sie wirken alle stimulierend auf den Menschen und können – in homöopathischer Zubereitung – jede Form von »Aufgedrehtsein« mildern. China-Typen sind ideenreiche, kreative Menschen, die immer auf der Suche nach einem neuen Projekt sind, egal, wie »abgehoben« das ihren Mitmenschen scheinen mag. Typisch für China ist das Gefühl, von anderen in allem behindert zu werden und nicht mehr richtig zum Arbeiten zu kommen. Sie leiden aufgrund zahlreicher Ideen unter Schlaflosigkeit und bauen sich in der Zeit, in der sie allein und ungestört sind, Luftschlösser. Genussmittel wie Tabak oder Alkohol, aber auch freudige Ereignisse und Sex lösen bei China-Typen das Gefühl aus, nicht ganz zu sich zu kommen und können sogar Krankheit hervorrufen. Körperliche Reaktionen sind vor allem Schwäche, Müdigkeit, Durchfall und Atemnot bis hin zu Asthmaanfällen. Sie geben an, »saft- und kraftlos« zu sein. Dieses Mittel ist bekannt geworden, weil Hahnemann es am eigenen Leibe ausprobierte und sehr stark darauf reagierte.

- Wodurch diese Konstitution entsteht: eine starke Begabung, die vom sozialen Umfeld nicht ausreichend gewürdigt und verstanden wird
- Typische Merkmale: Schwäche, Eile, Blähungen
- Stärken: einfallsreich, fleißig, strebsam
- Schwächen: empfindlich, launisch, eigensinnig
- Bevorzugte Tätigkeiten: Dichter, Maler, Lebenskünstler
- Bevorzugte Partner: Menschen, die sie rückhaltlos unterstützen
- Im gesunden Zustand: kreativ, spirituell, naturverbunden
- Achillesferse: Gehirn, Darm
- Erkrankt leicht an: Schwäche, Asthma, Beklemmungen nach dem Essen
- Verwandte Mittel: Carbo vegetabilis, Silicea

161

C

Cimicifuga (Wanzenkraut) *Die wortreich Leidende*

Diese Pflanze gehört wie Aconitum, Staphisagria und Helleborus zu den Hahnenfußgewächsen. Allen dazugehörigen Typen gemeinsam ist die Neigung, aufgrund einer Kränkung oder Demütigung körperliche Beschwerden zu entwickeln. Im Falle von Cimicifuga drückt sich dies vor allem in einer Störung des hormonellen Regelkreises aus. Es sind überwiegend Frauen im mittleren Lebensalter, sehr häufig nach einer chirurgischen Gebärmutterentfernung, die eine rasch erkennbare Form der wortreichen Unleidlichkeit entwickeln. Sie haben das Gefühl, an allen Krankheiten zu leiden, aber es wird nie was gefunden. Vorwiegend leiden sie unter Schmerzen, die als stechend, brennend oder stoßend empfunden werden und die sich durch Stress verstärken. Im Laufe der Jahre tritt Schwermut hinzu, die sich abwechselt mit »hysterischen« und »hypochondrischen« Verhaltensweisen. Bei vielen Menschen, die an der sogenannten Fibromyalgie leiden, bessert Cimicifuga die Beschwerden. Als häufige seelische Ursache kann man eine distanzierte, sexuell unerfüllte Partnerschaft ansehen, in der sich der Cimicifuga-Typ fürsorglich und fleißig um alle Belange kümmert, ohne dafür einen Lohn zu bekommen.

- Wodurch diese Konstitution entsteht: Sehnsucht nach Liebe und Aufgehobensein
- Typische Merkmale: spricht ohne Punkt und Komma, klagt über Schmerzen
- Stärken: tüchtig, fleißig, fürsorglich
- Schwächen: empfindsam, neidisch, pessimistisch
- Bevorzugte Tätigkeiten: einfachere Arbeiten, möglichst ohne Leistungsdruck
- Bevorzugte Partner: geduldige, liebevolle Menschen
- Im gesunden Zustand: der ruhende Pol in der Familie
- Achillesferse: Gemütsbereich
- Erkrankt leicht an: Kopfschmerzen, Verdauungsstörungen, Atembeschwerden, Brustschmerzen
- Verwandte Mittel: Baptisia, Caulophyllum

Cina (Wurmkraut) *Der zornige Rastlose*

Artemisia cina ist in der kirgisischen Steppe beheimatet und gehört wie die anderen großen Verletzungsmittel Arnica, Kamille und Calendula zu den Korbblütlern. Charakteristisch ist das Gefühl, verletzt worden zu sein, und die Angst, wieder verletzt zu werden. Mit Aufgedrehtheit und körperlicher Rastlosigkeit wird versucht, diese Angst zu überwinden. Wenn Cina-Typen zur körperlichen Ruhe gezwungen werden, können sie aggressiv oder sogar boshaft werden und auf ihre Mitmenschen einschlagen.

- Bei Kindern mit Aufmerksamkeits-Defizit-Syndrom (ADS), die aufgrund ihrer körperlichen Unruhe Schulschwierigkeiten haben, wirkt Cina verbessernd.

Cinasamen haben einen relativ hohen Gehalt an Santonin, ein altes Mittel gegen Spulwürmer. Menschen, bei denen man von den körperlichen Symptomen her an Spulwurmbefall denken könnte – dazu gehören großer Hunger kurz nach der Mahlzeit, Verschlimmerung nachts und krampfhafte Zuckungen der Glieder und im Gesicht – sprechen meist sehr gut auf homöopathisches Cina an.

▎ Wodurch diese Konstitution entsteht: seelische Verletzung, die nicht überwunden werden kann
▎ Typische Merkmale: körperliche Unruhe, launisches Verhalten
▎ Stärken: gut im Sport, selbstständig

▎ Schwächen: Konzentrationsstörungen, Boshaftigkeit
▎ Bevorzugte Tätigkeiten: alle körperlichen Arbeiten, bei denen Schnelligkeit gefragt ist
▎ Bevorzugte Partner: Menschen, die ihnen ihre Freiheit lassen
▎ Im gesunden Zustand: wenn die Verletzung überwunden ist, werden diese Menschen wieder ganz unauffällig
▎ Achillesferse: Gemütsbereich
▎ Erkrankt leicht an: Zähneknirschen, Bettnässen, Heißhunger, Verdauungsstörungen
▎ Verwandte Mittel: Chamomilla, Natrium phosphoricum

Cocculus indicus
(Kockelskörner) *Der geschwächte Pflichtbewusste*

Die Samen des indischen Kockelskörnerstrauchs enthalten das giftige Pikrotoxin, das man früher zur Betäubung von Fischen ins Wasser leitete, um sie leichter fangen zu können. Es wurde auch als Beigabe zum Bier verwendet, um dessen Rauschwirkung zu erhöhen. Cocculus zeigt alle Symptome der Trunkenheit, verbunden mit dem Gefühl körperlicher Leichtigkeit sowie Schwindel, Übelkeit und Erbrechen.

▎ Cocculus ist das Hauptmittel gegen Reiseübelkeit, auch im fahrenden Wagen.

Der Cocculus-Typ ist ein sehr pflichtbewusster Mensch, der sich in verschiedenste berufliche und soziale Aktivitäten einspannen lässt und dabei durch Selbstüberforde-

rung über die Jahre hinweg blass, schwächlich und kränklich wird. Es ist fast so, als wollte sein Hauptsymptom, der Schwindel, ihn daran hindern, seine Tätigkeiten in diesem Übermaß fortzusetzen. Sein Pflichtbewusstsein ist jedoch so groß, dass er selbst dann noch weitermacht, wenn Tinnitus mit Hörverlust, Übelkeit und Erbrechen, Kopfschmerzen sowie Schusslichkeit auftreten und schwere Krankheiten wie Parkinson oder Multiple Sklerose drohen.

▎ Wodurch diese Konstitution entsteht: jahrelange Selbstüberforderung im Dienste für andere
▎ Typische Merkmale: Beschwerden, die durch Fahrt in Verkehrsmitteln ausgelöst werden

C

- Stärken: dienstbar, treu, selbstaufopfernd
- Schwächen: wenig belastbar, schusselig
- Bevorzugte Tätigkeiten: soziale Berufe
- Bevorzugte Partner: Gleichgesinnte, die sich in ähnlicher Weise aufopfern

- Im gesunden Zustand: ein interessanter und einfühlsamer Gesprächspartner
- Achillesferse: Gehirn
- Erkrankt leicht an: Schwindel, Schwäche, Herzstolpern
- Verwandte Mittel: Gelsemium, Ignatia

Coffea cruda
(Kaffebohne) *Der Typ, mit dem man Pferde stehlen kann*

Kaffee gehört mit China und Ipecacuanha zu den Kaffee-Verwandten. All diesen homöopathischen Konstitutionstypen gemeinsam ist das Gefühl, nur dann wirklich zu leben, wenn man durch eine Idee oder eine Emotion stimuliert wird. Es sind Menschen, die stark in Vorstellungen leben und kreativ sind und deshalb automatisch in Berufen gefunden werden, in denen Eigeninitiative und Einfallsreichtum gefordert sind. Der Coffea-Typ ist der mitfühlendste dieser Typen. Er arbeitet gern mit anderen zusammen, ist freundlich, fröhlich und leistungsfähig. Wenn Sie jemanden kennen, der noch um zwei Uhr morgens engagiert und schöpferisch arbeitet und dabei noch lächelt, handelt es sich wahrscheinlich um einen Coffea-Typen, der nur dann traurig oder kraftlos wird, wenn er einen Fehler gemacht hat und dafür getadelt wird. Dann wird er schlaflos und ängstlich und macht sich viele Vorwürfe. In die Enge getrieben können sie Wutanfälle entwickeln, sind aber nicht nachtragend. Körperliche Symptome sind vor allem Herzklopfen, Atemnot, Zittern und Angstgefühle. Diese Menschen stecken in Beziehungen immer mehr hinein, als sie herausbekommen und können von gewissenlosen Partnern sehr lange missbraucht werden, bis sie ihre Liebe in Frage stellen.

- Wodurch diese Konstitution entsteht: förderndes Umfeld in der Kindheit, in dem Kreativität gefragt war
- Typische Merkmale: hellwach, dynamisch, fröhlich
- Stärken: fleißig, kreativ, belastbar
- Schwächen: vertrauensselig, unaufmerksam
- Bevorzugte Tätigkeiten: Designer, Werbefachmann
- Bevorzugte Partner: »Gurus« im Kreativbereich, die sich einen Namen gemacht haben
- Im gesunden Zustand: aufgeschlossen, kommunikativ, der ideale Mitarbeiter
- Achillesferse: Gehirn
- Erkrankt leicht an: Schlaflosigkeit, Schilddrüsenfunktionsstörungen
- Verwandte Mittel: Coca, Ignatia

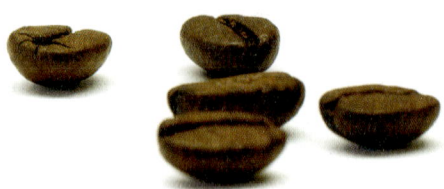

Colocynthis (Koloquinte) *Das gedemütigte Rumpelstilzchen*

Dieses in der Türkei beheimatete Heilmittel, bekannt auch unter dem Namen Bittergurke, gehört zusammen mit Bryonia und Viola tricolor zur Gruppe Violales. Alle drei sind wichtige Schmerzmittel der Homöopathie bei schneidenden, stechenden, scharfen, durchspießenden Beschwerden in Verbindung mit einer verdrossenen Stimmungslage. Man nennt Colocynthis auch das chronische Staphisagria, weil eine alte Kränkung und Demütigung, die über einen langen Zeitraum nicht verwunden werden konnte, diesen Typus geschaffen hat, der bei jeder neuen Demütigung Wutanfälle bekommt, bei denen er herumspringt oder sich mit rechtsseitigen Bauchkoliken krümmt. Auch ein völlig immobilisierender Ischiasanfall mit Schmerzen, die in das Bein ausstrahlen, ist typisch.

❚ Colocynthis wird sehr häufig bei Ischiasanfällen eingesetzt.

Der Colocynthis-Typ ist gefühlvoll und empfindsam und neigt dazu, alte Kränkungen mit sich herumzutragen. Jeder neuerliche Seelenschmerz äußert sich dann durch Protest und heftige Beschwerden, denn er ist der Tropfen, der das Fass zum Überlaufen bringt.

❚ Wodurch diese Konstitution entsteht: eine Kindheit, in der man sich Liebe erarbeiten musste und viele Enttäuschungen erlebt hat
❚ Typische Merkmale: quälende Bauchschmerzen mit Zusammenkrümmen, neuralgische Schmerzen, alles eher rechts
❚ Stärken: einfühlsam, pflichtbewusst, treu
❚ Schwächen: reizbar, überempfindlich
❚ Bevorzugte Tätigkeiten: Spezialistentätigkeiten, in denen sie sich unangreifbar fühlen
❚ Bevorzugte Partner: liebevolle, umsorgende Menschen
❚ Im gesunden Zustand: selbstbewusst, etwas hochmütig und unnahbar
❚ Achillesferse: Bauch, Rücken
❚ Erkrankt leicht an: Bauchkoliken, Ischias
❚ Verwandte Mittel: Staphisagria, Magnesium phosphoricum

Conium maculatum (Gefleckter Schierling) *Leben auf Sparflamme*

Seitdem Sokrates den Schierlingsbecher leeren musste, wissen wir, dass es sich hier um eine Giftpflanze handelt, die durch Lähmung tödlich wirkt. Homöopathisch wird Conium vor allem bei lageabhängigem Schwindel eingesetzt, der durch ruhiges Liegen nachlässt, und bei stechenden Schmerzen in Verbindung mit Schwäche. Es ist auch ein wichtiges Mittel bei allen Formen von Bindegewebsverdichtung im Körper, namentlich bei Prostatatumoren. Der Conium-Typ ist ein ehemals sinnlicher, lebenslustiger Mensch, der sich durch die Enttäuschungen des Lebens zunehmend

C

abkapselt. Er wirkt gefühlsarm, fast gleichgültig, hört und sieht schlechter und nimmt ein mageres, blasses und fahles Aussehen an und wird sehr kälteempfindlich. Seelisch stellt sich eine Depression ein, da jeder Reiz, egal ob angenehm oder unangenehm, ihn nur noch negativ beeinflusst. Er lebt innerlich auf Sparflamme, und das in der Regel durch eine seit Jahren brach liegende Sexualität.

- Wodurch diese Konstitution entsteht: jahrelange Enthaltsamkeit
- Typische Merkmale: Schwindel, Schwäche, Gewebsverdichtungen

- Stärken: bescheiden, nüchtern, analytisch
- Schwächen: Schwäche und mangelnde Vitalität in allen Bereichen
- Bevorzugte Tätigkeiten: Beamter, Buchhalter
- Bevorzugte Partner: junge, sinnliche Personen
- Im gesunden Zustand: kehren die Lebensgeister erst einmal zurück, verliert sich dieses Krankheitsbild
- Achillesferse: Gleichgewichtssystem
- Erkrankt leicht an: Schwindel, Tumoren
- Verwandte Mittel: Arnica, Causticum

Cyclamen europaeum (Alpenveilchen) *Gelähmt und gefesselt*

Dieses Primelgewächs wird schon seit Jahrhunderten als Hausmittel bei Menstruationsbeschwerden eingesetzt, da es Druck im Bereich der Gebärmutter, aber auch lähmende Schwäche günstig beeinflussen kann. Der Cyclamen-Typ lebt in einer Lebenssituation, die er als lähmend und schwächend empfindet und aus der er sich gern befreien möchte, dies aber aus verschiedenen Gründen nicht kann. Selbst darüber zu sprechen gelingt ihm nicht, Blässe und Schwäche geben jedoch beredtes Zeugnis ab. Meist sind es Frauen, die sich zu Hause gefesselt fühlen und sich durch Spazierengehen oder Reisen Erleichterung zu verschaffen suchen. Letztlich aber drückt sie das Gefühl der Aussichtslosigkeit nieder und dann finden sich die typischen psychosomatischen Beschwerden, meist beginnend mit Kopfschmerzen, später dann fortschreitend bis zu Lähmungserscheinungen. Als homöopathisches Mittel hilft es bei Augenbeschwerden wie Flackern, Schielen oder schlechtem Sehen.

- Es ist eines der am häufigsten eingesetzten homöopathischen Mittel bei Stirnkopfschmerzen, die man auf hormonelle Schwankungen zurückführt.

Daneben hilft es bei starker Monatsblutung und bei Schluckauf, Übelkeit und Erbrechen in der Schwangerschaft.

- Wodurch diese Konstitution entsteht: bedrückende Lebenssituation auf engem Raum
- Typische Merkmale: Blässe, lähmendes Kopfweh, Regelbeschwerden
- Stärken: pflichtbewusst bis zur Selbstaufopferung
- Schwächen: kraftlos, mutlos
- Bevorzugte Tätigkeiten: einfache Arbeiten, die sie auch trotz ihres schlechten

Gesundheitszustandes noch bewältigen können
- Bevorzugte Partner: sie träumen von Partnern, die sie auf Händen tragen
- Im gesunden Zustand: dieses Charakterbild löst sich auf, wenn eine Befreiung erfolgt ist

- Achillesferse: Augen, Gebärmutter
- Erkrankt leicht an: Kopfschmerz, Blutungen
- Verwandte Mittel: Pulsatilla, Lilium tigrinum

Dulcamara (Bittersüßer Nachtschatten) *Die erste Geige*

Die Blätter der Pflanze schmecken zuerst süß und dann bitter. Im Mittelalter war sie eine beliebte Beigabe für Entschlackungsgetränke. Da sie jedoch in hoher Dosierung Bauchkrämpfe und Lähmungen mit Todesgefahr hervorrufen kann, wird Dulcamara heute nur noch in homöopathischer Dosierung eingesetzt. Sie hilft Menschen, die keine plötzlichen Wetterumschläge vertragen, vor allem nicht feuchtkalte Temperaturen – wenn Sie sofort eine Blasenentzündung bekommen, sobald Sie sich auf einen kühlen Stein gesetzt haben, werden Sie Dulcamara bald zu Ihren Lieblingsarzneien zählen. Sehr effektiv ist sie auch bei allen lähmungsartigen Erscheinungen, vor allem bei Schwierigkeiten beim Wasserlassen. Dulcamara gehört wie Belladonna, Capsicum, Hyoscyamus und Stramonium zu den Nachtschattengewächsen und kommt wie diese bei heftigen Beschwerden von krampfendem, pulsierendem, platzendem Charakter zur Anwendung.

- Dulcamara kann sich in keiner Situation unterordnen.

Dulcamara-Typen sind sehr dominant. Sie können viel leisten und neigen deshalb dazu, andere zu bevormunden. Das wird ih- nen aber erst bewusst, wenn sie darauf hingewiesen werden, worauf sie völlig umschwenken: Sie fühlen sich gelähmt, geschwächt, machtlos bis hin zur Ohnmacht und ziehen sich zurück, denn sie können in einer Beziehung oder einer Familie entweder nur den Ton angeben oder geben völlig auf.

- Wodurch diese Konstitution entsteht: eine Kindheit, in der früh Autonomie und Tatkraft gefordert waren
- Typische Merkmale: Empfindlichkeit gegen Kälte, Heftigkeit der Beschwerden
- Stärken: selbstbewusst, dynamisch, guter Anführer
- Schwächen: bevormundet andere, nicht kompromissbereit
- Bevorzugte Tätigkeiten: Führungspositionen in Büros oder Läden
- Bevorzugte Partner: Menschen, die bereit sind, sich unterzuordnen
- Im gesunden Zustand: liebenswürdig, umsorgend
- Achillesferse: Kälte, Feuchtigkeit
- Erkrankt leicht an: Blasenentzündung, Rückenschmerzen, Lähmungen
- Verwandte Mittel: Rhus toxicodendron, Phytolacca

G

Gelsemium sempervirens
(Wilder Jasmin) *Suche nach einem Halt*

Dieses meist bei der Sommergrippe erfolgreiche Mittel gehört wie Nux vomica und Ignatia zu den Strychnos-Gewächsen und hat mit ihnen die Neigung zu Verkrampfungen gemeinsam. Krampfartige Schmerzen im Nacken, die nach vorn bis in die Stirn ziehen und Schwäche, Müdigkeit und Zittern hervorrufen, werden durch homöopathisches Gelsemium in der überwiegenden Mehrzahl der Fälle verschwinden. Ein weiteres beliebtes Einsatzgebiet ist die Erwartungsspannung: Wenn eine Prüfung ansteht und man einen Blackout befürchtet sowie unter Herzklopfen, Zittern und Durchfall leidet, ist Gelsemium eine gute Hilfe.

▌ Gelsemium ist ein gutes Mittel bei Prüfungsangst.

Der seelische Kernkonflikt des Gelsemium-Typs ist die Angst, den Halt zu verlieren. Es besteht eine innere Verwandtschaft zu dieser Schlingpflanze, die einen starken, himmelwärts wachsenden Baum oder eine Mauer braucht, um zur Sonne hin wachsen zu können. Es sind meist eher rundliche Menschen, die häufig Kopfschmerzen haben, wobei dann eine bläulich-rötliche Gesichtsfarbe auffällt. Sie suchen Partner und gründen Familien, um sich zu stabilisieren. Hört jemand auf, ihr Fels in der Brandung zu sein, treten die typischen Gelsemium-Zeichen auf: Angst mit Herzklopfen und Zittern, reichliche Bildung von Harn, wobei nach der Ausscheidung die Kopfschmerzen verschwinden können – wie nach einer Druckentlastung.

▌ Wodurch diese Konstitution entsteht: frühe Entwurzelung, zum Beispiel durch einen Internatsaufenthalt

▌ Typische Merkmale: Zittern und Schwäche durch Erwartungsspannung

▌ Stärken: anhänglich, treu, mitfühlend

▌ Schwächen: unselbstständig, ängstlich in Prüfungssituationen

▌ Bevorzugte Tätigkeiten: soziale Berufe

▌ Bevorzugte Partner: stark und unabhängig wirkende Personen

▌ Im gesunden Zustand: ruhig, bestimmend

▌ Achillesferse: Nerven, Blutgefäße

▌ Erkrankt leicht an: Kopfschmerzen, Schlafstörungen, Wirbelsäulenverkrümmung, Multipler Sklerose

▌ Verwandte Mittel: Phosphor, Argentum nitricum

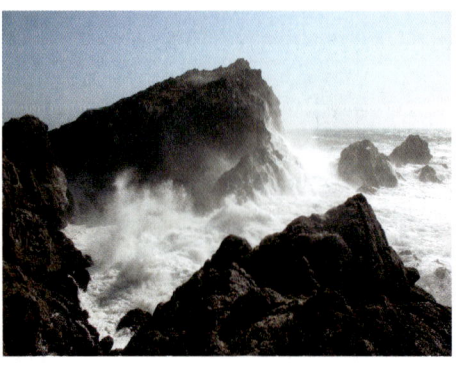

◄ Gelsemium braucht als Partner einen »Fels in der Brandung«.

Helleborus (Christrose) *Leere nach großem Seelenschmerz*

Dieses Mittel gehört zu den Hahnenfußgewächsen wie Aconitum, Pulsatilla und Staphisagria. Allen gemeinsam ist, dass sie in Fällen zur Anwendung kommen, in denen man die Fasson verliert. Man ist außer sich, was sich durch scharfe, stechende, brennende Schmerzen ausdrückt, als würden die Nerven blank liegen. Es ist ein starkes Trauma vorausgegangen, ein Schock oder Schreck, der im Falle von Helleborus zu Stumpfheit bis hin zu völliger Interesselosigkeit und Demenz führen kann.

▌ Helleborus wird in der Homöopathie vor allem nach Gehirnerschütterung, bei Epilepsie oder nach Schlaganfällen angewandt.

Der Helleborus-Typ hat etwas Schweres erlebt und ist seither nicht mehr er selbst. Er wirkt gleichgültig, kann sich nicht mehr freuen, spricht langsam mit einer mechanischen Stimme und ausdruckslosem Gesicht. Er leidet seit dem Trauma unter Schlafstörungen, kann nicht mehr richtig einschlafen, döst höchstens und ist deshalb tagsüber nicht richtig wach. Er nimmt an Unterhaltungen nicht mehr teil, kann auch Neuigkeiten nur noch eingeschränkt aufnehmen, auch beim Lesen bleibt nichts »hängen«. Wenn er etwas gefragt wird, gibt er nur langsam und nach langer Überlegung Auskunft.

▌ Wodurch diese Konstitution entsteht: vorausgegangenes schockartiges Geschehen
▌ Typische Merkmale: Stumpfheit, Reaktionslosigkeit
▌ Stärken: duldsam, stellt wenig Ansprüche
▌ Schwächen: kann nicht mehr richtig empfinden
▌ Bevorzugte Tätigkeiten: möglichst keine
▌ Bevorzugte Partner: Menschen, die sie versorgen
▌ Im gesunden Zustand: nach der Gabe von Helleborus kommt wieder der ursprüngliche Charakter zum Vorschein
▌ Achillesferse: Gehirn
▌ Erkrankt leicht an: Morbus Alzheimer und anderen Demenzformen
▌ Verwandte Mittel: Opium, Zincum

Hyoscyamus
(Bilsenkraut) *Unruhe und Witzelsucht durch Enttäuschung*

Das Bilsenkraut war noch im Mittelalter eine beliebte Beigabe zum Bier und gab dem Pils seinen Namen. Im Altertum wurde Bilsenkraut verräuchert, um bei Orgien allgemeine Enthemmung und Rauschzustände herbeizuführen. Die Hexe Circe kredenzte Odysseus, als er ihre Insel in Beschlag nehmen wollte, Bilsenkraut im Willkommenstrank, worauf dieser glaubte, seine Gefährten verwandelten sich in Schweine. Als schmerzstillendes Mittel wurde Bilsenkraut vereinzelt noch bis ins 19. Jahrhundert von Ärzten eingesetzt, und manche Augenärzte verwenden Bilsenkrautextrakt wie Atropin

H

– den Inhaltsstoff von Belladonna, einem anderen Nachtschattengewächs – zur Weitung der Pupille. Heute beschränkt sich die Anwendung als homöopathisches Konstitutionsmittel vor allem auf Jugendliche, die gern Party machen, lange schlafen und die Nächte durchfeiern und dabei die typischen Hyoscyamus-Hinweise bieten: Redefreudigkeit, Witzereißen, albernes Benehmen, sexuelle Freizügigkeit mit der Neigung, sich zu entblößen, und eine Liebe für Tratsch und Klatsch – wenn Hyoscyamus-Typen böse werden, merkt man das daran, dass sie hinter dem Rücken anderer zu hetzen beginnen. Der seelische Kernkonflikt ist das Gefühl, von den Menschen, die sich einmal um einen gekümmert haben, enttäuscht und im Stich gelassen worden zu sein – eine Situation, die man in der Pubertät häufig findet, da sich hier oft nicht nur die Kinder, sondern auch die Eltern abnabeln wollen. Auf körperlicher Ebene findet man die für die Nachtschattengewächse typischen heftigen, gewaltsamen, geradezu betäubenden Schmerzen, die als einschießend, zerreißend und pulsierend empfunden werden. Zuckungen und trockener Husten, der sich regelmäßig im Liegen verschlechtert und beim Aufsitzen bessert, sind wichtige Hinweise. Im Verhalten von Menschen, die Hyoscyamus brauchen, herrschen Launenhaftigkeit, Fluchtreaktionen, Streitsucht vor sowie unruhiger Schlaf mit Aufschrecken und Umsichschlagen.

- Wodurch diese Konstitution entsteht: Abnabelungsprozess von einem starken Partner
- Typische Merkmale: lautes Lachen, Schamlosigkeit, Scherzen
- Stärken: amüsant, dynamisch, sinnlich
- Schwächen: boshaft, verletzend, egoistisch
- Bevorzugte Tätigkeiten: kreative Berufe
- Bevorzugte Partner: sinnliche Menschen
- Im gesunden Zustand: Erfolgstypen, die durch Eloquenz und Kreativität auffallen
- Achillesferse: Gehirn, Lunge
- Erkrankt leicht an: Schlaflosigkeit, Nervosität mit Zuckungen, Reizhusten, Zahnschmerzen
- Verwandte Mittel: Belladonna, Stramonium

Hypericum perforatum (Johanniskraut) *Der Sonnenhungrige*

Diese Pflanze öffnet ihre gelben Blüten um die Sonnenwende herum. Sie ist auch ein wichtiger Lichtspender für die Seele, wie Menschen mit Winterdepression wissen, denen die Einnahme von Johanniskrautkapseln über die dunkle Jahreszeit verhilft. Wegen dieser Wirkung, und weil der Teufel die Blätter dieser Pflanze aus Neid über ihre himmlischen Qualitäten durchstochen haben soll, wurde sie zu einer der wichtigsten Heilpflanzen der Hexen des Altertums und des Mittelalters, weshalb man sie auch Hexenkraut oder Teufelsfluch nennt. Homöopathisch eingesetzt wird Hypericum vor allem bei Nervenschäden nach Schnittverletzungen oder Prellungen und bei allen Arten von Empfindungsstörungen wie Pelzigkeit, Stechen wie von Nadeln oder krabbelnden Empfindungen.

❚ Jede Wunde, die stark schmerzt und sich bei der Heilung dunkelrot verfärbt, sollte mit Hypericum behandelt werden.

Der Hypericum-Typ ist jemand, der nach Licht und Wärme in jeder Hinsicht giert. Im Sommer fühlt er sich wohl, im Winter ist er niedergeschlagen und kraftlos. Wenn die Sonne scheint, ist er automatisch fröhlich, bei Regen traurig. In der Partnerschaft ist er zärtlich und auf Harmonie bedacht und erinnert dann manchmal an den Phosphor-Typ, der für das Gefühl, geliebt zu werden, alles geben kann. Er ist aber weit zurückhaltender und reagiert auf Kränkungen vor allem mit Rücken- oder Gelenkschmerzen, Nesselsucht der Haut und Schlaflosigkeit. All diese Beschwerden treten fast nur im Winter auf, da dann auch eine depressive Grundstimmung vorherrscht.

❚ Wodurch diese Konstitution entsteht: starke Reaktion auf Licht
❚ Typische Merkmale: Besserung durch Sonnenschein, Verschlechterung durch trübe Tage
❚ Stärken: einfühlsam, liebevoll, zärtlich
❚ Schwächen: empfindsam, leicht gekränkt

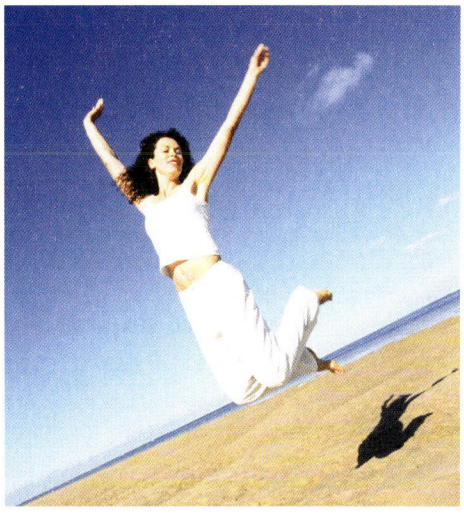

▲ Sonne ist für den Hypericum-Typ ein Lebenselixier.

❚ Bevorzugte Tätigkeiten: kreative Berufe
❚ Bevorzugte Partner: umsorgende, harmoniebedachte Menschen
❚ Im gesunden Zustand: ruhig, ausgleichend
❚ Achillesferse: schlechte Lichtverhältnisse
❚ Erkrankt leicht an: stechenden Schmerzen, Rheumatismus
❚ Verwandte Mittel: Arnica, Ledum, Bellis perennis

Ignatia (Ignazbohne) *Seufzend vor Liebeskummer*

Diese homöopathische Zubereitung der philippinischen Ignazbohne hat viel mit anderen Strychnosgewächsen wie Nux vomica und Gelsemium gemeinsam. Menschen, die Ignatia brauchen, klagen meist über Beschwerden im Bereich zwischen Mundhöhle und Oberbauch. Wenn es ihnen schlecht geht, seufzen sie, um sich Luft zu verschaffen, weil es ihnen alles zuschnürt.

❚ Ignatia wird bei sanften, leidenden Menschen mit Magenschmerzen eingesetzt, die Folge von (Liebes-) Kummer sind.

Gewichtsverlust, Essstörungen, Halsschmerzen, vor allem Mandelentzündungen – all das kann sich wieder normalisieren, wenn man auf den seelischen Kernkonflikt reagiert: Kummer durch Liebesentzug. Der klassische Ignatia-Typ ist in der Regel eine schlanke, hübsche Frau, die großen Wert auf ihr Äußeres legt und meist beruflich im Bereich von Kunst und Kultur zu Hause ist. Eigentlich aber will sie die große Liebe finden, und stürzt sich dabei in Beziehungen, die bei nüchterner Betrachtungsweise wenig Erfolg versprechen. Zuerst blüht sie richtig auf, bald aber lassen sich Traum und Wirklichkeit nicht mehr zur Deckung bringen. Dann liegt sie nachts im Bett mit zugeschnürter Kehle und kann nicht schlafen. Sie gerät völlig außer sich und weiß nicht mehr, wer sie ist und was sie will. Sie kann um fünf Uhr morgens bei ihrem Geliebten auftauchen, um ihn voller Liebessehnsucht zu wecken und dann wieder jeden Versuch einer ernsthaften Beziehung ablehnen, weil sie das Gefühl hat, dann gar nichts mehr empfinden zu können.

- Typische Merkmale: Verwirrung der Gefühle, emotionale Auftritte
- Stärken: gefühlvoll, mitfühlend, angenehme Wesensart
- Schwächen: überempfindlich, launisch
- Bevorzugte Tätigkeiten: Sängerin, Schauspielerin, Komikerin
- Bevorzugte Partner: Menschen, die mit ihren schwankenden Launen umgehen und sie beruhigen können
- Im gesunden Zustand: fröhlich, sinnlich, übermütig
- Achillesferse: Nerven
- Erkrankt leicht an: Mandelentzündung, Magenschmerzen, Schläfenkopfschmerzen wie von einem Nagel
- Verwandte Mittel: Cimicifuga, Nux vomica

Ipecacuanha (Brechwurzel) *Ekel und Abwehr aus Enttäuschung*

Diese Arznei probiert man als Erstes in Fällen von Übelkeit mit Erbrechen, und zwar vor allem in der Schwangerschaft oder bei Erkrankungen der Lunge, wenn Husten mit Brechreiz einhergeht. Das zweite wichtige Anwendungsgebiet sind Blutungen, vor allem der Niere, bei Steinen der ableitenden Harnwege, die ja auch oft Übelkeit auslösen. Auch Kopfschmerz in Verbindung mit Übelkeit profitiert von Ipecacuanha. Es fiel bereits früh auf, dass Menschen, die von Ipecacuanha geheilt werden, besonders mürrisch und verdrießlich sind und sich über alles verächtlich äußern. Es sind Menschen mit heruntergezogenen Mundwinkeln und blauen Ringen um die Augen. Sie sind enttäuscht worden und finden nun alles nur noch »zum Kotzen«. Es gibt für sie keine Werte mehr und sie möchten gerne auch anderen die Illusionen über das Leben nehmen, die diese sich vielleicht noch machen. Der seelische Kernkonflikt von Ipecacuanha-Typen ist die Empfindung, ein ungerechtes und zu hartes Schicksal ertragen zu müssen.

- Wodurch diese Konstitution entsteht: schwere Enttäuschung in einer Beziehung, aus der man sich nicht lösen kann
- Typische Merkmale: Übelkeit mit Erbrechen, schon durch geringe Reize
- Stärken: solidarisch, anhänglich, mitfühlend

▌ Schwächen: dramatisiert, bevormundet andere

▌ Bevorzugte Tätigkeiten: soziale Berufe

▌ Bevorzugte Partner: mitfühlende, zärtliche Menschen

▌ Im gesunden Zustand: wenn der Seelenschmerz überwunden ist, wechseln diese Menschen in ein anderes Mittelbild

▌ Achillesferse: Kopf, Magen

▌ Erkrankt leicht an: Erbrechen, Kopfschmerz, Blutungen

▌ Verwandte Mittel: Antimonium tartaricum, Lobelia

Ledum palustre (Wilder Rosmarin) *Zermürbt von Sticheleien*

Wegen seiner würzigen ätherischen Öle ist der wilde Rosmarin vor allem in Nordeuropa ein traditionelles Heilmittel. Es befreit Weidetiere von Insekten und damit von Parasiten und verstärkt die Rauschwirkung von Bier. In der Homöopathie wird es bevorzugt bei Insektenstichen oder -bissen benutzt, um die Heilung zu beschleunigen und einer Wundinfektion vorzubeugen. Es ist ein wichtiges Heilmittel bei Schmerzen in den kleinen Gelenken, vor allem bei Überhitzung durch eine Entzündung, wie bei Rheuma und Gicht, die durch die Bettwärme noch schlechter wird und eines kalten Bades bedarf. Ledum hilft besonders bei stechenden Schmerzen der Fußgelenke. Der Ledum-Typ ist blass, zart und kälteempfindlich. Er ist von Natur aus ein liebevoller Charakter mit einem hohen moralischen Empfinden, das ihn pflichtbewusst und fürsorglich handeln lässt. Die Familie ist sein Zentrum, und hier ist er gerne bereit, alle möglichen Pflichten und Dienste im Familiengefüge zu übernehmen. Dafür erhält er aber keinen Dank, sondern vielleicht sogar eine grobe Behandlung. Spitze Bemerkungen und Spott werden im Laufe der Jahre zu Nadelstichen, die sich »infizieren« und alle Lebenskraft nehmen. Entweder er gerät nun in eine körperliche Krankheit, die häufig dem rheumatischen Formenkreis zuzuordnen ist und dazu führt, dass er sich immer schlechter bewegen und seine Pflichten erfüllen kann. Oder er erlebt einen innerlichen Umsturz aller Werte, was verbunden ist mit zahlreichen Beschwerden im Bereich des Kopfes: Ohrgeräusche, Hörverlust sowie Schmerzen in den Schläfen und im Hinterkopf

▌ Wodurch diese Konstitution entsteht: ein fürsorglicher Charakter, der von der Umwelt nicht ausreichend gewürdigt wird

▌ Typische Merkmale: Frostigkeit, Reizhusten

▌ Stärken: liebevoll umsorgend, pflichtbewusst, charakterstark

▌ Schwächen: empfindlich, fordernd

▌ Bevorzugte Tätigkeiten: soziale Berufe oder Tätigkeiten

▌ Bevorzugte Partner: offene, liebevolle Menschen

▌ Im gesunden Zustand: voller Energie und Zärtlichkeit

▌ Achillesferse: Gelenke

▌ Erkrankt leicht an: Rheuma, eiternden Wunden, Schmerzsyndrom

▌ Verwandte Mittel: Arnica, Bryonia, Secale

L

Lilium tigrinum
(Tigerlilie) *Keusch wie eine Lilie, mächtig wie ein Tiger*

Liliengewächse wie Lilium tigrinum, Crocus oder Convallaria haben ein seelisches Charakteristikum gemeinsam: Gefühle werden als ein Drängen, Hervordrängen, Zusammendrücken oder Pressen empfunden. So fühlen sich die Schmerzen an, die diese Menschen haben, und so ist auch ihre Stimmungslage. Wenn sie frohgemut sind, drängen sie in alle Richtungen, bedrängen den Partner, wollen, dass sich etwas bewegt. Nach Kränkungen fühlen sie sich bedrückt, niedergedrückt oder unterdrückt. Der seelische Kernkonflikt ist das Verlangen nach Freiheit und Ungebundenheit, das dann sehr häufig im Gefühl des Unterdrücktwerdens endet. Lilium tigrinum ist in Fällen angebracht, bei denen vor allem das Herz oder die Fortpflanzungsorgane betroffen sind. Es geht hier um ein heftiges Liebesverlangen, das sich nicht entladen kann, und das man unterdrücken muss. Es sind Menschen mit rosigem Gesicht und in einer Krise sichtbar klopfenden Adern. Sie klagen über drücken-de, wühlende Schmerzen in allen Organen, die mit der Liebe in Verbindung gebracht werden: Kopf, Herz und Geschlechtsteile. Alles ist »zum Bersten voll«. Diese Menschen sind niedergeschlagen, weinerlich, suchen Gesellschaft und können so wild blicken, dass manche fürchten, sie könnten »überschnappen«. Es sind meist religiöse Menschen, die einerseits Ideale von Keuschheit und Reinheit hochhalten, deren Erleben aber ganz stark um Sexualität kreist. Dieser Konflikt ruft Angst und Konzentrationsstörungen hervor sowie lustbetonte Träume und die Sorge, verrückt zu werden.

▎ Wodurch diese Konstitution entsteht: eine vitale Konstitution in Verbindung mit einer streng religiösen Erziehung
▎ Typische Merkmale: Selbstquälerei, religiöse Gefühle abwechselnd mit sexueller Erregung
▎ Stärken: sinnlich, gefühlvoll
▎ Schwächen: widersprüchlich, ängstlich, moralisierend
▎ Bevorzugte Tätigkeiten: in Glaubensgemeinschaften
▎ Bevorzugte Partner: moralisch standfeste, eher trockene Naturen
▎ Im gesunden Zustand: seelenvoll, mitfühlend und engagiert für jeden, der in Not ist
▎ Achillesferse: Herz, Geschlechtsorgane
▎ Erkrankt leicht an: Schmerzen, Zyklusstörungen, Herzbeschwerden
▎ Verwandte Mittel: Aloe, Spigelia, Platinum

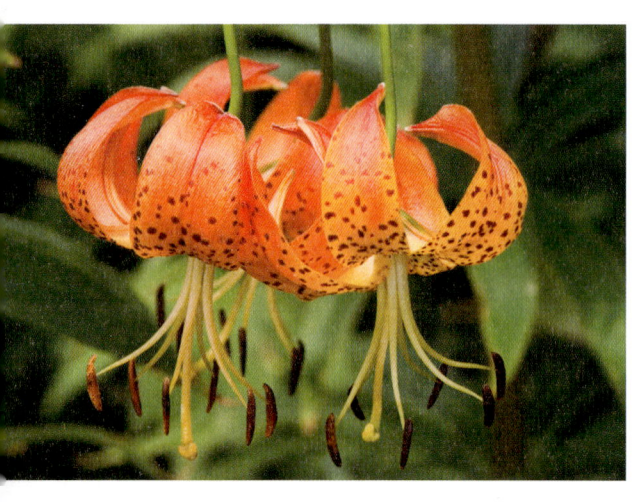

◀ Tigerlilie

Lycopodium clavatum
(Keulenbärlappsporen) *Der Wichtigtuer*

Dieses Mittel, das im Mittelalter zu den Hexenkräutern gehörte und vor der Erfindung der Elektrizität als »pflanzlicher Schwefel« zur Ausleuchtung von Theatern verwendet wurde, gehört zu den am häufigsten genutzten homöopathischen Arzneien. Es hat bei allen Menschen eine gewisse Wirkung, die sich einer Situation nicht gewachsen fühlen, weil sie sich als zu schwach oder sogar minderwertig empfinden. Dazu gehören im klassischen Sinne kleine Männer mit Plateauschuhen, die immer etwas älter wirken als sie sind, eher blass und hager mit dünnen Beinen und einem kugeligen Bauch. Diese Minderwertigkeit kann aber auch in anderen Bereichen empfunden werden und gut auf Lycopodium ansprechen. So kann es jemand sein, dem eine Ausbildung für die Tätigkeit fehlt, die er nun ausüben soll, oder jemand in einer Partnerschaft mit einem weit jüngeren, hübscheren oder erfolgreicheren Menschen. Um sich in diesen Situationen zu behaupten, bläst sich der Lycopodium-Typ auf. Körperlich entwickelt er starke Blähungen im Darm und spricht mit einer deutlich mit Luft aufgeblasenen Lunge. Seelisch neigt er dazu, sich als weit wichtiger darzustellen als er ist. Er vermeidet Hinweise auf eigene Schwächen und Defizite und übertreibt alle Verdienste. Im Gegenzug versucht er andere bei ihren Schwächen zu erwischen und ihre Verdienste zu schmälern, um sie weniger eindrucksvoll erscheinen zu lassen. So kann er einmal neidisch, dann wieder diktatorisch wirken. Auf geistiger Ebene baut er Luftschlösser, sieht die Zukunft immer rosiger, als sie es bei nüchterner Betrachtungsweise ist.

- Wodurch diese Konstitution entsteht: Gefühl der Minderwertigkeit
- Typische Merkmale: Blähungen, Angebertum
- Stärken: ehrgeizig, mit Überzeugungskraft, durchsetzungsfähig
- Schwächen: egoistisch, dominant, ängstlich
- Bevorzugte Tätigkeiten: Politiker, Lehrer, Autoverkäufer
- Bevorzugte Partner: Menschen, die er als »Trophäe« empfindet und die ihm nützlich sind
- Im gesunden Zustand: souverän, schlagfertig, witzig
- Achillesferse: Leber, Dickdarm
- Erkrankt leicht an: Rechtsseitigen Beschwerden, bronchialen Infekten
- Verwandte Mittel: Carbo vegetabilis, Sulfur

Mezereum (Seidelbast) *Rühr-mich-nicht-an*

In der griechischen Mythologie wird von Daphne berichtet, einer Nymphe, die sich den Nachstellungen des Zeus nur entziehen konnte, indem sie sich in den Seidelbast, Daphne mezereum, verwandelte. In dieser Geschichte ist auch die medizinische Wirkung von Seidelbastextrakt gut beschrieben. Er reizt die Haut so sehr, dass sich Bläs-

N

chen wie von einer Verbrennung bilden. Nach dem Ähnlichkeitsprinzip hilft Mezerum deshalb sehr gut bei Verbrennungen, allergischen Reaktionen oder Ekzemen, die mit Rötung, Bläschenbildung und Schwellung der Haut einhergehen. Vor allem hilft es Menschen, die vergewaltigt wurden und danach ein Hautekzem entwickelt haben. Der Mezereum-Typ zeichnet sich dadurch aus, dass er unabhängig und frei sein möchte. Körperlich sind es sehr häufig zierliche, wohlansehnliche Menschen, die typischerweise Ballett oder Gymnastik treiben und gerne ein stilles und beschauliches Leben führen möchten. Da gibt es aber immer einen Partner, ein Familienmitglied oder einen Kollegen, über den sie klagen, weil er sie bedrängt, bevormundet und in ihrer Entfaltung einschränkt oder sich sogar körperliche Übergriffe leistet. Davon werden Mezereum-Typen schließlich krank und

entwickeln dann die typischen Hauterscheinungen sowie Trockenheit und Brennen von Schleimhäuten.

- Wodurch diese Konstitution entsteht: durch Verletzungen der Privatsphäre
- Typische Merkmale: Rötung und Brennen der Haut, innere Hitze, Nervenschmerzen
- Stärken: feinfühlig, unabhängig
- Schwächen: empfindsam, kränklich
- Bevorzugte Tätigkeiten: Tänzerin, Schneiderin
- Bevorzugte Partner: Menschen, mit denen man eine feingeistige, distanzierte Beziehung pflegen kann
- Im gesunden Zustand: still, versonnen, eher zurückgezogen
- Achillesferse: Haut, Schleimhäute
- Erkrankt leicht an: Allergien, Ekzemen, Katarrhen, Neuralgien
- Verwandte Mittel: Mercurius, Guajacum

Nux moschata (Muskatnuss) *Schwäche und Rückzug*

Die Muskatnuss ist seit dem Altertum eine beliebte Suppenwürze, die den positiven Nebeneffekt hat, bei vielen Frauen Menstruationsstörungen zu beheben. Bei Überdosierung sind Erregungszustände mit Mundtrockenheit und Halluzinationen die Folge, bei schwangeren Frauen können Aborte herbeigeführt werden. Nux moschata sowie ein weiteres Magnoliengewächs, Camphora, werden immer dann eingesetzt, wenn eine längere seelische Belastungssituation zu Verwirrtheit, Verunsicherung, Ohnmachtsneigung und Schläfrigkeit geführt hat. Es sind Menschen, die in ihrer kleinen Welt leben und durch Eingriffe von außen aus dem Rhythmus gebracht werden. Als

homöopathische Arznei hilft Nux moschata bei Schläfrigkeit, Denkstörungen sowie Gedächtnisverlust. Der Nux-moschata-Typ entwickelt diese Symptome als Zeichen, dass er die Wirklichkeit so nicht mehr ertragen kann und sich zurückziehen möchte. Es sind feinfühlige, musisch begabte Personen, die sich dem Alltag nicht gewachsen fühlen. Meist sind es die Anforderungen von Haushalt und Kindererziehung, die weitgehend allein bewältigt werden müssen, die diesen Zustand auslösen. In schweren Fällen tritt das Gefühl auf, aus zwei Personen zu bestehen, sowie das Gefühl, verfolgt zu werden oder Stimmen zu hören, also eine schizoide Persönlichkeitsstörung, die oft schon in der Familie angelegt ist.

- Wodurch diese Konstitution entsteht: eine behütete Kindheit, in der man zur Unselbstständigkeit erzogen wurde
- Typische Merkmale: Kollapsneigung durch Überforderung, »seltsame« Bemerkungen in Gesellschaft, aus Unsicherheit und Scheu
- Stärken: zartfühlend, bescheiden
- Schwächen: verschlossen, zurückhaltend, geringer Gefühlsausdruck

- Bevorzugte Tätigkeiten: Spezialistentätigkeiten mit wenig Menschenkontakt
- Bevorzugte Partner: Menschen, die mitten im Leben stehen und sich fürsorglich zeigen
- Im gesunden Zustand: kunstsinnig, still, zurückhaltend
- Achillesferse: Gehirn, Darm
- Erkrankt leicht an: Schwankschwindel, Verdauungsschwäche, Schizophrenie
- Verwandte Mittel: Moschus, Opium, Crocus

Nux vomica
(Brechnusssamen) *Krampfhaftes Streben nach Erfolg*

Der Nux-vomica-Typ gehört zu den bekanntesten Mittelbildern der Homöopathie. Es ist der dynamische, zupackende Manager, körperlich kompakt, manchmal auch grob. Er hat es immer eilig, arbeitet 14 Stunden am Tag und verbringt seine Freizeit mit dem Konsum erlesener Speisen, guten Weins, teurer Zigarren und bestem Espresso, vorzugsweise in Gesellschaft von Geschäftspartnern. Alles, was dem Beruf dient, ist gut. Hierzu gehört ein elegantes Haus zum Repräsentieren, elegante Kleider und ein dickes, schnelles Auto, um Eindruck zu schinden. Der ideale Urlaub: Morgens mit der Frühmaschine in die Großstadt zu Meetings, nachmittags zu einer Ehrung, abends mit der Geliebten, einem bekannten Filmstar, in die Oper, dann ein 5-Gänge-Menü im besten Restaurant der Stadt, danach Zigarre und Bordeaux mit einflussreichen Personen, anschließend eine zärtliche Stunde in einem Romantikhotel, frühmorgens Rückflug, um schon um 6 Uhr im Büro zu

sein, wo erste Anregungen des vergangenen Tages in die Tat umgesetzt werden. Wenn Sie zu den Menschen gehören, die schon um vier Uhr wach liegen und über das Geschäft nachdenken, sollten Sie vielleicht

▼ Nux vomica – *das* Mittel für den gestressten Manager.

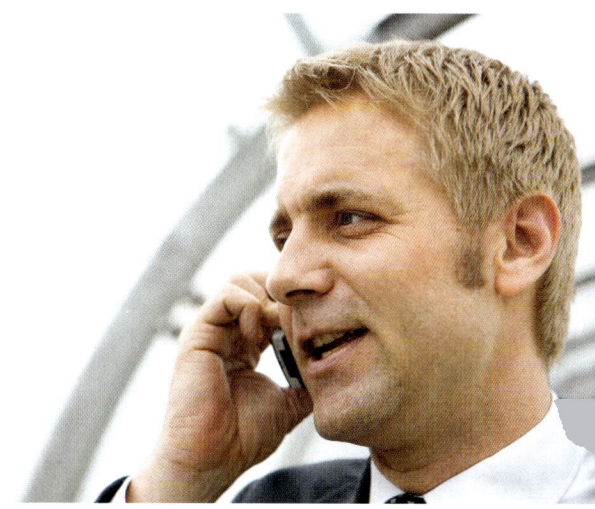

O

daran denken, einmal Nux vomica einzunehmen.

▌ Nux vomica lindert Sodbrennen, Blähungen und ein Druckgefühl im Oberbauch. Man wird insgesamt ruhiger und kann auch als gestresster Mensch wieder besser schlafen.

Körperliche Symptome sind meist von krampfartigem Charakter, denn Nux vomica gehört wie Ignatia und Gelsemium zur Gruppe der Strychnos-Pflanzen, und diese verursachen in hoher Dosierung Krämpfe. Bei Nux vomica kommt es zu heftigen Gefühlsreaktionen – vor allem Ungeduld und Zorn – krampfenden Schmerzen in Bauch und Rücken sowie im seelischen Bereich zur krampfhaften Suche nach Erfolg.

▌ Wodurch diese Konstitution entsteht: eine Kindheit in Armut, mit deren Bedingungen man sich nicht abfinden möchte
▌ Typische Merkmale: Hast und Eile in Verbindung mit Durchsetzungskraft
▌ Stärken: entschlossen, mutig, fleißig, strebsam
▌ Schwächen: Ungeduld, Reizbarkeit, mangelndes Einfühlungsvermögen
▌ Bevorzugte Tätigkeiten: Manager, Geschäftsmann
▌ Bevorzugte Partner: Menschen, die als »Trophäen« präsentiert werden können
▌ Im gesunden Zustand: kraftvoll, witzig, einfallsreich
▌ Achillesferse: Magen, Rücken, Schlaf
▌ Erkrankt leicht an: Sodbrennen, Bauchkrämpfen, Bandscheibenvorfall, Bluthochdruck
▌ Verwandte Mittel: Ignatia, Lycopodium

Opium (Milchsaft des Schlafmohns) *Gefühllos vor Schmerzen*

Dieses älteste Schmerzmittel der Geschichte, das die Basis für die heutigen Morphine bildet, ruft vor allem Benommenheit, Schläfrigkeit und Verstopfung hervor. Homöopathisch hilft es bei Stuhlverstopfung, die als Folge von Schreck aufgefasst werden kann, sowie bei Schlaganfällen, bei denen das Gesicht des Betroffenen auffallend dunkelrot erscheint. Zu den Mohngewächsen gehören auch Chelidonium und Sanguinaria – Arzneien, die wie Opium bei Menschen eingesetzt werden, die in einer unangenehmen Umgebung leben und sich innerlich gegen Grausamkeit, Gefühlskälte und Brutalität abschotten, indem sie innerlich »überwintern« und ihre Gefühle abtöten. Sie wirken dann auf den Außenstehenden so, als wären sie von Natur aus gefühlsarm, aber wer sie näher kennt, merkt, dass Partner oder Familie diese Grundbedingung schaffen. Der Opium-Typ lebt mit dem Gefühl einer unsicheren Zukunft. Er sieht die Gefahren und wartet auf den Moment, in dem er eingreifen muss, fühlt sich dazu aber zu schwach und kann dann zwischendurch aufgebracht oder entrüstet reagieren in der Hoffnung, damit Schicksalsschläge abzuwenden. Wenn er einmal zum Arzt gefunden hat, dann formuliert er das so: »Tun Sie endlich etwas, oder es wird alles ein schlimmes Ende nehmen«. Wenn sie ihre Lebenssituation beschreiben, sagen sie: »Es ist die Hölle«, oder: »Es ist wie im Krieg«. Körperlich klagen diese Menschen vor allem über Schmerzen oder Ohnmachtsgefühle und haben in der Regel Stuhlgangsbeschwerden.

▌ Wodurch diese Konstitution entsteht: eine bedrohliche Umgebung, ein hartes soziales Umfeld
▌ Typische Merkmale: starke Schmerzen, wechselnd mit Gefühllosigkeit
▌ Stärken: arbeitsam, pflichtbewusst, loyal

▌ Schwächen: wenig belastbar, wirkt gefühlsarm
▌ Bevorzugte Tätigkeiten: einfache Tätigkeiten wie Fließbandarbeit
▌ Bevorzugte Partner: aufgrund ihrer Verletzungen suchen sie die Einsamkeit
▌ Im gesunden Zustand: friedlich, heiter und gelassen, wie von allem unberührt
▌ Achillesferse: Gehirn, Darm
▌ Erkrankt leicht an: Verstopfung, Schlaganfall, Schläfrigkeit
▌ Verwandte Mittel: Arnica, Nux moschata

Phytolacca (Kermesbeere) *Einsam und leidend in der Beziehung*

Die harzig und bitter schmeckenden Kermesbeeren enthalten Anthocyane, die früher verwendet wurden, um Wein nachzufärben. Als Lebensmittelfarbe A163 verleihen sie heute noch dem Martini sein charakteristisches Aussehen. In hoher Dosierung sind Kermesbeeren giftig, rufen Entzündung des Rachens, Bauchschmerzen mit Durchfall und Erbrechen sowie Krampfnei-

gung bis hin zur Atemlähmung hervor. Homöopathisch setzt man Phytolacca bei dunkelroter Rachenentzündung mit starken Schmerzen beim Schlucken ein.

▌ Es ist ein gutes Heilmittel bei allen Beschwerden, die durch Kälte und Feuchtigkeit entstehen.

Gut hilft es auch Schwangeren oder Frauen im Wochenbett bei einer harten Schwellung der Brustdrüsen mit Nachträufeln der Muttermilch nach dem Abstillen. Der Phytolacca-Typ ist in den meisten Fällen eine liebevolle, kreative Frau, die sich in ihrer Weiblichkeit nicht angenommen fühlt und in der Beziehung die Wärme vermisst, es aber nicht wagt, darüber zu sprechen oder eine Änderung herbeizuführen. Sie reagiert darauf zuerst mit dem Gefühl von Frostigkeit und kann sich, vor allem im Winter,

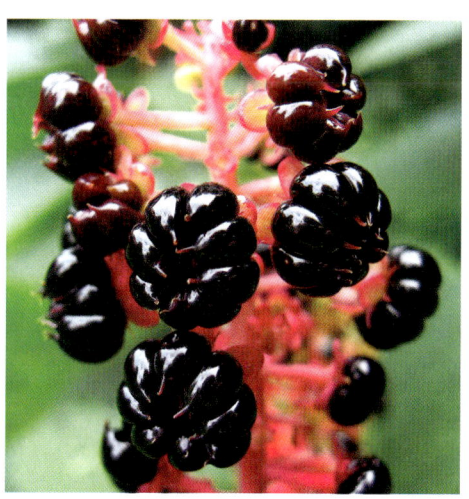

◀ Kermesbeeren sind giftig.

P

kaum erwärmen. Hinzu kommt die Neigung zu Erkältungen, wobei hauptsächlich der Rachen befallen ist, weshalb Schluckbeschwerden im Vordergrund stehen. Es stellt sich dann mit der Zeit eine depressive Verstimmung ein, häufig wird über Schmerzen geklagt, beruflich lässt die Leistungsfähigkeit immer mehr nach und auch der Alltag zu Hause kann nicht mehr bewältigt werden.

▌ Wodurch diese Konstitution entsteht: Enttäuschung, über die man nicht zu sprechen wagt
▌ Typische Merkmale: Rachenentzündung, Rheumatismus in der kühlen Jahreszeit

▌ Stärken: gefühlvoll, treu, sinnlich
▌ Schwächen: wortkarg, passiv
▌ Bevorzugte Tätigkeiten: Berufe, in denen es viel Kundenkontakt gibt
▌ Bevorzugte Partner: sinnliche, gefühlvolle Menschen
▌ Im gesunden Zustand: kontaktfreudig, liebenswürdig
▌ Achillesferse: Rachen, Nasennebenhöhlen
▌ Erkrankt leicht an: Kopfweh, Angina, Ohrenschmerzen, Rückenschmerzen
▌ Verwandte Mittel: Kalium jodatum, Mercurius, Rhus toxicodendron

Pulsatilla (Küchenschelle) *Die anschmiegsame Launische*

Diese Kalkböden liebende kleine Pflanze mit den bläulich-roten Blüten und den zahlreichen feinen Härchen wirkt auf den Betrach-

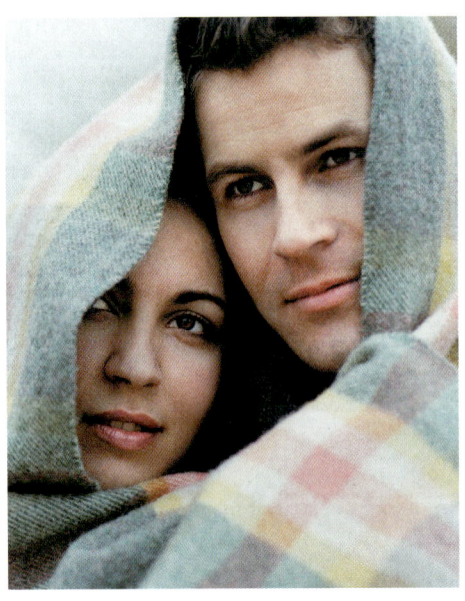

ter wie etwas Schutzbedürftiges zum Streicheln, und so sind auch Pulsatilla-Typen immer auf Trost aus und geben sich deshalb liebenswürdig, anschmiegsam und leicht zum Weinen bereit, um Wärme von ihren Mitmenschen zu erhalten. Man nennt sie auch Windrose oder Venusтränen, woraus man ebenfalls ableiten kann, dass Pulsatilla-Typen sich sehr weiblich im klassischen Sinn geben und dabei launisch und wechselhaft in den Gefühlen und Krankheiten sind, die sie entwickeln. Pulsatilla als homöopathische Arznei ist besonders bei Krankheiten geeignet, die im Zusammenhang mit Menstruation, Schwangerschaft oder Geburt auftreten und ihren Ort im Körper wechseln. Bald ist es die Absonderung von gelblich-dickem Schleim aus der Nase,

◀ Der Pulsatilla-Typ wirkt schutzbedürftig.

die sich in warmen Räumen verstärkt, dann wieder eine Stauung der Beine mit Hervortreten von Krampfadern und Hitzegefühl, kurze Zeit später dann Schmerzen im Genick oder in einer Schulter, gefolgt von einer Blasenentzündung. Die Küchenschelle oder Kuhschelle (man könnte auch Küchenschelle schreiben) gehört zusammen mit Aconitum, Cimicifuga, Helleborus und Staphisagria in die Gruppe der Hahnenfußgewächse. Allen gemeinsam ist ein Trauma, das die Krankheit auslöst, beispielsweise eine Geburt, der Verlust des Partners oder ein Todesfall in der Familie. Der Pulsatilla-Typ bittet sofort um Trost, und wenn er gewährt wird, beruhigt er sich schnell. Andernfalls kommt es zu Krankheiten und Beschwerden, von denen der Beobachter manchmal den Eindruck hat, sie würden nur auftreten, um die Aufmerksamkeit der Umgebung auf die Kranke zu lenken.

▌ Wodurch diese Konstitution entsteht: eine umsorgte Kindheit in einer Familie, in der viel Warmherzigkeit herrschte
▌ Typische Merkmale: Wechselhaftigkeit der Beschwerden, Besserung durch frische Luft, Verschlechterung in warmen Räumen, kein Durst
▌ Stärken: anschmiegsam, liebevoll, gefühlvoll
▌ Schwächen: unselbstständig, schüchtern, passiv
▌ Bevorzugte Tätigkeiten: Krankenschwester, Gärtnerin, Hausfrau und Mutter
▌ Bevorzugte Partner: starke Menschen, die im Leben stehen
▌ Im gesunden Zustand: lieblich, zärtlich, unbeschwert
▌ Achillesferse: Schleimhäute, Gebärmutter
▌ Erkrankt leicht an: eitrigen Infekten, Krampfadern, Migräne
▌ Verwandte Mittel: Cimicifuga, Graphites

Rhododendron chrysanthum
(Sibirische Schneerose) *Gepeitscht vom Sturm des Lebens*

Diese goldfarben blühende Pflanze, die in den sibirischen Bergen wächst, ist in hoher Dosierung giftig und kann eine Lähmung der Schluckmuskulatur, Durchfall und Trunkenheit hervorrufen. Als Homöopathikum wird Rhododendron heute besonders in Fällen eingesetzt, wenn nasses, stürmisches Wetter entzündliche Beschwerden hervorrief, vor allem bei Personen, die schon das Nahen eines Gewitters als bedrohlich empfinden. Sie klagen über Missempfindungen im Hals- und Rippenbereich oder im Bereich der Hoden, die wie gequetscht empfunden werden.

▌ Rhododendron gehört zu den wichtigen Rheumamitteln.

Ein weiteres Einsatzgebiet ist Gedächtnisverlust in jeder Form. Meist beginnt es mit dem Auslassen von Wörtern beim Schreiben oder dem Gefühl, sich an Gedanken nicht mehr erinnern zu können, oder wenn man vergisst, was man eben sagen wollte. Es besteht eine Art Benommenheit, als sei man benebelt. Der Rhododendron-Typ ist jemand, der vom Sturm des Lebens gepeitscht wird. Durch mehrere Schicksalsschläge hintereinander hat er das Gefühl, nun nichts mehr verkraften zu können und wird dabei wetterfühlig. Das Gefühl der Überforderung äußert sich durch Benommenheit und Verlust des Gedächtnisses. Tagsüber fühlt er sich taumelig und schwindlig und ist dauernd schläfrig. Eigentlich möchte er nur noch seine Ruhe und träumt von einem warmen Bett, doch da er zum Beispiel als Ernährer der Familie gefordert ist, muss er versuchen, durchzuhalten.

- Wodurch diese Konstitution entsteht: eine Serie von Schicksalsschlägen
- Typische Merkmale: Kälteempfindlichkeit, rheumatische Beschwerden, die sich vor einem Unwetter verstärken

- Stärken: pflichtbewusst, treu
- Schwächen: wenig belastbar, zerstreut
- Bevorzugte Tätigkeiten: ein Beruf, in dem man »möglichst nicht denken« muss
- Bevorzugte Partner: häusliche, fleißige, liebevolle Personen
- Im gesunden Zustand: wenn die Belastung von außen nachlässt, wechseln diese Menschen in ein anderes Mittelbild
- Achillesferse: Gelenke, Hoden, Nebenhoden
- Erkrankt leicht an: Entzündungen von Schleimhäuten und Geschlechtsorganen
- Verwandte Mittel: Rheum, Rhus toxicodendron

Rhus toxicodendron
(Wurzelsumach) *Verkrampfung durch Bedrohung*

Menschen, die dieses Mittel brauchen, haben das Gefühl, in einer Situation gefangen zu sein und in ihr festzustecken. Sie verkrampfen unwillkürlich ihre Rückenmuskulatur. Tritt noch eine Unterkühlung bei Durchnässung oder eine Verrenkung nach Überanstrengung hinzu, kann ein Bandscheibenvorfall oder heftiger Rückenschmerz auftreten, der durch Wärme und dauernde Bewegung in Schach gehalten werden muss. Für die Umgebung entsteht dann der Eindruck der Rastlosigkeit. Zum Rhus-toxicodendron-Typ wird man meist in einer Partnerschaft, in der es wenig Kommunikation gibt und in der man sich latent bedroht fühlt, beispielsweise beim Zusammenleben mit einem Alkoholiker oder einem verhaltensauffälligen, unberechenbaren Kind. Sie treten als Schlichter auf, sind immer freundlich, zurückhaltend und sanft, innerlich aber sieht es anders aus. Der Konflikt zwischen Gefühl und Verhaltensweise führt dann zu einer Verkrampfung, manchmal auch zu einer Herpesinfektion, bei der eitrige, brennende und juckende Bläschen vor allem im Bereich des Rumpfes auftreten. Seelisch sind diese Menschen ängstlich und abergläubisch, beschäftigen sich viel mit Astrologie, Orakeln und mit Wirkungen von Speisen oder anderen Einflüssen auf den Körper. Sie leben eher zurückgezogen.

- Wodurch diese Konstitution entsteht: eine Lebenssituation, in der man sich auf nichts verlassen kann
- Typische Merkmale: Rückenschmerzen, die Rastlosigkeit hervorrufen

R

- Stärken: pflichtbewusst, fleißig, versöhnlich
- Schwächen: wortkarg, menschenscheu, rastlos
- Bevorzugte Tätigkeiten: Berufe, in denen es eher wenig Kontakt mit Menschen gibt
- Bevorzugte Partner: diese Menschen scheuen Beziehungen

- Im gesunden Zustand: vorsichtig, umsichtig
- Achillesferse: Rücken, Haut
- Erkrankt leicht an: Bandscheibenvorfällen, Rückenschmerzen, Herpesinfekten
- Verwandte Mittel: Bryonia, Dulcamara

Rumex crispus (Krauser Ampfer) *Der ewige Student*

In der Volksmedizin wird Rumex seit Jahrhunderten bei Durchfallerkrankungen und Hautausschlägen eingesetzt. Als homöopathisches Arzneimittel hilft es gut bei einem trockenen Kitzelhusten, vor allem, wenn kalte Luft oder eine Abkühlung des Körpers dafür verantwortlich ist. Die Reizbarkeit der Luftröhre ist so groß, dass tiefes Atmen oder Sprechen wieder einen neuen Hustenanfall auslöst, während schon die warme Luft unter der Bettdecke ausreicht, um ihn zu lindern. Der Rumex-Typ ist von einem fröhlichen, unbeschwerten Naturell. Er lebt seine Emotionen, verliebt sich leicht, feiert gerne und verfolgt immer irgendwelche großen Pläne, die nie so recht Wirklichkeit werden. Er ist ein Träumer, der aus Unbedachtheit und mangelndem Stehvermögen so manche wertvolle Errungenschaft wieder aufgibt, gute Freunde ohne Bedenken wieder fallen lässt und Beziehungen beendet, in denen er gestützt und gefördert wurde. So gerät er im Laufe der Jahre auf die schiefe Bahn, Enttäuschung stellt sich ein, er wird reizbar, kraftlos, klagt über Mattigkeit und wird gleichgültig gegen alles. In dieser Phase lenken der typische Reizhusten mit stechenden Schmerzen in der Brust und juckende Hautekzeme die

Aufmerksamkeit auf dieses Mittel. Unbehandelt stellen sich später häufig rheumatische Beschwerden und Depression ein.

- Wodurch diese Konstitution entsteht: eine sorglose, behütete Kindheit
- Typische Merkmale: Mangel an Ehrgeiz, sorglos, Kitzelhusten, der sich durch Wärme bessert
- Stärken: unbeschwert, komisch, spontan
- Schwächen: träge, wenig Einfühlungsvermögen, launisch
- Bevorzugte Tätigkeiten: alles, was ihm leicht fällt und Spaß macht
- Bevorzugte Partner: eigentlich ist ihm jeder recht, der keine Ansprüche an ihn stellt
- Im gesunden Zustand: jemand, mit dem man Pferde stehlen kann
- Achillesferse: Bronchien, Haut, Darm
- Erkrankt leicht an: Reizhusten, Ekzem, Durchfall
- Verwandte Mittel: Causticum, Senega

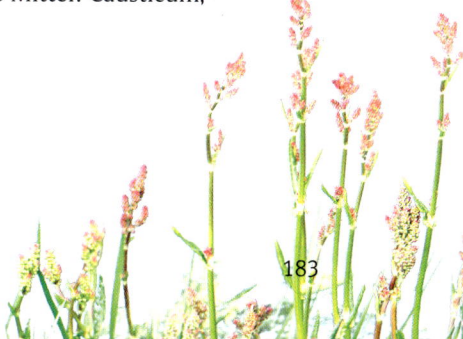

Sabadilla
(Mexikanische Läusesamen) *Sinnlich und freiheitsliebend*

Es handelt sich hier um die mexikanische Variante der weißen Nieswurz, die unter dem Namen Veratrum album Einzug in die Homöopathie gefunden hat. Als Liliengewächs ist Sabadilla auch mit der Tigerlilie verwandt. All diesen Arzneien gemeinsam ist die überschießende Durchblutung der Gewebe im Krankheitsfall, drückende, pressende Schmerzen und im seelischen Bereich die Freiheitsliebe, die nichts mehr fürchtet als Bedrängtwerden und Unterdrückung.

▌ Sabadilla ist eine wichtige Arznei bei Heuschnupfen, vor allem bei Menschen, die leicht frösteln und bei denen sich der Heuschnupfen in kühler, frischer Luft verschlechtert.

Die Allergie äußert sich vor allem als innere Hitze mit Brennen in den Augen und klarem, dünnflüssigem Nasensekret. Auch der Darm kann gereizt sein mit Jucken und Brennen im Bereich des Darmausgangs. Im seelischen Bereich zeigen sich Ängste, Unruhe und Schreckhaftigkeit. Es ist hier wichtig, zu fragen, zu welchem Zeitpunkt der Heuschnupfen das erste Mal auftrat. Dabei findet sich mit großer Regelmäßigkeit als Auslöser ein seelischer Konflikt, bei dem der Sabadilla-Typ seinen Wunsch nach Ungebundenheit nicht mit seinem gleichzeitig bestehenden Bedürfnis nach Geborgenheit in Einklang bringen konnte. Es sind sinnliche, experimentierfreudige Menschen, die es nur schwer in einer Partnerschaft aushalten, in der sie ihre Sexualität nicht ausleben können. Andererseits fürchten sie, durch Untreue die Stabilität und Führung durch den Partner zu verlieren, die sie brauchen. In dieser Konfliktsituation ist es für Sabadilla-Typen typisch, Wahnvorstellungen zu entwickeln, dass ihr Körper von Maden aufgefressen würde oder zum Teil bereits abgestorben sei oder die Geschlechtsteile infiziert und geschwollen seien.

▌ Wodurch diese Konstitution entsteht: Freiheit und Ungebundenheit
▌ Typische Merkmale: Brennen und Jucken von Schleimhäuten, Ängste
▌ Stärken: Selbstständigkeit, Eigeninitiative, liebt Erotik
▌ Schwächen: unpünktlich, launisch, Mangel an Loyalität
▌ Bevorzugte Tätigkeiten: Außendienstmitarbeiter, politische Aktivistin
▌ Bevorzugte Partner: sinnliche, liebevolle Menschen
▌ Im gesunden Zustand: fröhlich, gesprächig, macht viele Pläne
▌ Achillesferse: Schleimhäute
▌ Erkrankt leicht an: Heuschnupfen, Herzklopfen, Bauchschmerzen mit Durchfall
▌ Verwandte Mittel: Arsenicum, Urtica urens

Sanguinaria canadensis
(Kanadische Blutwurzel) *Hitzige Sinnesfreude*

Die Indianer Nordamerikas benutzten den gelbroten Saft dieser Pflanze zum Färben von Geweben und als Hausmittel bei Erkältungskrankheiten. In die Homöopathie hat es Einzug gehalten, als sich in Arzneimittelprüfungen herausstellte, dass es bei allen Durchblutungssteigerungen des Körpers Heilwirkung hat. So hilft es, wenn jemand leicht errötet, bei Hitzewallungen – vor allem in den Wechseljahren, bei brennenden Schleimhäuten – beispielsweise bei Heuschnupfen, vor allem aber bei Migräne, die sich durch Tageshitze und Sonneneinstrahlung verstärkt. Als Mohngewächs ist Sanguinaria mit Opium und Chelidonium verwandt, Arzneien, die die Leber entlasten können und vor allem in der Schmerztherapie eingesetzt werden. Wenn jemand ein zu den Mohngewächsen passendes Arzneimittelbild entwickelt, dann deshalb, weil er ständig mit Gewalt und Aggression konfrontiert wird und nur zwei Möglichkeiten hat: Entweder er wird selbst aggressiv oder er wird stumpf. Sanguinaria-Typen zeichnet eine starke Liebesfähigkeit aus und die Gabe, Lebenslust und Erotik zur Friedensstiftung einzusetzen. Es sind künstlerisch begabte Menschen, die sich gerne farbenfroh kleiden und auch ihre Wohnung mit kräftigen Farben schmücken. Sie geben gern Partys, kochen und tanzen gern und nutzen gute Laune dazu, die latenten Gefahren, die entweder vom Milieu oder vom Partner ausgehen, abzumildern. Misslingt das, sind Hitzewallungen und Allergien erste Zeichen des Scheiterns. In einer späteren Phase drohen Rheumatismus und Lähmungserscheinungen.

- Wodurch diese Konstitution entsteht: eine Kindheit in einer freizügigen Umgebung mit enger Anbindung an die freie Natur
- Typische Merkmale: Empfindung, innerlich zu brennen, Sonnenunverträglichkeit
- Stärken: Lebenslustig, künstlerisch begabt
- Schwächen: reizbar, launisch
- Bevorzugte Tätigkeiten: Berufe, in denen sie ihre künstlerische Begabung ausleben können
- Bevorzugte Partner: Menschen, die Wert auf Romantik und Erotik legen
- Im gesunden Zustand: Partytyp, der im Beruf sehr kreativ ist
- Achillesferse: Gefäße, Hormonsystem
- Erkrankt leicht an: Hitzeempfindung, Rheuma, Allergien
- Verwandte Mittel: Belladonna, Phosphor

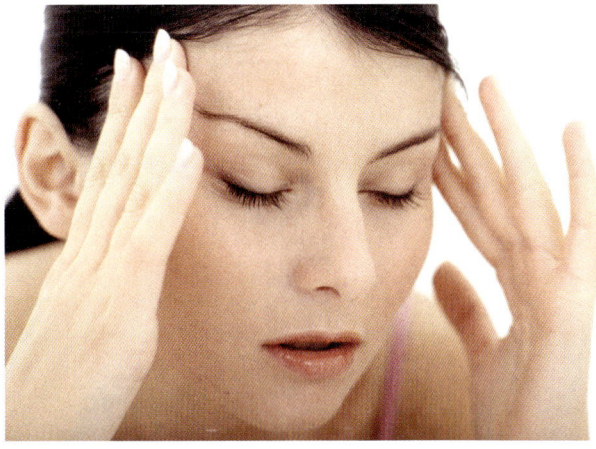

*Sanguinaria ist ein wirksames ▶
Homöopathikum bei Migräne.*

Sarsaparilla
(Stechwinde) *Durch Enthaltsamkeit hypochondrisch geworden*

Die Wurzel dieses in Nordamerika beheimateten Liliengewächses ist saponinhaltig und wirkt dadurch schweiß- und harntreibend. Als Homöopathikum wird es vor allem bei drückenden, pressenden Harnwegsbeschwerden eingesetzt, die so schlimm werden können, dass die Betroffenen beim Harnlassen vor Schmerzen aufschreien. Damit einhergehen Schmerzen, die in die Beine ausstrahlen. Es findet sich nicht selten Nierengrieß, der in manchen Fällen auch Blutungen der ableitenden Harnwege auslösen kann. Sarsaparilla gehört zu den wichtigen Mitteln bei Rheuma, das sich durch die Hitze im Sommer verschlechtert, was gut zum Thema Liliengewächse passt. Diese fallen durch innere Hitze auf und finden den Winter deshalb generell bekömmlicher als die warme Jahreszeit, in der häufig Kopfschmerzen und Herzklopfen auftreten. Der Sarsaparilla-Typ ist meist eher dünn, wirkt schwach und etwas älter als er ist. Er entsteht in einer langjährigen Beziehung, die emotional und im Alltag durchaus von Liebe geprägt ist, doch in der die Sexualität nicht ausreichend gelebt werden kann. Zurückweisung und Kränkung führen dazu, dass diese Menschen sich generell von allem, was Lust und Genuss verspricht, zurückziehen, und im Laufe der Jahre das typische hagere, blasse Bild bieten und seelisch sehr labil werden. Meist sind sie verdrießlich und können von Kleinigkeiten verstimmt werden, neigen zu Ängstlichkeit mit Zittern und wollen zuletzt weder denken noch arbeiten, sondern nur noch ihre Ruhe haben.

- Wodurch diese Konstitution entsteht: unterdrückte Sexualität
- Typische Merkmale: drückende, pressende Nieren- und Blasenschmerzen
- Stärken: loyal, selbstlos, mitfühlend
- Schwächen: kraftlos, voller Unlust
- Bevorzugte Tätigkeiten: Bürotätigkeiten
- Bevorzugte Partner: starke, lebenstüchtige Menschen
- Im gesunden Zustand: dieses Arzneimittelbild löst sich auf, wenn die Sexualität wieder gelebt werden kann
- Achillesferse: Nieren, Blase
- Erkrankt leicht an: Nierengrieß, Nierenkoliken, Hautausschlägen
- Verwandte Mittel: Calcium carbonicum, Petroleum

Spigelia (Wurmkraut) *Vor Liebe blind*

Diese in Südamerika beheimatete Pflanze ist sehr giftig und ruft in hohen Dosen unerträgliche Schmerzen im ganzen Körper hervor. In homöopathischer Aufbereitung gehört es zu den wichtigen Schmerzmitteln und wird vor allem bei Neuralgien der linken Körperseite eingesetzt. Der Spigelia-Typ ist äußerst gefühlvoll und neigt dazu, das Objekt seiner Liebe zu idealisieren. Wo im Normalfall nach der ersten Phase der

Verliebtheit eine gewisse Sachlichkeit in die Beziehung einkehrt, kann sich der Spigelia-Typ nicht aus seiner Befangenheit lösen und entwickelt Ängste, Ahnungen und Herzklopfen.

▌ Spigelia kann stürmisches Herzklopfen oder Herzstechen lindern und hat dabei auch eine beruhigende Wirkung bei Angst und Erregung.

Situationen, in denen der Verlust der Liebe droht, oder die Nüchternheit des Alltags und die Enttäuschung über den Partner überhand nehmen, können dann die typischen Schmerzen am linken Auge oder an der Schläfe herbeiführen, gerade so, als wolle man die Dinge nicht so sehen wie sie sind – gelegentlich kann sogar Schielen vorkommen. In Beziehungskrisen kommt es in dramatischen Momenten zu so intensiven, stechenden oder drückenden und in den linken Arm ausstrahlenden Herzschmerzen, dass häufig ein Notarzt gerufen werden

muss. In der chronischen Phase der Enttäuschung sind dann Schnupfen mit Nasennebenhöhlenentzündung, Bronchialkatarrh oder Muskel- und Gelenkrheuma typisch.

▌ Wodurch diese Konstitution entsteht: eine Kindheit, in der ein sehr liebevoller familiärer Umgang gepflegt wurde
▌ Typische Merkmale: linksseitige Schmerzen in der Schläfe und in der Herzgegend
▌ Stärken: freizügig, liebevoll, umsorgend
▌ Schwächen: naiv, unbeständig
▌ Bevorzugte Tätigkeiten: soziale Berufe, Hausfrau und Mutter
▌ Bevorzugte Partner: offene, gefühlvolle Menschen
▌ Im gesunden Zustand: das liebevolle Zentrum einer Familie
▌ Achillesferse: Kopf, Herz
▌ Erkrankt leicht an: Schmerzsyndromen
▌ Verwandte Mittel: Ignatia, Cactus grandifolius

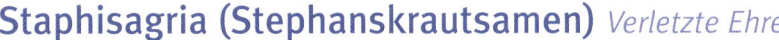

Staphisagria (Stephanskrautsamen) *Verletzte Ehre*

Staphisagria wird in der Homöopathie vor allem in Kränkungssituationen eingesetzt, ebenso wie die anderen Hahnenfußgewächse Aconitum, Helleborus, Cimicifuga oder Pulsatilla. Staphisagria ist das wichtigste Mittel bei Beschwerden nach Demütigung und nach Verletzung mit spitzen oder scharfen Gegenständen. In manchen esoterischen Milieus ist es fast schon verpflichtend geworden, vor und nach Operationen Staphisagria einzunehmen, um die dabei erfolgende Verletzung »abzufedern«. Fest steht, dass der Staphisagria-Typ je-

mand ist, der im Krankenhaus vor allem auf den sozialen Umgang mit den anderen Patienten Wert legt, und der durch nichts stärker verletzt oder in seinem Heilungsprozess behindert wird als durch einen kurz angebundenen, arroganten Arzt oder schlechte Organisationsabläufe auf der Station. Das macht ihn so wütend und bringt ihn dermaßen außer Fassung, dass er noch Monate später davon erzählt. Staphisagria-Typen sind meist schlank und elegant, haben jedoch häufig unreine Haut und verfärbte Zähne. Sie legen in allem was sie tun großen Wert auf Würde und Ehre und sind deshalb auch feinfühlig im Umgang mit anderen. Auch wenn sie grob behandelt werden, versuchen sie die Formen zu wahren, »kochen« aber innerlich, und dabei treten dann verschiedenste Formen von Schmerzen auf sowie entzündliche Schleimhautreaktionen, Hautjucken oder Hustenreiz – alles Zeichen der Irritation. Bei Wiederholung kommt es mit den Jahren zu Abstumpfung und Gleichgültigkeit, zugleich treten Störungen im Bereich des Zentralnervensystems auf: Schlaflosigkeit, Schmerzsyndrome, Lähmungen und Erschöpfung sind Spätfolgen langanhaltender Demütigung, die man gut mit Staphisagria behandeln kann.

▍ Wodurch diese Konstitution entsteht: Verletzung des Ehrgefühls und der Würde

▍ Typische Merkmale: feinsinniges, kultiviertes Auftreten, heftige Zornreaktion bei Regelverstößen

▍ Stärken: höflich, diplomatisch, gerechtigkeitsliebend

▍ Schwächen: etwas hochmütig, distanziert, reizbar

▍ Bevorzugte Tätigkeiten: repräsentieren

▍ Bevorzugte Partner: Menschen, die ihre hohen Ideale zu erfüllen scheinen und gesellschaftlich geachtet sind

▍ Im gesunden Zustand: eindrucksvoll im Auftreten, geschmackvoll gekleidet

▍ Achillesferse: Haut, Schleimhäute, Zähne

▍ Erkrankt leicht an: Gerstenkorn am Unterlid, Karies, Herzstolpern, Rückenschmerzen

▍ Verwandte Mittel: Chamomilla, Mercurius

Stramonium

(Stechapfel) *Angst, von allen verlassen und ausgesetzt zu werden*

Dieses Nachtschattengewächs, dessen stachlige, kugelige Früchte an mittelalterliches Kriegswerkzeug erinnern, teilt mit anderen homöopathischen Arzneien dieser Gruppe die Gewaltsamkeit der Symptome. Schmerzen werden als zerreißend oder krampfartig empfunden, Stramonium-Typen neigen im Erkrankungsfall auch zu Gewalttätigkeit.

▍ Leitsymptom ist die auffallende Angst vor Dunkelheit in der Kindheit.

In der Pubertät beginnt dann die für Stramonium-Menschen typische Ausgelassenheit und Partylaune. Es sind wilde Naturen,

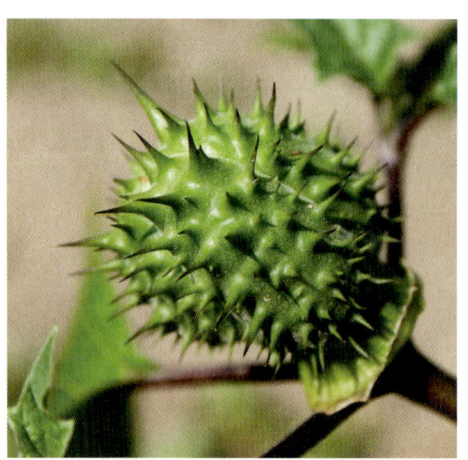

◀ Frucht der Datura

die Nacht für Nacht durchfeiern können und dabei als Anführer immer lustig und mitreißend wirken. Zugleich lassen die Schulleistungen schlagartig nach, und auch im Erwachsenenalter treten Karrierefragen und Familiengründung deutlich in den Hintergrund gegen den Wunsch, das Leben zu einer großen Sause zu machen. Sie halten sich für schön, obwohl sie eher durchschnittlich aussehen. Dass sie beruflich wenig leisten können, wissen sie auch. Immer wieder einmal fällt die Bemerkung, dass sie eigentlich für ihre Stellung nicht geeignet seien. Sie werden von der Angst regiert, von anderen Menschen verlassen und aufgegeben zu werden. Wenn sich andere von ihnen abwenden, klammern sich Stramonium-Typen an die Person oder an Möbel, bitten und flehen und finden durch diese Situationen auch zum Glauben, der extreme Ausmaße annehmen und in religiösen Wahn münden kann. Auf körperlicher Ebene fällt auf, dass Stramonium-Typen fast nie krank sind. Ihre Gesundheit ist robust wie bei wenigen anderen Menschen. Mitunter werden sie heiß und fiebrig bis zum Delirium, mit einem roten Gesicht und starkem Schwitzen.

▌ Wodurch diese Konstitution entsteht: eine Kindheit im Luxus mit viel Einsamkeit und distanzierten Eltern
▌ Typische Merkmale: Angst und Unruhe mit dem Gefühl, den Verstand zu verlieren
▌ Stärken: lustig, kontaktfreudig, humorvoll
▌ Schwächen: nicht leistungsorientiert, rasch entmutigt, launisch
▌ Bevorzugte Tätigkeiten: Animateur, Schauspieler
▌ Bevorzugte Partner: ruhige, verlässliche Menschen, die Sicherheit bieten
▌ Im gesunden Zustand: hübsch gekleidet, freundlich, voller Leben
▌ Achillesferse: Dunkelheit, Einsamkeit
▌ Erkrankt leicht an: Delirium, religiösem Wahn, Fieber, Darmverstimmung
▌ Verwandte Mittel: Belladonna, Hyoscyamus

Symphytum (Beinwell) *Am Boden zerstört*

Beinwell diente schon auf den Schlachtfeldern Trojas den Recken dazu, ihre in der Schlacht erlittenen Prellungen und Knochenbrüche zu lindern. Der Name entstand aus der Überzeugung heraus, dass Knochen mit Beinwellumschlägen rascher wieder zusammenwachsen würden. Der Symphytum-Typ ist jemand, der ein traumatisches Erlebnis hinter sich hat, das sein gesamtes Lebensgefüge zerstört hat. So wie die Knochen dem Körper Struktur und Schutz geben, dient Symphytum dazu, Menschen, die »am Boden zerstört« sind, wieder aufzurichten. Sie sind orientierungslos, kennen sich selbst nicht mehr, und wissen mit sich nichts mehr anzufangen. Wenn man einen Symphytum-Menschen nach seinen Wünschen fragt, kann er keine Antwort mehr geben und berichtet höchstens von körperlichen Beschwerden, bei denen auffällig ist, dass jede neue Verletzung die alten Beschwerden verstärkt, darunter vor allem Rückenschmerzen, die durch heftige Bewegung schlechter werden – sogar durch angenehme körperliche Aktivitäten wie Sex oder Sport. Symphytum-Menschen sind verfroren, ihre Haut ist spürbar kühl. Sie klagen auch über häufiges Kopfweh, das die Stelle wechselt, und Bauchschmerzen. Bei völliger Desorientiertheit nach schweren Verletzungen körperlicher oder seelischer Natur ist Symphytum ein tiefer gehendes Heilmittel als Arnica oder die anderen Korbblütengewächse.

▌ Wodurch diese Konstitution entsteht: schweres körperliches oder seelisches Trauma
▌ Typische Merkmale: Knochen- und Gelenkschmerzen, verschlechtert durch jede Bewegung

▌ Stärken: gutmütig und kooperativ, bescheiden
▌ Schwächen: wenig belastbar, leicht zu entmutigen
▌ Bevorzugte Tätigkeiten: einfache, anspruchslose Tätigkeiten
▌ Bevorzugte Partner: Menschen, die soziale Sicherheit bieten
▌ Im gesunden Zustand: Ist die Reaktion auf das Trauma einmal vorüber, wechseln diese Menschen in ein anderes Mittelbild.
▌ Achillesferse: Knochen und Gelenke
▌ Erkrankt leicht an: Schmerzen im Bereich des Bindegewebes
▌ Verwandte Mittel: Arnica, Calcium phosphoricum

Thuja occidentalis
(Lebensbaum) *Zerbrechlichkeit und Verschwiegenheit*

Diese Arznei gehört zu den wichtigsten Homöopathika. In der homöopathischen Praxis erkennt man Thuja-Typen auf einen Blick: Sie erzählen ausführlich und zugleich mit relativ geringem Informationsgehalt von ihren Beschwerden wie reichlicher Bildung von Körpersekreten, Hautanhängseln, Magen-Darm-Beschwerden, Harnwegsinfekten und Erkältungsneigung. Im persönlichen Bereich stimmt scheinbar alles – Beruf, Familie, Freundeskreis, alles ist vorbildlich. Wenn man das Thema jedoch vertieft, stellt sich heraus, dass der Betreffende an allen Fronten einen Kampf führt, der verloren zu gehen scheint, und das ruft in ihm das Gefühl hervor, sein Körper würde zusammenbrechen. Das Thema Zerbrechlichkeit ist hier stärker als bei allen anderen Arzneitypen. Jede neue Belastung verursacht Ängste, da sie den vollständigen Zusammenbruch herbeiführen könnte. Auf körperlicher Ebene führt das zu der Empfindung, zerbrochen und in Stücke zerteilt zu sein, vor allem bei fieberhaften Erkrankungen mit Bettruhe. Oder zu dem Gefühl, an der Glasknochenkrankheit zu leiden und sich ganz vorsichtig bewegen zu müssen. Thuja-Typen haben stets die Sorge, etwas falsch zu machen und sich oder anderen zu schaden. Beschwerden manifestieren sich vor allem auf der linken Seite des Körpers, der »Herzseite«, und können als »überschießend« beschrieben werden: vermehrte Sekretbildung hat fettige Gesichtshaut, starke Schweißbildung und Ausfluss aus verschiedenen Körperöffnungen zur Folge. Typisch sind auch knotige Verdickungen der Haut oder Schleimhaut und Tumoren.

- Wodurch diese Konstitution entsteht: eine Kindheit im Mangel, in der Schwächen verborgen werden mussten
- Typische Merkmale: weiche Tumoren, Ausfluss
- Stärken: verlässlich, fleißig, diskret, pflichtbewusst
- Schwächen: verschlossen, körperlich wenig belastbar
- Bevorzugte Tätigkeiten: Priester, Mitarbeiter des Geheimdienstes
- Bevorzugte Partner: Menschen, an deren Seite man eine »perfekte Fassade« für die Umwelt aufbauen kann
- Im gesunden Zustand: etwas unscheinbar, ein »nützliches Mitglied der Gesellschaft«
- Achillesferse: Haut, Schleimhaut, Harnwege
- Erkrankt leicht an: weichen Tumoren, Ausfluss, Harnwegsinfekten
- Verwandte Mittel: Asa foetida, Calcium carbonicum

Urtica urens
(Kleine Brennnessel) *Der freiheitsliebende Tagträumer*

Die Brennnessel gehört in die Gruppe der Hamamelidae, in denen wir auch Cannabis, das Haschisch, finden. Es sind Mittel für Freiheitsliebende. Sobald Urtica-Typen das Gefühl haben, unterdrückt, eingeschlossen und eingesperrt zu sein, wird ihr Freiheitsdrang unwiderstehlich. Sie können dann alle Strukturen zerschlagen, um in ein völlig neues Leben zu starten. Vorzeichen auf körperlicher Ebene sind Nesselausschlag der Haut, vor allem durch kalte Luft, brennende und stechende Empfindungen und Rheumatismus, vor allem im Winter. Ein Leitsymptom ist ein beständiger Schmerz im rechten Deltamuskel, der von der rechten Schulter zum Oberarm herabzieht. Häufig finden sich Beschwerden im Bereich der Geschlechtsorgane, wie Jucken und Stechen, und Anschwellen der Brust. Urtica-Typen treiben gerne Sport, da sich dabei zahlreiche Beschwerden lindern lassen und auch die innere Unruhe abnimmt, die für diese Menschen typisch ist. Auslöser dieses Konstitutionstyps sind dominante Menschen in der

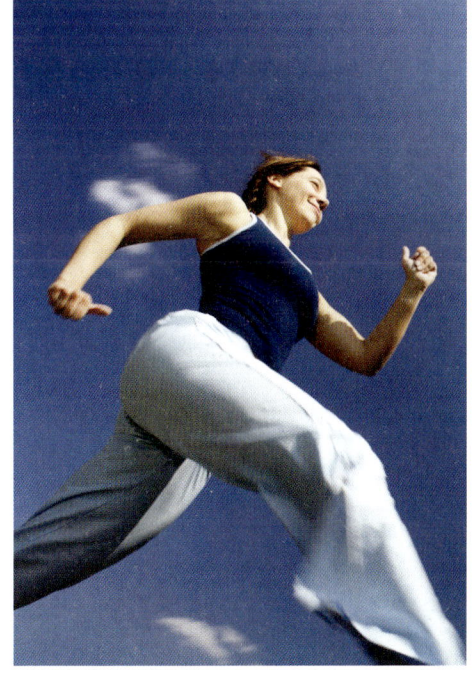

Immer auf dem Sprung: Urtica urens ▶

V

Umgebung, die über sie bestimmen und sie über Jahre kontrolliert haben. Anfangs reagiert der Urtica-Typ mit Verschwiegenheit, wechselnd mit Zornesausbrüchen. Er neigt zu Tagträumen, in denen er sich leicht fühlt und schwebt und sich alle Wünsche für ihn erfüllen, und macht sich im Laufe der Zeit mit Aufputschmitteln bis hin zum Alkoholismus das Leben erträglicher. Im Alltag ist er durchaus leistungsbewusst, führt aber ein isoliertes Leben, da sein beständiger Freiheitsdrang es ihm erschwert, dauerhafte Beziehungen zu führen.

▌ Wodurch diese Konstitution entsteht: ein dominanter Elternteil, der auch später große Ansprüche an ihn stellt
▌ Typische Merkmale: möchte in allem frei und ungebunden sein

▌ Stärken: selbstständig bis hin zur Autonomie, fleißig, strebsam
▌ Schwächen: kontaktscheu, neigt zu Zornesausbrüchen
▌ Bevorzugte Tätigkeiten: freier Mitarbeiter als Spezialist
▌ Bevorzugte Partner: Menschen, die keine Ansprüche stellen und nichts von ihnen erwarten
▌ Im gesunden Zustand: fröhlich, lustig, dynamisch, sportlich
▌ Achillesferse: Haut, Schleimhaut, Rücken
▌ Erkrankt leicht an: Nesselausschlag, Jucken, Kreuzschmerzen
▌ Verwandte Mittel: Natrium muriaticum, Rhus toxicodendron

Veratrum album (Weißer Germer) *Der kühle Streber*

Veratrum gehört zu den Liliengewächsen, denen die Empfindung das Drängens, Zusammendrückens und Pressens gemeinsam ist. Im seelischen Bereich fühlt man sich bedrückt, niedergedrückt, unterdrückt und eingeschränkt, körperlich äußert sich das in drückenden, pressenden Beschwerden. Fühlt man sich wohl, fällt diese Unterdrückung weg und man ist ausgelassen. Zu viel Freiheit wird jedoch ebenfalls als bedrohlich erlebt, da man sich dann von allen ausgeschlossen fühlt.

▌ Veratrum album ist eines der großen homöopathischen Mittel bei Nerven- und Gemütsleiden, vor allem in Verbindung mit Magen-Darm-Beschwerden.

Die Patienten haben reichliche Ausscheidungen mit Entkräftung, Kälte, Blaufärbung und Kollaps. Dies geht einher mit trotziger Gleichgültigkeit oder Delirium mit Unruhezuständen und Erregtheit. Der Veratrum-album-Typ ist meist ein blasser, schmaler Typ und äußerst kälteempfindlich. Er widmet sein Leben vor allem seiner Karriere und dem Streben nach Reichtum. Er erleidet dabei immer wieder Rückschläge und wird im Laufe der Jahre immer kühler und hemmungsloser bis hin zur Gewissenlosigkeit. Er liebt saure Speisen und Getränke, im übertragenen Sinn könnte man sagen: Er »gibt gern Saures«, wird zum Ellenbogenmenschen und kann andere aus geringstem Anlass beschimpfen und ihnen ihr Versagen vorwerfen oder hinter ihrem

Rücken schlecht über sie sprechen. Als Geschäftsmann hat er keine Bedenken, schlechte Ware zu verkaufen oder Geschäftspartner zu hintergehen. Auf dem Weg zum Erfolg kann er auch Charme und Sinnlichkeit einsetzen, womit er reichlich gesegnet ist. Er küsst dann wildfremde Menschen und umgarnt sie in der Hoffnung, damit Unterstützer zu finden. Scheitert er auf der ganzen Linie, flüchtet er sich in religiösen Wahn und kann sich dann als messianische Erscheinung darstellen.

▌ Wodurch diese Konstitution entsteht: eine Kindheit, in der Besitz über Menschlichkeit gestellt wird
▌ Typische Merkmale: getrieben, Erfolgsstreben, menschliche Kälte
▌ Stärken: einfallsreich, dynamisch, professionell, charmant
▌ Schwächen: wenig einfühlsam, berechnend
▌ Bevorzugte Tätigkeiten: Geschäftsmann, leitender Angestellter
▌ Bevorzugte Partner: Menschen, mit denen man renommieren kann oder die große Mitgift in die Ehe einbringen
▌ Im gesunden Zustand: ein Erfolgstyp, der faszinierend von Zukunftsprojekten sprechen kann

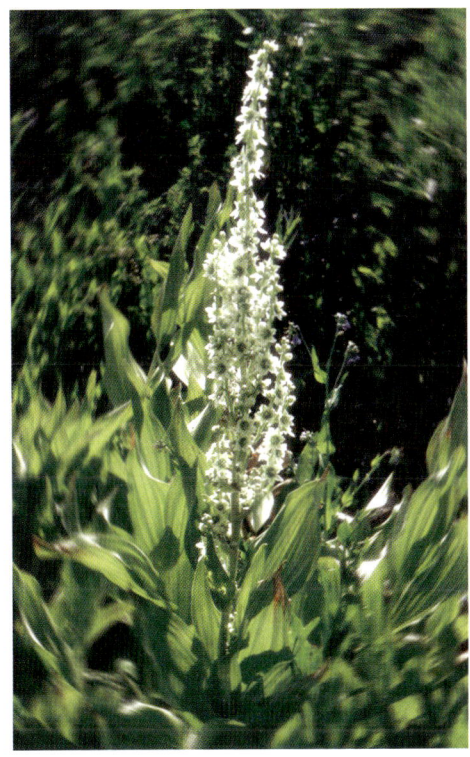

▲ Veratrum album

▌ Achillesferse: Kreislauf, Darm
▌ Erkrankt leicht an: Ohnmacht, Kollaps, Durchfall
▌ Verwandte Mittel: Camphora, Tuberculinum

Tierische Arzneien

Bei den Menschen, die tierischen Arzneien zugeordnet werden können, geht es um den Überlebenskampf, um Kämpfen, Tarnen, Täuschen, Fressen und Gefressenwerden. Deshalb sind Misstrauen, Ängste und Aggressivität wichtige Erscheinungsformen. Wie bei den anderen homöopathischen Gruppen sind auch bei einigen tierischen Arzneien charakteristische Gemeinsamkeiten erkennbar:

Gifte: Alle wollen im Leben vorankommen und fallen schon in ihrer Kindheit durch eine Vorliebe für Wettkämpfe auf. Erfolg und Besitz sind auch im Erwachsenenalter ihre Triebfaktoren. Sie vergleichen ihren sozialen Status ständig mit anderen Menschen, beneiden die, die ihnen überlegen sind und verachten jene, die sie als unter sich stehend empfinden.

Meeresbewohner: Die aus dem Meer stammenden, salzhaltigen, tierischen Arzneien wie Sepia oder Ambra grisea erinnern in vielem an Natrium-Typen, sind darüber hinaus aber wichtige »Frauenmittel«. Sie greifen in hormonelle Regelkreise ein, helfen bei Unterleibsbeschwerden und stehen seelisch mit der Empfindung, eine Frau zu sein, aber auch mit Schamgefühlen in Verbindung. Das passt zur griechischen Mythologie, in der die schaumgeborene Venus, die Göttin der Liebe, dem Meer entstieg.

Milche: Allen fehlt der Nestschutz, ein Geborgenheitsgefühl in dieser Welt. Ihre Kindheit ist noch nicht abgeschlossen, sie haben zu wenig Mütterlichkeit abbekommen und profitieren im konkreten Fall bei einer distanzierten, kühlen Mutter von homöopathischer Muttermilch oder auch bei einer mangelnden sozialen Gemeinschaft von Kuhmilch.

Ambra grisea (Ausscheidung des Pottwals) *Schamhaft bis zur Selbstverachtung*

Schon vor vielen Jahrhunderten fand man an Meeresstränden weißlich-blasige, übelriechende Strukturen, die in starker Verdünnung äußerst angenehm aromatisch riechen und auch heute noch zahlreichen Parfüms eine besondere Duftnote verleihen. Ambra wird im Magen-Darm-Trakt des Pottwals gebildet, der diese Substanz dann hervorwürgt. Ungeachtet dieser unappetitlichen Herkunft wurde schon im Altertum erkannt, dass der Duft von Ambra anregend auf die Seele wirkt und die Lebensgeister weckt. Als homöopathische Arznei kann es vor allem bei alten Menschen Schwindel und Blähungsbeschwerden sowie die Neigung zu Muskelkrämpfen bessern.

▮ Homöopathisches Ambra aktiviert die Lebensgeister, beispielsweise bei älteren Menschen.

Der Ambra-Typ zeichnet sich vor allem durch Schamhaftigkeit aus. Er fühlt sich schmutzig und erträgt es nicht, wenn jemand bei Intimverrichtungen zugegen ist. Die Benutzung einer öffentlichen Toilette ist fast unmöglich. Dieses Spannungsfeld zwischen Sauberkeitszwang und dem Gefühl, unsauber zu sein, drückt sich in seiner Neigung zu Fäkalsprache aus: Wenn es ihm schlecht geht, drückt er das gerne drastisch aus wie »Ich fühle mich richtig Scheiße«. Diese Menschen sind immer sehr sorgfältig gekleidet, gepflegt und geschminkt. Wenn sie sich sicher fühlen, werden sie sehr fröhlich bis zur Ausgelassenheit und sind sinnlich. Unter Fremden werden sie ängstlich und schüchtern und empfinden die geringste Kritik als vernichtend. Körperlich fällt die Neigung zu Muskelzuckungen auf, die bis hin zu Krämpfen gehen kann. Sie sind meist eher dünn, fast mager, und kla-

gen bei seelischer Belastung über Schwäche und Zittern in den Beinen.

▮ Wodurch diese Konstitution entsteht: Minderwertigkeitsgefühle seit frühester Kindheit
▮ Typische Merkmale: fühlt sich unrein, ängstlich angespannt, schüchtern
▮ Stärken: reinlich, ordentlich, sinnlich
▮ Schwächen: zaghaft, ängstlich, selbstverachtend
▮ Bevorzugte Tätigkeiten: Lebensmittelchemiker, Visagistin
▮ Bevorzugte Partner: lebenstüchtige Menschen, die gerne als Beschützer auftreten
▮ Im gesunden Zustand: kindlich verspielt, sehr reinlichkeitsbewusst
▮ Achillesferse: Nerven, Darm
▮ Erkrankt leicht an: Zuckungen, juckenden Beschwerden, Schwindel, Krämpfen, Blähungen
Verwandte Mittel: Barium carbonicum, Ignatia

Apis mellifica (Gift der Honigbiene) *Sinnlichkeit und Eifersucht*

Menschen, die Apis als Konstitutionsmittel brauchen, zeigen »Vergiftungszeichen« im weitesten Sinn. Das beginnt mit der Angst vor Vergiftung – sie achten darauf, was sie essen, da sie sich nicht mit schlechter Nahrung »vergiften« wollen. Sie haben auch ein Gespür für »vergiftete« Stimmungen, wissen aber auch, wie man eine »vergiftete« Stimmung schafft. Das geschieht öfters, denn Eifersucht und Neid ist die Grund-

stimmung des Apis-Typs, der es ohne gelebte Sinnlichkeit in keiner Partnerschaft aushält. Im Alltag ist er argwöhnisch, heikel, nervös und zappelig. Um diese innere Anspannung zu überspielen, neigt er zu einer leichtsinnigen, überspannten Heiterkeit, die seine Umgebung irritiert und vielleicht sogar irritieren soll, denn Apis-Menschen ärgern und manipulieren andere gern.

B

▌ Apis eignet sich besonders bei hysterischen Mädchen in der Pubertät, die ängstlich, zerstreut und läppisch sind, sich nicht konzentrieren können, gerne über obszöne Dinge reden, sich erschöpft fühlen und sehr schmerzempfindlich sind.

Außerdem hilft es bei allen Insektenstichen, die mit Brennen, Stechen, Beißen, Prickeln und Schwellung einhergehen sowie bei Infekten mit weißer Schwellung der Schleimhaut und stechenden oder brennenden Schmerzen.

▌ Wodurch diese Konstitution entsteht: akut als Reaktion auf Schreck, Wut oder schlechte Nachrichten, chronisch durch die Empfindung, im Leben übervorteilt worden zu sein

▌ Typische Merkmale: Eifersucht, Neid, Argwohn
▌ Stärken: sinnlich, kontaktfreudig
▌ Schwächen: misstrauisch, unkonzentriert, Hang zu Intrigen
▌ Bevorzugte Tätigkeiten: Verkäuferin in einem Modeladen, Gesellschaftsdame
▌ Bevorzugte Partner: finanziell erfolgreiche Menschen
▌ Im gesunden Zustand: modisch gekleidet, heiter und unterhaltsam
▌ Achillesferse: Gehirn, Eierstöcke
▌ Erkrankt leicht an: hohem Fieber mit Brennen der Haut, Schläfrigkeit, Eierstockzysten
▌ Verwandte Mittel: Belladonna, Cantharis, Rhus toxicodendron

Bufo (Kröte) *Pubertäre Sexbesessenheit*

Die Kröte galt im Altertum aufgrund ihrer Ähnlichkeit mit der menschlichen Gebärmutter als Fruchtbarkeitssymbol. Bufo-Typen zeichnen sich dadurch aus, dass Sexualität im Mittelpunkt ihres Lebens steht und ihre Gedanken unablässig um dieses Thema kreisen. Menschen, die diese Arznei brauchen, werden in homöopathischen Büchern durchweg unvorteilhaft beschrieben. Man erwähnt die gute körperliche Entwicklung, hinter der die geistige Entwicklung völlig zurückbleibt, das kindische Verhalten, den läppischen Affekt. Tatsächlich aber unterlaufen sehr viele von uns im Rahmen unserer Entwicklung eine Phase, in der unsere Umwelt wenig mit uns anfangen kann, weil wir alles ins Lächerliche ziehen und unablässig zweideutige Anspielungen machen. In dieser meist kurzen pubertären Phase ist Bufo ein gutes Heilmittel, hilft aber auch Jugendlichen, die sich einer Beziehung noch nicht gewachsen fühlen, schwärmerisch unglücklich lieben, dabei stark schwitzen und Akneprobleme haben. Typische Zeichen in diesem Stadium sind

▼ Bufo hilft in der Pubertät

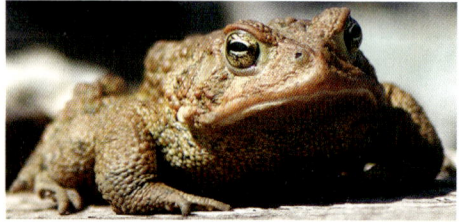

ein Riss in der Unterlippe und eine ungewöhnlich starke Vorliebe für Süßigkeiten.

▍ Wodurch diese Konstitution entsteht: in
der hormonellen Umbruchphase zwischen Kindheit und Erwachsensein
▍ Typische Merkmale: Anzüglichkeiten,
häufiges Masturbieren, läppisches Verhalten
▍ Stärken: Vitalität, Sinnlichkeit
▍ Schwächen: Trägheit, Mangel an Einfühlsamkeit

▍ Bevorzugte Tätigkeiten: Diese Menschen
sind am liebsten untätig.
▍ Bevorzugte Partner: Am liebsten sind ihnen flüchtige Beziehungen.
▍ Im gesunden Zustand: Nach der Gabe von
Bufo tritt meist ein anderes Arzneimittelbild hervor.
▍ Achillesferse: Gehirn, Haut, Genitalien
▍ Erkrankt leicht an: Krampfanfällen, Impotenz, übelriechendem Ausfluss, gelb-
lichen Blasen der Haut
▍ Verwandte Mittel: Tarentula, Barium carbonicum

Cantharis (Spanische Fliege) *Wildheit und Lebenslust*

Der Panzer der sogenannten Spanischen
Fliege, die eigentlich ein Käfer ist, diente im
Altertum als Aphrodisiakum und wird homöopathisch vor allem bei äußerst starken
und brennenden Beschwerden des Genital-
bereichs und der Harnröhre verwendet.
Cantharis-Typen leiden sehr häufig an
Harnwegsinfekten mit brennenden und
schneidenden Schmerzen beim Wasserlassen. Die Heftigkeit der Beschwerden spie-
gelt sich auch in der Heftigkeit des Charakters. Es sind leidenschaftliche Menschen,
die bei Auseinandersetzungen gewalttätig
werden können, großen Kampfgeist haben
und im Beruf Aufgaben suchen, in denen sie
sich beweisen und andere Menschen be-
zwingen können. In Beziehungen sind sie
leidenschaftlich mit einem starken Sinn für
Erotik, können bei Auseinandersetzungen
aber sehr rasch handgreiflich werden und
sich hasserfüllt verhalten. Sie haben Angst
vor Dunkelheit und Einsamkeit und entwickeln, wenn sie allein gelassen werden,
eine Form der Verrücktheit, die sich einmal

als Verfolgungswahn, dann wieder in Form
von unkritischen sexuellen Beziehungen
oder sogar als Amoklauf ausdrücken kann.

▍ Wodurch diese Konstitution entsteht: ein
Leben, das sehr stark vom Überlebens-
kampf geprägt ist
▍ Typische Merkmale: leidenschaftlich,
wild, gewalttätig
▍ Stärken: Durchsetzungskraft, Kampfgeist,
Spontaneität
▍ Schwächen: Ungeduld, Neigung zur Ge-
walttätigkeit, Unberechenbarkeit
▍ Bevorzugte Tätigkeiten: Kampfsportler,
Tänzer, Geschäftsmann
▍ Bevorzugte Partner: Menschen, deren
Schönheit sie bewundern
▍ Im gesunden Zustand: geschäftig, fröh-
lich, mitreißend lustig
▍ Achillesferse: Harnwege, Darm
▍ Erkrankt leicht an: Harnwegsinfekten,
brennenden Stühlen mit Abgang von
Schleimhautfetzen
▍ Verwandte Mittel: Apis, Arsenicum album

Lac caninum (Hundemilch) *Der treue Diener seines Herrn*

Hunde suchen einen Herrn, dem sie sich unterordnen und dem sie treu sein können. Ihm gegenüber sind sie ergeben und verhalten sich unterwürfig, vor seinen Feinden beschützen sie ihn wie eine Waffe. Lac-caninum-Typen zeigen dieses Doppelgesicht von Hunden, die einerseits vom Wolf abstammen und als Raubtiere ihre Opfer jagen und zerfleischen, andererseits als Schoßhündchen den Inbegriff der Gutmütigkeit abgeben. Es kommt ganz darauf an, wie diesen Menschen das Leben mitspielt. Befinden sie sich sozial aufgehoben in einer stabilen Beziehung, erscheinen sie friedlich, anhänglich und liebevoll in ihrem Bedürfnis, sich einem starken Partner unterzuordnen. Erweist sich dieser Partner aber als schwach – zum Beispiel durch eine schwere Erkrankung, die ihn unterhaltsbedürftig macht, oder ein Suchtleiden wie Alkoholismus, das seine Persönlichkeit unterminiert – treten beim Lac-caninum-Typen die gefährlichen, bissigen Elemente hervor. Anfangs »knurrt« er nur, später »beißt« er und wird seinen ehemaligen »Herrn« sogar im Stich lassen, denn er kann es nicht ertragen, einem Schwächeren zu dienen. Diese Menschen leiden sehr häufig unter Beschwerden im Bereich der Kehle, wobei Halsentzündungen dann auch äußerlich als glänzende Flecken am Hals sichtbar sind, außerdem an Kopfschmerzen mit Verschwommensehen sowie Steifheit des Halses mit Heiserkeit.

▌ Wodurch diese Konstitution entsteht: Kindheit, in der willenlose Unterordnung gewünscht war
▌ Typische Merkmale: mangelndes Selbstbewusstsein, Ekel vor dem eigenen Körper
▌ Stärken: kooperativ, kompromissbereit und anhänglich dem Stärkeren gegenüber
▌ Schwächen: unwirsch, reizbar und wenig einfühlsam gegen Schwächere
▌ Bevorzugte Tätigkeiten: Sekretärin, Dienstbotenberufe
▌ Bevorzugte Partner: starke, lebenstüchtige Menschen
▌ Im gesunden Zustand: liebevoll, fürsorglich und kooperativ
▌ Achillesferse: Hals, Nacken
▌ Erkrankt leicht an: Kehlkopfentzündung, Mandelentzündung, Nackenschmerzen, Kopfschmerzen
▌ Verwandte Mittel: Lyssinum, Lachesis

Lac defloratum
(Entrahmte Kuhmilch) *Das Gemeinschaftswesen*

Nach Vorstellung vieler Homöopathen geben Tiere mit ihrer Milch an ihre Jungen nicht nur Nahrung, sondern auch Muster weiter, in denen sich ihre Wesenheit ausdrückt. Die entrahmte Kuhmilch ist in homöopathischer Zubereitung seit vielen Jahren ein bewährtes Mittel für Menschen, die von Kopfschmerzen, Erschöpfung und Schlaflosigkeit geplagt werden. Diese Menschen haben etwas mit Weidetieren gemeinsam, fühlen sich in einer Gemeinschaft am wohlsten und entwickeln ihre

Beschwerden vor allem in Isolation oder wenn sie sich als Individuen behaupten sollen. Sie sind gutmütig, kooperativ, großzügig und suchen in der Gesellschaft gerne die Rolle eines Gebenden, der immer das Große und Ganze sieht und es nicht zulassen möchte, dass andere Menschen zurückbleiben. Interessanterweise mögen diese Menschen keine Milch. Sie sehen etwas blass und kränklich aus, klagen über Stuhlträgheit oder Nierenschmerzen und sind äußerst kälteempfindlich. Die Beschwerden treten meist durch Schlafentzug auf und verbessern sich durch einen langen, gesunden Schlaf.

▌ Wodurch diese Konstitution entsteht: eine beschützte Kindheit in einer warmen Familie mit nachsichtigen Eltern

▌ Typische Merkmale: ungern allein, scheut Prüfungssituationen, braucht ausreichend Schlaf

▌ Stärken: mitfühlend, umsorgt andere, hält soziale Kontakte

▌ Schwächen: unselbstständig, wenig Eigeninitiative

▌ Bevorzugte Tätigkeiten: soziale Berufe

▌ Bevorzugte Partner: Menschen, denen sie Entscheidungen überlassen können

▌ Im gesunden Zustand: zurückhaltend, liebevoll gegen Familienmitglieder und Freunde

▌ Achillesferse: Kopf, Magen, Darm

▌ Erkrankt leicht an: Kopfschmerzen, Verstopfung, Nierenschmerzen mit vermehrtem Harnlassen

▌ Verwandte Mittel: Natrium muriaticum, Lac humanum

▼ Geborgenheit und Fürsorge sind für Lac-defloratum-Typen wichtig.

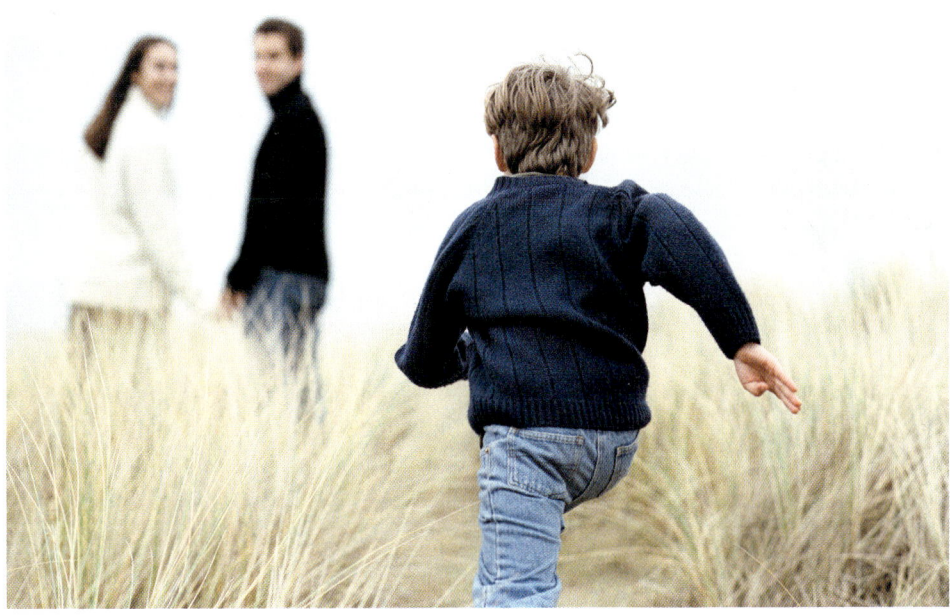

199

Lac suis (Schweinemilch) *Panik und Gefühl der Wertlosigkeit*

Dieses Mittel wird sehr häufig bei Menschen gebraucht, die in ihrer Jugend sexuellen Missbrauch erdulden mussten und sich deshalb schmutzig fühlen, sobald körperliche Intimität zum Thema wird. Sie fürchten, von Menschen, die sie an den oder die damaligen Täter erinnern, erneut missbraucht und dominiert zu werden. Sie entwickeln dann starke Ängste, die in Panikattacken münden können, bei denen Lac-suis-Menschen hyperventilieren und dabei Taubheitsgefühle der Hände und des Gesichts entwickeln. Auch Sehstörungen, als würde sich ein Netz oder ein Schleier über die Augen legen, sind typisch. Diese treten meist im Rahmen von Kopfschmerzen auf, die beinahe chronisch auftreten und immer wieder die Seite wechseln können. Genetisch sind Schweine und Menschen ja sehr ähnlich, und man kann spekulieren, dass sich über die Muttermilch des Schweines auch Menschen eine Information mitteilen lässt, die etwas mit dem Verständnis für das eigene Selbst zu tun hat. Lac suis hilft dem Menschen dabei, gelassener zu werden, mehr er selbst zu sein, seine eigenen Interessen stärker durchzusetzen und weniger auf Äußerlichkeiten zu achten.

▌ Typische Merkmale: Panikattacken, Kopfschmerzen, Schamgefühle, Zweifel
▌ Stärken: pflichtbewusst, genau, ordentlich
▌ Schwächen: Selbstzweifel, Mangel an Selbstwertgefühl
▌ Bevorzugte Tätigkeiten: künstlerische Berufe
▌ Bevorzugte Partner: Menschen, die eine eher distanzierte Partnerschaft ermöglichen
▌ Im gesunden Zustand: zurückhaltend, freundlich und kunstsinnig
▌ Achillesferse: Gehirn, Genitalien
▌ Erkrankt leicht an: Panik bis hin zur Krampfneigung, Sehstörungen, Hautausschlägen, Impotenz
▌ Verwandte Mittel: Lac defloratum, Lac humanum

Lachesis (Gift der Buschmeisterschlange) *Die scharfzüngige Elegante*

Das Gift der in Asien heimischen Buschmeisterschlange gehört zu den am häufigsten verordneten homöopathischen Arzneimitteln. Es kann eine ärgerliche Verstimmung mit Herzbeschwerden und dem Gefühl innerer Hitze aufheben, die eng anliegende Kleidung um Hals und Bauch unmöglich macht. Beschwerden betreffen meist die linke Körperhälfte, die vom Herzen dominiert wird, und gehen mit entzündlichen Veränderungen in Verbindung mit einer bläulichen Verfärbung der Haut einher. Das Hauptcharakteristikum des Lachesis-Typs ist der ungeordnete Redefluss, das Herumspringen zwischen Themen, meist Hassgefühle und unterdrückte Sexualität, wodurch jedes geordnete Gespräch verhindert wird. Es sind sehr sinnliche

Menschen, die sich geschmackvoll kleiden, gerne tanzen und leidenschaftliche Beziehungen pflegen. Die meisten dieser Menschen haben schwarze Haare, sind eher zierlich und haben eine seidige Haut, die sich leicht in der Sonne bräunt. Wenn man ihnen in irgendeiner Form im Wege steht, können sie »giftig« werden, beispielsweise mit einer äußerst treffenden, verletzenden Sprache, durch Intrigen oder offene Hassausbrüche mit Gewalttätigkeit. Im beruflichen Bereich sind diese Menschen meist sehr erfolgreich. Hier kommt ihnen ihre Wettkampfbereitschaft, die Angriffslust und die physische Attraktivität zugute, mit denen sie Mitstreiter aus dem Wettbewerb schlagen und innerhalb weniger Jahre in Spitzenpositionen gelangen.

- Wodurch diese Konstitution entsteht: eine privilegierte Kindheit, die das Gefühl gibt, etwas Besonderes zu sein
- Typische Merkmale: schlagfertig, witzig, reizbar
- Stärken: agil, durchsetzungsfähig, zielorientiert, ausgeprägter Schönheitssinn
- Schwächen: verletzend im Umgang, ungeduldig, böse bis zur Vernichtung von Feinden
- Bevorzugte Tätigkeiten: kreative Berufe, Manager
- Bevorzugte Partner: Menschen, die sinnlich und erfolgreich sind
- Im gesunden Zustand: eine imposante Erscheinung, die jede Gesellschaft dominiert

- Achillesferse: Hals, Herz
- Erkrankt leicht an: Angina, Kehlkopfentzündung, Schilddrüsenüberfunktion, Herzstolpern, Herzinfarkt, Bluthochdruck
- Verwandte Mittel: Causticum, Sepia, Zincum

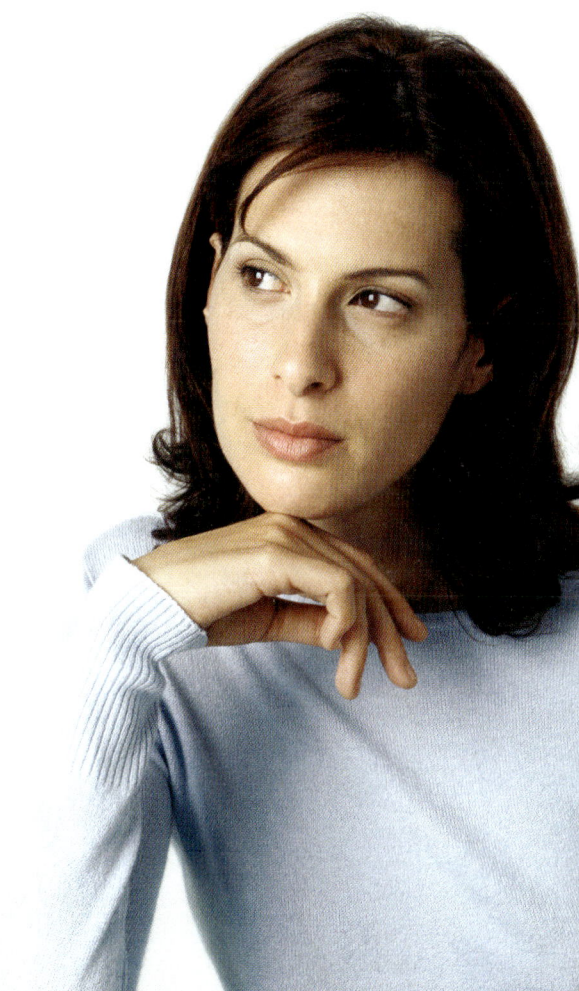

Attraktiv und selbstbewusst ▶ gelangt Lachesis oft an berufliche Spitzenpositionen.

N

Naja (Gift der indischen Kobra) *Brütende Leidenschaft*

Dieses Schlangengift ist ein geeignetes Heilmittel bei meist dunkel gekleideten Menschen, die eine stille Würde ausstrahlen, eine Art inneren Adel aufweisen und meist etwas melancholisch wirken. Es sind geschmackvoll gekleidete Menschen mit einem ausgeprägten Sinn für Schönheit, denen man auf den ersten Blick nicht ansieht, welche heftigen Gefühle in ihnen brodeln. Tatsächlich sind sie voller Leidenschaft, weshalb in einer Beziehung Eifersucht und Misstrauen nicht ausbleiben. Nur ein sehr gutwilliger Partner wird sie zufriedenstellen. Kommt es zu Streit, sind sie äußerst heftig, fast bösartig, und können dann sehr ausfallend werden. Wenn sie einen geliebten Menschen verlieren, dann leiden sie so heftig, als ginge es an ihr eigenes Leben. Sie können in dieser Situation lange über Selbstmordgedanken brüten. Körperliche Hinweise darauf, dass dieses Mittel gebraucht wird, sind: Die Unmöglichkeit, auf der linken Körperseite zu liegen oder gar in dieser Lage einzuschlafen, nervöse Zittrigkeit mit Herzrhythmusstörungen bei seelischer Belastung, zahlreiche krampfende Schmerzen im Bereich der Schultern, des linken Arms, des Herzens sowie Schläfenkopfschmerzen mit Übelkeit und Erbrechen.

▌ Wodurch diese Konstitution entsteht: Kulturkreise, in denen leidenschaftliche Gefühle sehr hohen Stellenwert haben
▌ Typische Merkmale: würdevolles Auftreten im Wechsel mit nervöser Zittrigkeit bei Belastungen
▌ Stärken: mitfühlend, sinnlich, ausgeprägter Familiensinn
▌ Schwächen: ängstlich, kopflos in Belastungssituationen
▌ Bevorzugte Tätigkeiten: repräsentative Aufgaben
▌ Bevorzugte Partner: Menschen aus dem gleichen Kulturkreis, die ihre Überzeugungen teilen
▌ Im gesunden Zustand: würdevoll, eine eindrucksvolle Erscheinung
▌ Achillesferse: Herz
▌ Erkrankt leicht an: Herzschwäche, Herzinfarkt, Herzrhythmusstörungen
▌ Verwandte Mittel: Spigelia, Lachesis

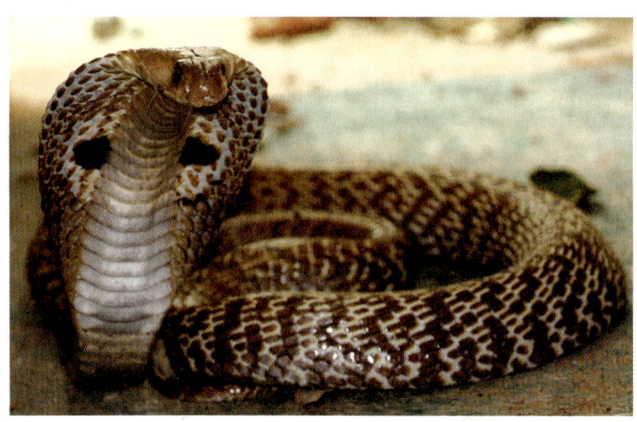

◀ Indische Kobra

Sepia (Tinte des Tintenfischs) *Der sinnliche Profi*

Tintenfische sind Meeresbewohner, und Menschen, die Sepia brauchen, sind ähnlich dem Meer den Gezeiten unterworfen. In der überwiegenden Mehrzahl sind es Frauen mit Menstruationsbeschwerden, bei denen in der Zyklusmitte, der »Flut«, eine deutliche Wassereinlagerung mit Gewichtszunahme auftritt, während sie kurz vor Eintritt der Regelblutung eine »Ebbe« erleben und dabei sehr schmal werden. Auch im seelischen Bereich sieht man Aktivität, Optimismus und Sinnlichkeit in der Zyklusmitte und Kraft- und Mutlosigkeit vor der Menstruation. Es sind sehr weibliche, attraktive Frauen mit starker Erotik und Sinn für Schönheit, die früh aus der traditionellen weiblichen Rolle heraustreten und in der Wirtschaft ihren »Mann« stehen. Engagiert, tüchtig und professionell wie wenige andere scheinen sie sich dabei zu sehr aus ihrem Mittelpunkt fortzubewegen und entwickeln dann Unterleibsbeschwerden. Wenn der Tintenfisch in Bedrängnis gerät, hüllt er sich durch Ausstoß seiner Tinte in einen schützenden Nebel, der ihn größer und mächtiger erscheinen lässt. Sepia ist deshalb auch für Menschen geeignet, die ihr empfindsames, gefühlvolles Wesen mit List und Drama zu schützen wissen. Diese Meerestiere lebten bereits in den Ozeanen, bevor die Säugetierarten überhaupt entstanden, und so scheinen auch Sepia-Typen alle Geheimnisse des Lebens in sich zu tragen, denn das Meer ist die Urmutter des Lebens, die Entsprechung des mit salzigem Fruchtwasser gefüllten Sacks im Mutterleib, in dem wir heranwachsen. Es scheint, als seien Sepia-Typen dazu geboren, um dieses Geheimnis künstlerisch auszudrücken. Wenn sie erkranken, dann betrifft das vor allem die Geschlechtsorgane, die weichste, empfindlichste Stelle dieser Menschen. Dann werden sie auch im Verhalten kühl, herb und ungeduldig. Es sind Frauen, denen eine ausschließliche Rolle als Hausfrau und Mutter schwerfällt, obwohl sie dafür wie geboren scheinen. Und tatsächlich gelingt es den meisten, Beruf und Privatleben eindrucksvoll in Einklang zu bringen. Sie erziehen ihre Kinder streng und konsequent. In der Partnerschaft sind sie eher sachlich und gehen nur ungern Kompromisse ein. Das Niveau, das sie beruflich und privat vorleben, fordern sie generell auch von ihrem Umfeld ein.

▌ Typische Merkmale: Neigung, mit Worten zu verletzen, kleidet sich sorgfältig und geschmackvoll, tanzt oder joggt gern
▌ Stärken: kreativ, führungsstark, eloquent
▌ Schwächen: kühl, abweisend, hochmütig
▌ Bevorzugte Tätigkeiten: schöpferische Berufe, aber auch gehobenes Management
▌ Bevorzugte Partner: ähnlich gelagerte, erfolgreiche, wohlhabende Menschen
▌ Im gesunden Zustand: Ein Kraftwerk, das auch die kompliziertesten Aufgaben meistert.
▌ Achillesferse: Gebärmutter, Darm, Scheide
▌ Erkrankt leicht an: Kopfschmerzen mit Schwindel, Unterleibskrämpfen
▌ Verwandte Mittel: Lilium tigrinum, Lycopodium

Tarentula hispanica (Wolfsspinne) *Der rastlose Tänzer*

Wenn man von jemandem sagt, er springe herum »wie von der Tarantel gestochen«, meint man einen rastlosen, sich sehr schnell und hektisch bewegenden Menschen. Manche Kleinkinder sind so: unruhig ohne Ende. Wenn sie dann auch noch hin und wieder böse sind und Menschen oder Tieren Gewalt antun können, von hübscher Statur und sehr auf ihr Äußeres bedacht sind und liebend gern tanzen, sobald sie Musik hören, hat man so viele Hinweise, dass man an Tarentula als homöopathische Arznei denken sollte. Körperliche Hinweise sind Verkrampfungen der Glieder und des Gesichts, kalte Gliedmaßen und körperliche Unruhe. Auch erwachsene Tarentula-Menschen haben etwas vom Wesen dieser Tiere angenommen. Dazu passt besonders der schmale, hart wirkende Körper, der dunkle, stechende Blick, die Ausdruckskraft der Bewegungen sowie die Fähigkeit, im Umgang mit Mitmenschen verbal durch feine, vergiftete Spitzen aber auch durch Handgreif-

lichkeiten zu verletzen. Tarentula-Menschen können nicht allein sein, denn sie brauchen immer jemanden, über den sie Macht ausüben und den sie sich gefügig machen können.

▋ Typische Merkmale: liebt Musik, Tanz, Farben, ist unruhig und ungeduldig
▋ Stärken: durchsetzungsfähig, leistungsstark, sinnlich
▋ Schwächen: ungeduldig, reizbar, mitleidslos
▋ Bevorzugte Tätigkeiten: stressige Karrierejobs, Börsenmakler
▋ Bevorzugte Partner: junge, schöne Menschen
▋ Im gesunden Zustand: elegant gekleideter Diskothekenbesucher, der im Mittelpunkt steht
▋ Achillesferse: Nerven, Lunge
▋ Erkrankt leicht an: Nervosität, Zucken, Atemnot bis zum Erstickungsanfall
▋ Verwandte Mittel: Agaricum, Mygale

Adressen

**Deutscher Zentralverein
homöopathischer Ärzte**
Am Hofgarten 5, 53113 Bonn
Telefon   0228/63 92 30
E-Mail   dzvhae@aol.com
Internet   www.homoeopathy.de

**Deutsche Gesellschaft
für klassische Homöopathie**
Edelweißstraße 11, 81541 München
Telefon   089/62 00 13 05
Internet   www.dgkh-homoeopathie.de

**Österreichische Gesellschaft
für homöopathische Medizin**
Telefon   0043/1/5 26 75 75
E-Mail   sekretariat@homoeopathie.at
Internet   www.homoeopathie.at

**Schweizerische
Homöopathie Gesellschaft**
Postfach 1050, CH-8134 Adliswil
Internet   www.homoeopathie.org

Internet-Portale
▍ www.bunkahle.com/Homoeopathie/
Homoeopathie.htm
(Eines der größten Portale zum Thema, mit
Suchfunktion für Beschwerden und Arzneien, mit zahlreichen weiteren Weblinks,
wo Sie auch Homöopathika und Zubehör
bestellen können.)

▍ www.pietro-lusso.de
(Ein sogenanntes Online-Repetitorium,
bei dem Sie Beschwerden einzelnen
Arzneien zuordnen können, und weitere
Softwarelösungen für Homöopathie und
Naturheilkundemethoden.)
▍ www.carstens-stiftung.de
(Die Ärzte Karl und Veronica Carstens haben
eine Stiftung ins Leben gerufen, die sich der
Förderung der Homöopathie und ihrer
wissenschaftlichen Absicherung widmet.
Die Website liefert zahlreiche Neuigkeiten
zum Thema.)
▍ www.groma.ch/Wirksamkeit.htm
(Diese Website liefert einen Überblick über
Studien, in denen die Wirksamkeit der
Homöopathie nachgewiesen wurde.)
▍ www.gruppe12.de/Redaktion/Beiträge/
Allgemein/Homoeopathie.htm
(Dieser Artikel erklärt, warum es aus
naturwissenschaftlicher Sicht sinnvoll ist,
Homöopathika nicht bloß zu verdünnen,
sondern dabei auch zu schütteln.)
▍ www.igm-bosch.de/download/wa_plan/
Homoeopathie_Eine_Heilkunde.pdf
(Ein kostenfreies Büchlein über die Geschichte der Homöopathie, von der Robert
Bosch Stiftung ins Netz gestellt, die sich
u.a. die akademische Aufbereitung
homöopathischer Literatur zum Ziel gesetzt
hat.)

Literatur

Allen, H.C.: Leitsymptome wichtiger Mittel der homöopathischen Materia medica. Burgdorf, Göttingen 1999. (Sie erfahren hier noch mehr über die Symptome, die auf eine bestimmte Arznei hinweisen.)

Boericke, William: Homöopathische Mittel und ihre Wirkungen. Verlag Grundlagen und Praxis. Leer 1973 (Ein Nachschlagewerk für angehende Homöopathen.)

Dorcsi, Mathias: Handbuch der Homöopathie. Orac, Wien 1991 (Eine gut lesbare Einführung in die Homöopathie mit einem detaillierten Anwenderteil.)

Enders, Norbert: Homöopathische Hausapotheke. Haug, Stuttgart 2004 (Eine der besten homöopathischen Nachschlagewerke für alle Beschwerden.)

Enders, Norbert: Handbuch Homöopathie. Haug, Stuttgart 2007 (Das umfassende Standardwerk der homöopathischen Eigentherapie, mit humorvollen Beschreibungen.)

Gawlik, Willibald: Götter, Zauber und Arznei. Barthel & Barthel, Schäftlarn 1994 (Die Bedeutung, die homöopathische Arzneien im Altertum hatten und die dazu passenden altgriechischen Mythen – spannende Lektüre!)

Gothe, Alexander und Drinnenberg, Julia: Homöopathische Leit-Bilder. Lernen mit Cartoons. Haug, Stuttgart 2005. (Der beste Weg, sich über Bilder homöopathische Arzneiwirkungen einzuprägen.)

Handley, Rima: Eine homöopathische Liebesgeschichte. Samuel und Melanie Hahnemann. Beck, München 2002 (Das Leben Hahnemanns und seiner zweiten Frau, die zu einer der bekanntesten Homöopathen Europas wurde.)

Kents Arzneimittelbilder. Haug, Heidelberg 1990 (Detaillierte, auf Arzneimittelprüfungen beruhende Schilderungen der Wirkung einzelner Arzneien, vor allem für den Fachmann geeignet.)

Mezger, Julius: Gesichtete Homöopathische Arzneimittellehre. Haug, Heidelberg 1985 (Auch dieses Buch wendet sich vor allem an den Homöopathen, liefert aber auch für den Einsteiger interessante Einblicke in die Wirkweisen von Arzneien.)

Phatak, S. R.: Homöopathische Arzneimittellehre. Urban und Fischer bei Elsevier, München 2005 (Für Einsteiger, ausführlich und dennoch handlich.)

Rieger, Berndt: Homöopathie kurz & bündig. Haug, Stuttgart 2007 (Das handliche Einsteigerbuch für zuhause und unterwegs.)

Rieger, Berndt: Homöopathie für die Liebe. Haug, Stuttgart 2007. (Von »Zauberperlen« bei Liebeskummer bis zu homöopathischen Hilfen gegen Liebestöter wie Schweißneigung oder Mundgeruch – die Geheimwaffe gegen alle Hindernisse der Liebe.)

Rieger, Berndt: Psychologische Schüßler-Salz-Therapie. Jungjohann, Neckarsulm 2003. (Ein homöopathischer Blick auf die Mineralsalze des Körpers, der ein detailliertes Bild von Natrium-, Kalium-, Kalzium- und Magnesium-Persönlichkeitstypen zeichnet.)

Rieger, Berndt: Homöopathische Schmerztherapie. Jungjohann, Neckarsulm 2004 (Fallschilderungen von Patienten mit Schmerzen, und welche Homöopathika ihnen geholfen haben.)

Register

Impressum

Bibliografische Information der Deutschen Nationalbibliothek
Die Deutsche Nationalbibliothek verzeichnet diese Publikation in der Deutschen Nationalbibliografie;
detaillierte bibliografische Daten sind im Internet über http://dnb.d-nb.de abrufbar

© 2007 Karl F. Haug Verlag in MVS
Medizinverlage Stuttgart GmbH & Co. KG.,
Oswald-Hesse-Str. 50, 70469 Stuttgart
Printed in Germany

Programmplanung: Dr. Elvira Weißmann-Orzlowski
Bearbeitung: Sabine Seifert · Satz/Grafik/Lektorat
Umschlaggestaltung und Layout:
CYCLUS · Visuelle Kommunikation, 70186 Stuttgart
Satz: Sabine Seifert, 70327 Stuttgart
Druck und Verarbeitung: Grafisches Centrum
Cuno, 39240 Calbe

Gedruckt auf chlorfrei gebleichtem Papier

ISBN 978-3-8304-2211-2   1   2   3   4   5

Bildnachweis:
Umschlagfoto: doc-stock
Fotos im Innenteil: ccvision (S. 99), creativ
collection (S. 12/13, 51, 81, 157), Deutsche
Homöopathie Union (S. 49, 117, 123, 126, 142), Digital Vision (S. 42/43), Dynamic Graphics
(S. 108/109, 120), EyeWire (S. 95), Health &
Medicine (S. 20), Jupiter Images (S. 35, 102, 105),
MEV (S. 133, 177, 191), Natur und Medizin (S. 25),
PhotoAlto (S. 58, 201), PhotoDisc (S. 23,24, 36,
38, 41, 63, 145, 160, 180, 199), Pixland (S. 74, 92,
136, 171, 185), Thieme-Archiv (S. 27, 45–48, 87,
150, 188)